中医药编辑写作实用手册

主　编　李　立　董军杰
　　　　习　沙　曹志娟
　　　　邵易珊

U0339543

世界图书出版公司

图书在版编目（CIP）数据

中医药编辑写作实用手册 / 李立等主编 . -- 北京：
世界图书出版公司，2021.12
ISBN 978-7-5192-9058-0

Ⅰ . ①中… Ⅱ . ①李… Ⅲ . ①中国医药学—编辑工作
—手册 Ⅳ . ① R2-62

中国版本图书馆 CIP 数据核字（2021）第 222840 号

书　　　名	中医药编辑写作实用手册
（汉语拼音）	ZHONGYIYAO BIANJI XIEZUO SHIYONG SHOUCE
主　　　编	李　立　董军杰　习　沙　曹志娟　邵易珊
总 策 划	吴　迪
责任编辑	马　智
装帧设计	刘　琦
出版发行	世界图书出版公司长春有限公司
地　　　址	吉林省长春市春城大街 789 号
邮　　　编	130062
电　　　话	0431-86805559（发行）　0431-86805562（编辑）
网　　　址	http://www.wpcdb.com.cn
邮　　　箱	DBSJ@163.com
经　　　销	各地新华书店
印　　　刷	三河市嵩川印刷有限公司
开　　　本	710 mm × 1000 mm　1/16
印　　　张	27.25
字　　　数	490 千字
印　　　数	1—2 000
版　　　次	2022 年 1 月第 1 版　2022 年 1 月第 1 次印刷
国际书号	ISBN 978-7-5192-9058-0
定　　　价	155.00 元

编委会

主 审
马 智

主 编
李 立　董军杰　习 沙
曹志娟　邵易珊

副主编
（按姓氏笔画排序）

马 莉　毛逸斐　石 康
史明忠　白永利　巩振东
李珊珊　张 宇　张 怡
赵允南　侯建春　席 莉
蒲瑞生

编 委
（按姓氏笔画排序）

习 沙　马 莉　王 璐
毛逸斐　石 康　史明忠
白永利　巩振东　李 立
李珊珊　杨芳艳　张 宇
张 怡　邵易珊　赵允南
赵明星　侯建春　席 莉
曹志娟　崔志军　梁彦英
董军杰　蒲瑞生

序

　　中医药学是中国古代科学的瑰宝，也是打开中华文明宝库的钥匙。近年来，党和国家十分重视中医药事业。党的十九大报告提出"坚持中西医并重，传承发展中医药事业"。《中华人民共和国中医药法》明确规定"国家采取措施支持对中医药古籍文献、著名中医药专家的学术思想和诊疗经验以及民间中医药技术方法的整理、研究和利用"。习近平总书记提出的"一带一路"对加快中医药融入国际医学体系步伐、促进中医药文化传承与创新发展具有重要意义。由此可见，中医药的编辑写作工作十分重要，需要承担起新时代中医药发展的新任务和新使命。

　　鉴于此，由河北省医学情报研究所河北中医杂志编辑部李立主任组织全国中医药编辑领域的专家学者共同编写了《中医药编辑写作实用手册》一书。本书旨在提高中医药图书与论文的写作能力，从而进一步推动中医药图书出版及论文写作、挖掘中医药古籍文献、促进中医药快速发展等方面的发展与进步。本书以中医药相关规章制度和标准为基础，内容涵盖中医药图书及论文写作两大版块，具有权威性、系统性和实用性等特点，不仅对医学编辑人员，而且对广大的中医药医务人员都具有重要的指导意义。

　　本书内容完备，着重实用，是一本不可多得的中医药编辑实用手册，可作为案头书和工具书。我祝贺本书的出版发行！并希望本书能为中医药编辑事业发展起到积极作用！

第三届国医大师

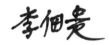

　　党中央、国务院十分重视中医药事业。习近平总书记指出，中医药学凝聚着深邃的哲学智慧和中华民族几千年的健康养生理念及其实践经验，是中国古代科学的瑰宝，也是打开中华文明宝库的钥匙。中医药图书及论文的写作对于中医药的发展和传承创新有着重要作用。

　　编辑写作的责任是策划、编辑、管理出版社会效益和经济效益良好的图书及期刊。在新时代，中医药编辑人员要适应新形势，根据新要求，编辑出版具有良好社会效益的中医药图书和期刊，从而促进中医药的发展与进步。

　　本书由我国中医药编辑领域的专家学者编写而成。全书共分四篇二十七章。第一篇为医学写作与编辑规范，包括文字规范、词语规范、语法规范、标点符号用法规范、数字用法规范、名词术语规范、缩略词规范、人名与地名规范、量和单位规范、书刊插图规范、书刊表格规范、参考文献规范等。第二篇为中医药期刊编辑规范，包括概述（中医药期刊的分类、作用和特点，中医药期刊检索）、期刊的编辑总体规范及要求，以及学术期刊的DOI编码与注册规范等。第三篇为中医药图书编辑规范，包括书稿的要求、标题层次，图书和医学图书，中医药图书的出版策划，中医药教材类图书的编写，中医药医案类图书的编写，中医药科普类图书的编写，中医药图书编写注意事项等。第四篇为中医药翻译编辑规范，包括中医药翻译的意义和作用、中医药翻译的基本原则、中医药翻译的规范、中医对外出版现状和中医国际出版对策等。最后为附录，主要包括行业标准规范性文件、行业管理性文件、相关摘录及资料。

　　本书在编写过程中汲取和借鉴了同行专家的一些研究成果，在此表示感谢！由于编写时间较仓促，书中难免存在疏漏，衷心地希望读者给予指正。

目录

1

第一篇　医学写作与编辑规范

第一章　文字规范

一、汉语言文字的使用

汉语言书刊（中文书刊）的文字符号主要是汉字。汉字十分复杂。由于历史积淀，多义字、异体字、异形字、通假字以及异形词等俯拾即是，加上在文字改革过程中，某些曾经被简化的繁体字和曾经被停止使用的异体字后来又恢复其原字，各学科不断造字，用字从名人现象，以及日文汉字的干扰等，造成书稿中汉字不规范现象较多。

1. 规范汉字与不规范汉字

（1）规范汉字：是国家规定的汉字。原新闻出版署、国家语言文字工作委员会 1992 年 7 月 7 日发布，1992 年 8 月 1 日执行《出版物汉字使用管理规定》（新出联 [1992]4 号）指出："所称的规范汉字，主要是指 1986 年 10 月根据国务院批示由国家语言文字工作委员会重新发表的《简化字总表》所收录的简化字；1988 年 3 月由国家语言文字工作委员会和新闻出版署发布的《现代汉语通用字表》中收录的字。"

《简化字总表》：对 1964 年编印的《简化字总表》中的个别字做了调整。"叠""覆""像""囉"不再做"迭""复""象""罗"的繁体字处理。因此，在第一表中删去了"迭 [叠]""象 [像]"，"复"字字头下删去繁体字 [覆]。在第二表"罗"字字头下删去繁体字 [囉]，"囉"依简化偏旁"罗"类推简化为"啰"。"瞭"字读"liǎo"（了解）时，仍简作"了"，读"liào"（瞭望）时作"瞭"，不简作"了"。此外，对第一表"余 [餘]"的脚注内容做了补充，第三表"讠"下偏旁类推字"雠"字加了脚注。汉字的形体在一个时期内应当保持稳定，以利应用。《第二次汉字简化方案（草案）》已经国务院批准废止。凡是在《简化字总表》中已经被简化了的繁体字，应该用简化字而不用繁体字；凡是不符合《简化字总表》规定的简化字，包括《第二次汉字简化方案（草案）》的简化字和社会上流行的各种简体字，都是不规范的简化字，应当停止使用。

《现代汉语通用字表》：（以下简称《现通表》）是在 1965 年 1 月发布的《印刷通用汉字字形表》（以下简称《印通表》）的基础上增订而成的。《印通表》收字 6196 个，《现通表》收字 7000 个。它们确立了同手写体接近的印刷体及其字形（一般称之为"人民体"和"新字形"），规定了所收汉字的字形结构、笔画数目以及笔顺等，是我们使用新型印刷体和新字形的规范性字法标准。同时也是淘汰异体字、使用简体字的新的补充性标准。《现通表》随着 2013 年 6 月《通用规范汉字表》的发布而停止使用。

（2）不规范汉字：是指在 1986 年 10 月《简化字总表》中被简化的繁体字，1986 年国家宣布废止的《第二次汉字简化方案（草案）》中的简化字，在 1955 年淘汰的异体字（其中 1986 年收入《简化字总表》中的 11 个类推简化字和 1988 年收入《现代汉语通用字表》中的 15 个字不作为淘汰的异体字），1977 年淘汰的计量单位旧译名用字，社会上出现的自造简体字及 1965 年淘汰的旧字形。

2．使用汉字注意的问题

（1）施行 2001 年 1 月 1 日执行的《国家通用语言文字法》，所有中文书刊必须使用国家规定的最新版规范汉字，目前一律以 1986 年版《简化字总表》为准，并符合《出版物汉字使用管理规定》。

（2）以简化汉字书写，必要时或涉及文物古迹、书法和篆刻等艺术作品、姓氏及题词、招牌等的手书字，可以保留繁体字或异体字。除特殊需要（如中医古籍、境外发行等），不得使用已废除的繁体字、异体字、通假字；中医古籍的"经文"应核实；注意医古文的古今字、异体字、通假字、繁体字、同形字。

（3）不得使用已废止的《第二次汉字简化字（草案）》中公布试用的简化字和《第一批异体字整理表》中规定淘汰的异体字（但下列 27 个字已恢复为规范字，可以使用：彷、澹、凋、黏、愣、骼、菰、鲙、诓、诃、晖、溷、徼、蕈、邱、鳍、奢、薰、䜣、雠、划、绌、挫、桉、晔、谳、於）。

（4）如果要出版面向港、澳、台地区的书刊，可以用繁体字；如果港、澳、台地区的繁体字版要在内地出版，应转成简体字。

（5）医学名词中，应特别注意几组容易混淆的文字：①症、证、征；②氨、胺、铵；③脂、酯；④原、源、元；⑤胞、孢；⑥蓝、兰；⑦相、像、象；⑧瘀、淤；⑨酐、苷、甘；⑩飘、漂；⑪炭、碳；⑫隔、膈。它们使用在不同名词，根据内容而定，无其他规律可循。

（6）应以国家通用语言文字为书面用语，除古文阐释类书籍外，不要使用文言文，确有需要时可以使用少量方言。医学书刊除古籍图书整理外，应用现代汉语语体文，不得用文言文。

（7）语言表达应准确、简明、通俗易懂、逻辑严谨，应努力避免出现不易被读者理解或易致读者产生不同理解的话语。不使用未经公知公用的网络语言，如数字型（88，7456）、字母型（PK）、谐音型（稀饭）。

（8）应逐步使用2001年教育部等联合发布并于2002年3月31日开始试行的《第一批异形词整理表》中推荐使用的词形，尽可能地不使用其对应的词形。例如"标志"与"标识"一组异形词，应使用"标志"而不使用"标识"。

（9）行文中应避免多或漏诸如"不"这类"要命"字，而且要特别注意诸如"上／下""左／右""前／后""大／小""新／旧"这类互为反义的成对字的书写，确保无误。一些字的用法，如"做"与"作"、"淤"与"瘀"、"症""证""征"等，应规范使用。

（10）文字以《现代汉语词典》《辞海》《中国大百科全书》及各学科英语缩略语词汇为准。

（11）常见医学名词错别字和常用汉字字体、字号对照表，见表1-1、1-2。

表1-1 常见医学名词错别字

错误	正确	错误	正确
6- 氨基乙酸	6- 氨基己酸	6- 硫基嘌呤	6- 巯基嘌呤
DNA 片断	DNA 片段	阿曲库胺	阿曲库铵
阿斯匹林	阿司匹林	爱滋病	艾滋病
氨苯喋啶	氨苯蝶啶	氨基匹林	氨基比林
八迭体	八叠体	巴金森病	帕金森病
疤痕	瘢痕	白细胞记数	白细胞计数
班秃	斑秃	板兰根	板蓝根
办膜	瓣膜	爆发流行	暴发流行
苯丙芘	苯并芘	苯妥因纳	苯妥英钠
鼻翼煽（搧）动	鼻翼扇动	比喹酮	吡喹酮

错误	正确	错误	正确
扁平苔癣	扁平苔藓	辩症施治	辨证施治
杓状软骨	勺状软骨	标记物	标志物
表皮松懈症	表皮松解症	病源	病原
博动	搏动	搏来霉素	博来霉素
侧枝循环	侧支循环	檫伤	擦伤
超氧化物岐化酶	超氧化物歧化酶	成型手术	成形手术
驰豫时间	弛豫时间	驰张热	弛张热
迟发性皮肤过敏反应	迟发型皮肤过敏反应	穿通伤	穿透伤
磁共震	磁共振	刺激症	刺激征
大（血）泡	大（血）疱	单氨氧化酶	单胺氧化酶
胆红质	胆红素	胆碱脂酶	胆碱酯酶
蛋白片断	蛋白片段	电介质	电解质
东莨宕碱	东莨菪碱	窦房节	窦房结
毒毛旋花子甙	毒毛旋花子苷	多巴酚酊胺	多巴酚丁胺
多贝尔液	朵贝尔液	多谱勒	多普勒
多型性皮炎	多形性皮炎	恶梦	噩梦
耳廓	耳郭	二尖杉脂碱	二尖杉酯碱
烦燥	烦躁	返流	反流
泛影葡安（铵）	泛影葡胺	纺缍体	纺锤体
放射性核素掺入	放射性核素参入	肺原性	肺源性
分裂相（像）	分裂象	分支杆菌	分枝杆菌
酚太尼	芬太尼	佛波脂	佛波酯
肤腔	腹腔	氟脲嘧啶	氟尿嘧啶
付流感	副流感	付作用	副作用
副睾	附睾	腹泄	腹泻
干扳照相	干板照像	杆状指	杵状指
岗上（下）肌	冈上（下）肌	革兰氏	革兰
隔神经	膈神经	骼神经	骶神经
谷光苷肽	谷胱甘肽	广角型青光眼	开角型青光眼

错误	正确	错误	正确
掴绳肌	腘绳肌	掴窝	腘窝
过泸	过滤	过敏源	过敏原
寒颤	寒战	汉防己甲素	汉防己甲素
核甘酸	核苷酸	黑班	黑斑
黑朦	黑蒙	横隔	横膈
喉反神经	喉返神经	华乐氏四联症	法洛四联症
华枝睾吸虫	华支睾吸虫	环丙己烷	环丙己烷
环磷酸胺	环磷酰胺	环己亚硝脲	环己亚硝脲
环椎	寰椎	黄胆	黄疸
黄芩总甙	黄芩总苷	黄酮甙	黄酮苷
活性碳	活性炭	机率	几率
肌原性	肌源性	畸型	畸形
己胺碘呋酮	乙胺碘呋酮	甲氨喋呤	甲氨蝶呤
甲苯胺兰	甲苯胺蓝	甲氢脒胍	甲氰咪胍
甲酸脂	甲酸酯	假单孢菌	假单胞菌
鉴测	监测	胶元	胶原
绞股兰	绞股蓝	结蒂组织	结缔组织
界线	界限	禁忌症	禁忌证
惊挛	痉挛	精神紊乱	精神错乱
痉孪	痉挛	静脉郁血	静脉淤血
巨嗜细胞	巨噬细胞	菌落记数	菌落计数
菌珠	菌株	喀血	咯血
柯萨其病毒	柯萨奇病毒	咳血	咯血
克丁病	克汀病	扣诊	叩诊
扩约肌	括约肌	兰斑核	蓝斑核
兰氏贾弟鞭毛虫	蓝氏贾第鞭毛虫	雷公藤多甙	雷公藤多苷
李司忒菌属	李斯德菌属	联锁	连锁
磷酸二脂酶	磷酸二酯酶	磷酯	磷脂
硫贲妥钠	硫喷妥钠	硫黄	硫磺

续表

错误	正确	错误	正确
咯痰	咳痰	窿突	隆突
律草	葎草	氯化氨（胺）	氯化铵
卵磷酯	卵磷脂	罗库溴胺	罗库溴铵
罗音	啰音	洛氨酸	酪氨酸
麻疯	麻风	脉络从	脉络丛
酶元	酶原	美兰	美蓝
朦胧（神志）	蒙眬	靡蛋白	糜蛋白
纳铬酮	纳洛酮	挠骨	桡骨
脑甙酯	脑苷脂	拟杆菌	类杆菌
念球菌	念珠菌	尿储留	尿潴留
脲素	尿素	凝血酶元	凝血酶原
浓性分泌物	脓性分泌物	脓球	脓细胞
脓汁	脓液	偶连	偶联
哌替定	哌替啶	派库溴胺	派库溴铵
泮库溴胺	泮库溴铵	皮肤搔痒	皮肤瘙痒
皮肤皱摺	皮肤皱褶	飘浮导管	漂浮导管
频临死亡	濒临死亡	气管分枝	气管分支
强地松	强的松	强心甙	强心苷
侵润	浸润	侵蚀（肿瘤）	袭蚀（肿瘤）
青篙素	青蒿素	穿窿	穿隆
溶源曲	溶原曲	搔痒症	瘙痒症
色苷酸钠	色甘酸钠	神经节甘酯	神经节甘脂
神经元纤维缠结	神经原纤维缠结	神经原性	神经源性
神智不清	神志不清	肾原性	肾源性
石腊	石蜡	食指	示指
视朦	视蒙	适应症	适应证
疏基嘌岭	巯基嘌呤	戍二醛	戊二醛
树酯	树脂	数码减影	数字减影
水份	水分	水化氯醛	水合氯醛

错误	正确	错误	正确
水介	水解	丝裂源	丝裂原
思睡	嗜睡	四迭体	四叠体
台酚（盘）兰	台盼蓝	苔癣	苔藓
炭疽芽孢	炭疽芽胞	炭元素	碳元素
碳棒	炭棒	碳粒	炭粒
糖贰	糖苷	糖元	糖原
特意性抗原	特异性抗原	体症	体征
烃基脲	羟基脲	同功酶	同工酶
铜兰蛋白	铜蓝蛋白	头胞菌素	头孢菌素
图象	图像	吐血	呕血
维安脂	维安酯	维库溴胺	维库溴铵
无环乌苷	无环鸟苷	细菌定殖	细菌定植
细菌图片	细菌涂片	狭角性青光眼	闭角型青光眼
纤维蛋白元	纤维蛋白原	显形遗传	显性遗传
硝基尿	硝基脲	硝普纳	硝普钠
硝酸异戊脂	硝酸异戊酯	小脑慕	小脑幕
心律缓慢	心率缓慢	心律加快	心率加快
心率不齐	心律不齐	心率失常	心律失常
心跳聚停	心跳骤停	心原性	心源性
胸膜刺激症	胸膜刺激征	雪（许）旺细胞	施万细胞
血管分枝	血管分支	血像	血象
鸦片	阿片	芽孢杆菌	芽胞杆菌
亚硝酸异戊脂	亚硝酸异戊酯	阳萎	阳痿
依托眯脂	依托眯酯	遗传标记	遗传标志
乙芪酚	乙蔗酚	乙烯雌酚	己烯雌酚
己胺碘呋酮	乙胺碘呋酮	异博定	异搏定
隐形遗传	隐性遗传	隐原性	隐源性
萤光抗体	荧光抗体	萤光灯	荧光灯
萤光素	荧光素	萤光显微镜	荧光显微镜
右旋糖甘	右旋糖酐	予后	预后

续表

错误	正确	错误	正确
予激综合征	预激综合征	郁滞	淤滞
域值	阈值	运铁蛋白	转铁蛋白
增殖性疱疹	增生性疱疹	粘膜皱褶	粘膜皱襞
折分	拆分	褶迭	折叠
致热源	致热原	绉壁	皱襞
皱折	皱褶	珠网膜	蛛网膜
贮留	潴留	椎体束征	锥体束征
椎体外系	锥体外系	椎形切除	锥形切除
椎形细胞	锥形细胞	锥管	椎管
锥 - 基底动脉	椎 - 基底动脉	锥体融合	椎体融合
综合症	综合征	纵膈	纵隔
组份	组分	组织孢浆菌	组织胞浆菌
祖生牙	阻生牙		

表1-2　常用字体、字号对照表

字号	磅数	宋体	黑体	楷体
一号	26	宋体一号	黑体一号	楷体一号
小一	24	宋体小一	黑体小一	楷体小一
二号	22	宋体二号	黑体二号	楷体二号
小二	18	宋体小二	黑体小二	楷体小二
三号	16	宋体三号	黑体三号	楷体三号

字号	磅数	宋体	黑体	楷体
小三	15	宋体小三	**黑体小三**	楷体小三
四号	14	宋体四号	**黑体四号**	楷体四号
小四	12	宋体小四	**黑体小四**	楷体小四
五号	10.5	宋体五号	**黑体五号**	楷体五号
小五	9	宋体小五	**黑体小五**	楷体小五
六号	7.5	宋体六号	**黑体六号**	楷体六号
小六	6.5	宋体小六	**黑体小六**	楷体小六
七号	5.5	宋体七号	**黑体七号**	楷体七号
八号	5	宋体八号	**黑体八号**	楷体八号

注：1 点为 0.35146 毫米，72 点为 1 英寸。

一号 =26 磅 =9.17 毫米　　小一 =24 磅 =8.47 毫米　　二号 =22 磅 =7.76 毫米

小二 =18 磅 =6.35 毫米　　三号 =16 磅 =5.64 毫米　　小三 =15 磅 =5.29 毫米

四号 =14 磅 =4.94 毫米　　小四 =12 磅 =4.23 毫米　　五号 =10.5 磅 =3.70 毫米

小五 =9 磅 =3.18 毫米　　六号 =7.5 磅 =2.56 毫米　　小六 =6.5 磅 =2.29 毫米

七号 =5.5 磅 =1.94 毫米　　八号 =5 磅 =1.76 毫米

二、汉语拼音

书刊中所涉及的汉语拼音文字，一律按《汉语拼音方案》和 1996 年发布的《汉语拼音正词法基本规则》处理。

1. 用汉语拼音字母拼写中国人姓名，分汉语姓名和少数民族语姓名：①汉语姓名按照普通话拼写，分为姓氏和名字两部分。姓氏和名字分写，复姓连写，笔名（化名）当作真名拼写。原来有惯用的拉丁字母拼写法，并在书刊上常见的姓名，必要时可将之以夹注形式括注在汉语拼音姓名之后；②少数民族语姓名按照少数民族语，用汉语拼音字母转写，分连次序依民族习惯；③姓名的各个连写部分的第一个字母都用大写字母，连写部分中的元素之间不加连接线；④可以省略调号。

2. 用汉语拼音字母拼写中国地名按《中国地名汉语拼音字母拼写规则》（汉语地名部分）和《少数民族语地名的汉语拼音字母音译转写法》处理。

3. 用汉语拼音字母拼写书名、磁带（盘）名、光盘名、人名、地名等名称时，应按国家制定的有关规定处理。例如，按照《中文书刊名称汉语拼音拼写法》的规则，刊名"疑难病杂志"的汉语拼音应是按词拼写的

"YINANBING ZAZHI"，而不是密写的"YINANBINGZAZHI"或按字拼写的"YI NAN BING ZA ZHI"。

4．以 a、o、e 开头的音节连接在其他音节后面时，如果音节界限发生混淆，用隔音符号（'）隔开。例如，西安 xi'an，建瓯 Jian'ou，天峨 Tian'e，皮袄 pi'ao 等。

第二章 词语规范

词语规范是汉语言文字规范中的一个重点和难点。现代汉语词汇系统中就包括了旧词语和新词语、文言词语和白话词语、本族词语和外族词语、音译词语和意译词语、方言词语和普通词语、行业词语和全民用语、全称词语和简称词语等。在对这些词语进行规范的过程中，应该遵循统一性、具体性、普遍性和明确性的基本原则。就是说在词语的选择上，既要保证统一，能为大众普遍接受，又要表意明确。而且在词语的使用中，也不能一概而论，要具体情况具体分析。如在方言词的使用上，根据《国家通用语言文字法》及其实施条例，为了消除方言隔阂，有利于人们正常交际，国家要求采用普通话词汇。同时，法规也规定在出版等领域可以根据需要使用方言词语，如在一些乡土文学作品中适当加入方言词更富有生活情调，更容易引起阅读欲。方言词语的使用应以能为更多受众理解为前提，有些方言词语使用频繁，被越来越多的人熟知，有的甚至进入通用词汇中，就应该采用；但是有些方言词语使用范围还是较小，如"交关"（江浙方言词），意为"非常"，其他地区的人不易理解的，就不宜推广使用。

其实，词语规范涉及种类较多，除了方言词外，还有如近义词、异形词、异序词、仿造词、生造词、缩略语、已被淘汰的词、古汉语词、网络词、禁用词等。以上这些词主要是汉语中的词汇，随着社会的发展，国际交往日益密切，还存在着字母词、外来词等词的规范使用问题。其中，异形词和禁用词的使用频率较高，且容易出错，使用中尤其要注意。

一、正确取舍异形词

《第一批异形词整理表》由教育部和国家语言文字工作委员会联合发布，并于 2002 年 3 月 31 日开始试行。该规范是推荐性试行规范。根据"积极稳妥、循序渐进、区别对待、分批整理"的方针和通用性、理据性和系统性原则，主要采用了《人民日报》1995—2000 年全部作品作语料对异形词进行频率统计和分析，选取了普通话书面语中经常使用、公众的取舍倾向比较明显的 338 组（不含附录中的 44 组）异形词，作为第一批异形词整理，给出了每组异形词的推荐使用词形。之后，中国版协校对研究委员会、中国语文报刊协会、国家语委异形词研究课题组、《咬文嚼字》编委会四单位，沿用整理《第一批异形词整理表》的方针、原则和方法，从通行辞书认定的异形词中抽选出一批群众较常使用、取舍倾向明显的，订成《264 组异形词整理表（草案）》，先作为行业规范，从 2004 年 1 月起，在各自系统内试用。之后，264 组异形词的使用成为行业规范。

二、注意禁用词

在学术出版过程中，尤其是社科类图书、学术期刊经常会有与民族宗教相关的，涉及国家领土、主权和我国港澳台地区的词汇出现，如果用词不当或把握欠佳，就会影响国家政治稳定和社会和谐，对出版物来说，就会导致严重的政治性错误，影响出版物质量，因此对于这些敏感的词汇应该慎用或者禁用。所依据的法规、规范主要是：

1．新闻出版总署图书司在《图书出版通讯》2007 年第 4、第 5 期（总第 61、第 62 期）上公布的《新闻出版中需要注意的禁用词》。

2．2016 年 7 月新华社修订公布的《新闻报道中的禁用词和慎用词》。

3．由中央台办、外交部、中央宣办 2016 年 3 月修订发布的《关于正确使用涉台宣传用语的意见》。

4．新华社《两会报道规范用语备忘》。

5．1987 年 10 月 10 日外交部发布的《关于国内出版物出现台湾伪称问题》。

6．2005 年 7 月外交部发布的《关于涉及台湾称谓问题的通知》。

第三章 语法规范

第一节 现代汉语词类

一、词类

现代汉语词类与外语词类比较，多数相同或者相似，但也有一些不同之处。

1. 名词 表示人和事物名称的词。大多数名词前面可以有数量词，如"5 个患者"，但是集合名词如"病床、药品"前面不能加数量词。方位名词，如"上、下、前、后、以上、以下、前边、后面、以外"等，往往附在一般名词的后面。

2. 动词 表示动作、行为、发展、变化的词。动词后面可以加上"着、了、过"表示完成的情况，不表示时态。汉语的动词的特殊情况：一是能愿动词，表示能够、愿意，如"能、能够、愿意、可以、必须、要、应该、应当"，处在一般动词之前；二是趋向动词，处在一般动词之后，如"来、去、上、下、进、出、上来、上去、下来、下去、进来、进去、起来"；三是心理动词，表示心理活动，如"想、爱、恨、怕、希望、感谢、佩服、尊敬、想念、惦记、注意、了解、担心"等，它们的前面可以加上"很、特别、十分、非常"等。

3. 形容词 表示事物的形状、性质、状况的词，形容词可以直接做谓语，如"肿块巨大"。非谓语形容词只能做定语，如"人造血管"。

4. 数词 是表示数目多少或顺序的词，分为基数词和序数词。表示数目的数词叫基数词，表示顺序的数词叫序数词。

5. 量词 表示数量单位的词。分为两种：一种是计数单位，如"个、例、根、对"；另一种是计量单位，如"千克（kg）、米（m）、秒（s）、焦耳（J）"。

6．代词　能替代其他的词、短语或句子的词。代词分为三类：人称代词，如"我、你、他"；疑问代词，如"谁、怎么"；指示代词，如"这、那里、此、如此"。

7．副词　在动词、形容词前边，表示时间、频率、范围、状态、语气、程度、肯定和否定，如"立刻、常常、统统、仍然、居然、非常、必定、没有"。

8．介词　同名词、代词等组成介词短语，表示时间、处所、范围、方向、对象、比较、起止、原因、目的、方式、被动等，如"在、对、把、被、同、以"。

9．连词　是用来连接词与词、词组与词组或句子与句子、表示某种逻辑关系的虚词。连词可以表示并列、承接、转折、因果、选择、假设、比较、让步等关系，如"和、与、或、而、因为……所以……、虽然……但是……"。

10．助词　是附着在词、短语、句子的前面或后面，表示结构关系或某些附加意义的虚词。助词有结构助词、时态助词、语气助词三种。结构助词有"的、地、得、似的、所"，时态助词有"了、着、过"，语气助词有"吗、呢、吧、啊"。

11．叹词　表示感叹或者对呼唤的应答，如"啊、哎、喂、哼、哦、咦"。叹词总是独立成句。科技语言中基本不用。

12．拟声词　描写声音的词，如"呜、啪、嗵、呜呜、嘟嘟、咔嚓、喔喔"，科技语言中基本不用。

二、纠正词类方面的语病

1．集合名词前边不加数量词　名词当中有一小部分是集合名词，如"胸腔、手臂、腹部"，它们的特点是不表示数量，所以前面不能加上数量词。

2．起替代作用的代词缺少前词　代词所替代的词语叫"前词"。代词如果起替代作用，就应该有前词。

3．代词与前词应当保持一致　代词同前词应当在人称、性别、数量、范围等各方面保持一致。

4．1个代词只能有1个前词　代词指代的对象一定要非常明确，1个代词不能有2个甚至更多地前词。

5．在不必使用代词的地方可以省略代词。

6．根据名词、动词的需要选择介词　一定要根据名词、动词的需要选择介词，介词不能用错。介词后面总是要跟着一个名词性的词语（包括名词、代词、名词短语），如"在某某医院（手术）"。介词和名词组成介词短语，介词短语后面必须跟着动词。

7．介词短语"把＋名词"要紧接动词　"把"是汉语中最具特点的介词。"把＋名词"的后面要紧挨着动词，形成"把＋名词＋动词"的格式，中间不要插入其他成分，不要造或"把＋名词＋其他成分＋动词"的格式。说"别把书拿走"可以，说"把书别拿走"就不行，"别"不能插在介词短语和动词中间。

8．介词不应该是多余的　介词必须起引介的作用，引介一个名词性成分与动词性成分发生关系。如果一个介词不起作用，这个介词就是多余的。

9．介词短语应该完整，不能缺少中心词　介词后面必定跟着名词或名词短语，名词短语应该是完整的，名词前面有定语，定语后面有中心词，中心词不能欠缺。

10．介词短语不能缺少介词　如果缺少介词，介词短语就不完整了，上下文的联系也十分松懈。

11．使用"和""以及"等连词应该分清层次　一个句子里如果有不止1个连词，就要看看有没有层次。如果有3个层次，最好是顿号放在最低的层次，"及""以及"放在第2层次，"和"放在最高的层次。如果没有第2层次.就使用"和"和顿号。

第二节　现代汉语的句子成分

现代汉语的句子成分有一般的句子成分和特殊的句子成分。一般的句子成分是主语、谓语、宾语、补语、定语和状语，特殊的句子成分是复指成分（同位语）和插说。这里只介绍一般的句子成分。

一、各种句子成分

1．主语　是一个句子中所要表达、描述的人或物，是句子叙述的主体。名词、代词、数词、名词化的形容词、不定式、动名词和主语从句等都可以充当。其中，名词性词语作主语最常见。谓词性词语也可以作主语但是不常见，而且还受到限制，用谓语性词语作主语的句子，其谓语一般是判断、评价、描写性质的。主语的意义类型比较复杂，可以分为：施事主语、受事主语、系事主语、与事主语、工具主语、处所主语、范围主语、关系主语、目的主语、原因主语、描写主语等。

2．谓语　是用来说明主语做了什么动作或处在什么状态。谓语可以由动词来充当，一般放在主语的后面。大多数实词都可以做谓语，动词和形容词也可以作谓语。光杆的动词、形容词很少作谓语，一般都要附加或连带别的词语。名词作谓语仅限于说明天气、日期、节气、处所、职业等相对简短的句子。名词性词语作谓语一般用来说明人物的年龄、籍贯、相貌、性格或者说明事物的情况、价格等。

3．宾语　是谓语动词支配或陈述的对象或承受者，常位于及物动词或介词后面。宾语一般也由名词性词语充当。动词及动词性词组也能作宾语，但对谓语动词有要求。有一些动词专门要求带动词性宾语，例如"加以、遭受"等；有的动词既可以带名词性宾语也可以带动词性宾语，例如"爱、进行"等。形容词作宾语，一般要求谓语动词是表示主观感受或呈现意义的动词，例如"讨厌、恢复"等。主谓词组作宾语，一般要求谓语动词是表示言语活动、心理活动、感受意义、显示意义的，例如"强调、证明"等。宾语的意义类型与主语的差不多，也包括受事宾语、施事宾语等。

4．定语　是修饰限制主语或宾语的成分，用于描述名词、代词、短语或从句的性质、特征、范围等情况。一般实词和词组都可以作定语，根据定语所表示的意义，可以分为描写性定语和限制性定语。前者起描写作用，后者起区别作用。如果定语是单个词，定语放在被修饰词的前面；如果是词组，定语放在被修饰词的后面。

5．状语　是修饰限制谓语的成分，说明事物发生的时间、地点、原因、目的、结果方式、条件或伴随情况、程度等的词语叫状语。副词的主要功能是作状语，形容词性词组、时间名词、方位词、能愿动词、介宾词组也经常作状语。状语也可以分为描写性的和限制性的。多项状语的排列词序，离中心语从远及近一般为：表示时间的名词、副词、方位词组、介宾词组；表示处所的介宾词组、方位词组、名词、代词；表示语气、关联的副词；表示条件、方式、范围、目的、对象、关涉的介宾词组和副词；表示情态的形容词、动词。

6. 补语　是述补结构中补充说明述语的结果、程度、趋向、可能、状态、数量等的成分。补语与述语之间是补充与被补充、说明与被说明的关系，是补充说明动词或形容词性中心语的，可以回答"怎么样""多少次""何处""何时""什么结果"等问题。补语都放在中心语后头，趋向动词、数量词、介宾结构和一部分形容词可以直接作补语，各种关系的词组也常作补语。

句子成分口诀：主谓宾、定状补，主干枝叶分清楚。定语必居主宾前，谓前为状谓后补。状语有时位主前，逗号分开心有数。

主语、谓语、定语、状语、补语讲的都是句子成分，介词是指词性划分句子成分。

二、纠正句子成分方面的语病

1. 不能把主语放在介词短语中　"关于""由于""对于""当"等介词，往往放在句子的开头，很容易框住主语，造成句子缺主语的语法错误。造成这样的错误，往往同外语的影响有关。如"对于这种破坏环境的行为，使有关部门十分注意。"句中应删去"对于"，"这种破坏环境的行为"是主语。

2. 不能在介词短语后面接着采取使动式　先用介词框住主语，后面接着便用"使"，"使"的宾语也有做主语的可能，但是由于两头都没有主语，结果整个句子便没有主语了。如"由于体内性激素的影响，使女性和男性在生理上存在着某些差异。"句中如果删去介词，就是"体内性激素的影响，使女性和男性在生理上存在着某些差异"，"影响"是主语；如果删去"使"，则是"由于体内性激素的影响，女性和男性在生理上存在着某些差异"，"女性和男性"是主语。

3. 不能缺少谓语　谓语是说明主语的句子成分，缺少谓语，就不能陈述或者不能好好地陈述主语，语义就不完整了。无论是缺少全句的谓语还是缺少短语中的谓语，效果都不好。在各种句子成分中，谓语是最不能缺少的，造成谓语欠缺的主要原因是粗心大意。

4. 主语和谓语在语义方面应该能够配合　既然主语是句子里被说明的

对象，谓语要陈述主语，所以主语和谓语在语义方面应该能够很好地配合。彼此能够搭配，才能说明一件事，句子才成立。如"这种新药，使用起来十分方便，而且效果很长，可在体内维持 12 小时。"此句应该是"效果很好"或者"有效时间很长"。"效果"和"好"能够搭配，"时间"和"长"也能够搭配。

5．不能在真主语后面加上假主语，致使主谓搭配不当　写文章的时候拿不定主意，一会儿想这么写，一会儿想那么写，往往会造成 2 种格式混用的结果。在主语部分，拿不定主意，就可能写完了主语，又想起了其他的说法，用了另外一个词语做主语，造成了真假主语并用的状况。如"植物经过长期演化的结果，就具备了植物的多样性、复杂性。"此句把"植物"放在主语的位置上，让"经过长期演化"做状语，在主语后面加上"结果"，让"结果"占据了主语的位置。谓语"就具备了植物的多样性、复杂性"本来只能陈述"植物"，不能陈述"结果"。可是把这个假主语放在主语的位置上，谓语就只能陈述"结果"了。

6．主语和谓语如果不止一项，就应该做到全面配合　有时候主语不止一项，有时候谓语不止一项，有时候主语、谓语都不止一项，这个时候，一定要做到主语和谓语全面配合，不能有一项彼此不能搭配。如"因此，预防和治疗老年痴呆的根本出路在于增加脑细胞中的记忆物质，使大脑细胞的萎缩部分恢复、延长。"句中"使"后面是个主谓短语，主语"大脑细胞的萎缩部分"可以跟谓语中的"恢复"配合，却不能同"延长"搭配。这也是主谓不能全面配合，可以改为"使大脑细胞的萎缩部分恢复，延长寿命"。句中"使"后面是个主谓短语，主语"大脑细胞的萎缩部分"可以与谓语中的"恢复"配合，却不能同"延长"搭配。

7．不能以为有宾语而丢掉宾语，及物动词都可以带宾语　有时候，宾语可以省略，但是必须省略得明确，不能省略之后留下疑问。作者有时候因为疏忽，自以为省略得很明确，实际上却让读者产生了疑问。这个时候，宾语还是不省略为好。如"只要患者还有百分之一生的希望，医生就应尽百分之百地努力去争取"。句中"争取"是及物动词，可是后面却没有宾语，造成了疑问："争取"什么？所以这只能认为是宾语欠缺。

8．不能因为有定语就丢掉宾语　现代汉语正常的句子格式是"主语＋动词＋定语＋宾语"，例如"未来的电影世界将是（一个艺术家逐渐淡出，而电脑工程师不断切入）的时代"。现在却出现了丢掉宾语"时代"，只留下动词和定语的语病，上述结构式就成了"主语—动词—定语"。这可以叫做"以定代宾"。

9. 固定的动宾搭配方式一般不能改变　我们的语言中，有许多动宾组合是固定的，如"起……作用""达到……目的""完成……任务"等，如果改变动词或者宾语，就可能使动词和宾语搭配不当。

第三节　句　式

用不同的标准可以把句子分成不同的类型。按照语气来划分，句子可以分为陈述句、疑问句、祈使句、感叹句。医学科技语言基本上只使用陈述句。按照句子的结构来划分，可以把句子分为单句和复句：一般单句有完全句和不完全句，特殊单句有把字句、在字句、对字句、被字句、是字句等。

一、一般单句

1. 完全句　既有主语又有谓语的单句叫"完全句"。完全句可以按照谓语的情况分为4种，即动词谓语句、形容词谓语句、主谓谓语句、名词谓语句。

（1）动词谓语句：如"地球表面温度升高了。"谓语"升高"是动词。

（2）形容词谓语句：如"现阶段的减肥技术和手段可以说都不够安全。"句中的谓语"安全"是形容词。

（3）主谓谓语句：如"各种灵芝产品相继问世，这些产品大多价格昂贵。"句中谓语是主谓短语"价格昂贵"

（4）名词谓语句：如"今天星期天"。句中谓语"星期天"是名词。

2. 不完全句　是分不出主语谓语的独词句，与完全句相比缺主语的句子，在医学著作中常见。

独词句出现在图注时和举例时，如"显微镜构造的图注：①目镜；②物镜；③粗准焦螺旋；④细准焦螺旋……"

没有主语的句子主要有3种：存现句、泛指句和某些祈使句。

存现句表示存在、出现、消失的意义。表示存在：如"在2个N区之间，有1个发射区。"表示出现：如"现在各种媒体上出现了减肥产品的介绍。"

表示消失：如"试管里减少了 2 克硫酸铜。"

存现句的结构特点是：状语＋动词＋宾语，没有主语，并不是缺少主语的病句。

泛指句往往蕴涵着主语，蕴涵的主语一般指人，但不是具体的人，而是有关的一般的人。泛指句的动词，往往表示使用、研究、认识这样一些意义。泛指句没有主语，也不是缺少主语的病句。如"目前仍缺乏大规模的研究来证明其疗效。""1969 年，又研究成功光波导及棱镜耦合器。"

某些祈使句当然没有主语，如"立正！"

二、特殊单句

有几种单句的构造比较特殊，医学书刊中使用频度也很高，并且容易出错。

1. "把"字句　把字句是用"把"将宾语提到谓语动词前头的句子，是汉语特有的一种句式。按照宾语的数目，可以大致将把字句分为 2 类：一类是单宾"把"字句，只有 1 个宾语；另一类是双宾"把"字句，动词前后各有 1 个宾语。"把"字句都有一种处置的意思，宾语是个处置的对象。如"把声音放大""放大声音"就是对声音的一种处置。

如"卡列尔曾做过一个有名的实验，他把小鸡心脏细胞放在试管里培养。"是单宾把字句，"把"将宾语"小鸡心脏细胞"提到动词谓语"放"之前。

如"人们把这种接近光速飞驰的火车称为爱因斯坦火车。"是双宾"把"字句，"称为"前后各有 1 个宾语，一个是"这种接近光速飞驰的火车"，一个是"爱因斯坦火车"。双宾把字句的动词往往是使成式动词，里面常常有"成""为""做"，例如"成为""变成""当做"等，这是双宾把字句的重要特征。

2. "对"字句　"对（对于）……"这样的介词短语做定语或状语的句子叫"对字句"。对字句在医学论文的文题非常多见。

"对"字句中的"对……"可以表示 2 种不同的意义：一是表示动作的对象，如"人脐带间充质干细胞对类风湿性关节炎患者血清因子及 DAS28、HAQ 评分的影响。"二是表示与中心词有关的事物，如"利用自然科学知识产出商品时，知识就已经对经济产生推动作用了。"

3. "在"字句　"在……"可以做定语、状语或补语。有"在……"做句子成分的句子就叫"在字句"。在字句有"在……上""在……中（里）"

"在……下"三种常见的格式。如"在常规治疗基础上联合应用盐酸氨溴索临床总有效率明显高于常规治疗。""有腹部手术史者，在手术进镜过程中要格外小心，动作应轻柔缓慢。""要在不断产生新的成果的理论统一指导下，逐步改变中西医的界限。"

当然，"在"的后面还可以跟着其他的词，如"在手术时""在医学领域"。

"在……＋动词＋下"里的动词，可能是"领导、帮助、支持、教育、协助、组织、启发、指导、询问、教导、带领、率领、关心、关怀、推动、努力"等，这些都是习惯上允许的，不是随便哪个动词都可能用在这种环境里。

4. "被"字句　用"被"表示主语被动的句子叫"被字句"。汉语有2种"被"字句，一类是完全的"被"字句，另一类是不完全的"被"字句。完全的"被"字句，介词"被"后头有介词宾语，介词宾语表示施动者；不完全的"被"字句，仅仅只有一个"被"，没有介词宾语。

如"生物大绝灭是指世界上相当多的种类在极短的地质时间内消亡，被新生物替代。"这是完全地被字句，"被"后头有介词宾语"新生物"，"新生物"是"替代"的施动者。又如"介入技术被引入外科手术，使手术效果更加精准。"这是不完全的被字句，"被"后头没有介词宾语，直接出现了动词"引入"。

"被"字句可以和"把"字句调配着使用。"把"字句和"被"字句一交错，有了4种说法：前"把"后"被"、前"被"后"把"、全是"被"字句、全是"把"字句。句式一致，能显得更严谨一些。

5. "是"字句　用"是"做谓语的句子叫"是字句"，有2种情况，一种是有"是"无"的"，一种是有"是""有的"。有"是"必有"的"的句子，句末的"的"不能欠缺。

如"葡萄糖与氨基酸形成糖蛋白，与脂肪形成糖脂，是构成人体细胞和神经组织的重要物质。""在天文学家看来，地球并不是静止的，它以令人眩晕的速度一面自转，一面绕太阳公转。"

三、复句

2个或2个以上的意义上有联系的单句组成的复杂句子叫"复句"，复句中的每个单句叫"分句"。

1. 各种复句简介　复句有联合式和偏正式2大类。联合复句中几个分句的地位是平等的，没有偏正关系；偏正复句中的分句，有偏有正，正句是意思的重心，偏句说明正句的状况、假设、条件、原因、目的等。

（1）联合复句

1）并列复句：2个或2个以上的分句，各说一件彼此相关的事。关联词语常常是"……并……""……而……""既……，又……""也……，也……""不是……，而是……""一方面，……另一方面……"。

如"1984年，分子生物学家在对单细胞生物进行研究后，发现了一种能维持端粒长度的端粒酶，并揭示了它在人体内的奇特作用。""人们只能利用降雨的条件进行人工降雨，而不能从无到有地'造'出雨来。"

2）连续复句：所说的几件事，按时间顺序安排。关联词语常常是"……又……""……然后……""……再……"。不过，没有关联词语的连续复句也很常见。

如"飞行器进入大气层，就可以由宇宙速度降至亚音速，然后张开降落伞进一步减速，最后安全着陆。""幼小的黑猩猩常常用手掌舀一点水，用牙齿嚼烂树叶，来汲取手掌中的水。"

3）选择复句：这种复句的各个分句讲明几种情况，但只选择一部分情况。关联词语是"或……，或……""要么……，要么……""不是……，就是……""……或（或者）……"。

如"定位在肺泡膜上的巨噬细胞，或者移至肺淋巴结中，或者渗入到肺组织纤维化区。""这样的产品，要么因体积太大而不便于卫星利用，要么工作效率太低而不值得利用。"

4）递进复句：该句式分句和分句之间，意思一层进一层，这种复句是递进复句。关联词语有"不但……，而且……""不仅……，而且……""不仅……，也……""……还……""不仅……，而且……，还……""不仅……，而且……，甚至……"。

如"我们以后不仅要做个地球人，而且将要做宇宙人了。""科学家们不但希望能找到人体内所有的生命时钟，更希望能找到拨慢时钟的方法。"

（2）偏正复句

1）转折复句：该句式的偏句说明一种情况，正句不是顺着这个意思往下说，而是说出一个同偏句相反或相对或者很不相同的意思。关联词语有"虽然……，但是……""虽然……，却……""尽管……，但是……""……而……""……然而……"等。

如"多年来，科学家们一直在寻找导致细胞死亡的基因，但始终没有结果。""在地球上的各处，地心引力的大小虽然各处有区别，却总是指向地心的。"

2）假设复句：假设复句的偏句假设某种情况，正句说明在这种假设的情况下产生的结果。关联词语有"如果……就……""假如（假使、倘若）……，就……""若……，则……""如果……，那么……"等。

如"如果在位于地球至太阳距离的 1% 处的某点位置上，设法漂浮一片尘埃云，那么就可以用来遮挡太阳光。""若对肿瘤患者的化疗药物过度使用或滥用，则必然会给患者造成致命的伤害。"

3）条件复句：该句式的偏句说明条件，正句说明结果，有 4 种情况：只有 A，才 B，必要条件，如"只有坚持锻炼，才能保持强壮的体魄。"只要 A，就 B，充分条件，如"只要甲状腺素停止分泌，人就会衰竭死亡。"除非 A，才 B，唯一条件，如"除非各大行星的起潮力之和比太阳引力大若干倍，才会引起地球上的地震。"无论 A，都 B，无条件，如"无论不同动物或个体间存在何种体质量差异，心脏每跳动 1 次消耗的能量都为 1 焦耳"。

4）因果复句：该句式的偏句表示原因，正句表示结果。常用的关联词语是"因为……所以……""由于……所以……""之所以……是因为……""既然……就……""……从而……""……故，………因此……"。

如"因为力学需要定量地描述物体的运动状况，研究物体的空间位置与时间的关系，所以力学与时空观总是紧紧结合在一起的。""既然电子有了来源和去处，就必然会在导线里流动。"

5）目的复句：目的复句的偏句表示目的．正句表示行动。关联词是"为了……""为了……，就……""……以……""……以便……"。

如"为了证明这一点，科学家又用年老体衰的大鼠做了对比试验。""专家们希望有实力的企业与科研单位联合开展这方面的研究，以加快灵芝研究开发事业的发展。"

2. 正确使用复句　第一，复句中成对的关联词，要省去一个时，最好省略前边的一个，不省略后边的一个。如"灵芝虽然是中老年人保健食品，但是现在主要消费群体是肿瘤患者。"此句应省前式，省去了"虽然"，读了"但是"，就知道前边省去了什么。第二，在句子与句子的关系不太明确时，不省略成对关联词语中的某一个。

如果写了一个关联词，另一个省去了，省得不明确，省去的关联词，似乎加在这儿也行，加在那儿也可以，那就不省略。如"人体在大量出汗之后，由于大量失去水分，（所以）口渴而且乏力，食欲缺乏，急需补充水分和盐分。"

第四章　标点符号用法规范

标点符号是辅助文字记录语言的符号，是书面语言不可缺少的组成部分，用来表示语句的停顿、语气以及标示词语的特定性质和作用，而且还有辅助修辞的作用。如果没有标点，则会使读者难于分清语句的结构，难于理解作者所表达的本意；如果用错标点，则会改变语句含义背离表达的初衷。因此，无论是作者撰文还是编辑加工书刊文稿，务必正确、规范、严谨地使用标点符号。另外，医学书刊还有一些特殊符号，也必须正确、规范的使用。

我国政府历来十分重视标点符号的使用问题。1951 年 9 月，中央人民政府出版总署公布了《标点符号用法》；1990 年 3 月，国家语言文字工作委员会和新闻出版署联合发布了修订后的《标点符号用法》；1995 年 12 月 13日，国家技术监督局发布了 GB/T 15834—1995《标点符号用法》；2011 年 12月 30 日，国家质量监督检验检疫总局、国家标准化管理委员会发布了修订后的 GB/T 15834—2011《标点符号用法》。根据最新的国家标准，结合医学书刊的特点，本章就标点符号和其他符号用法做一介绍。

第一节　标点符号的用法

一、点号的用法

点号的作用在于点断，主要表示停顿和语气。点号分为句末点号（句号、问号、叹号）、句中点号（顿号、逗号、分号）。

1. 句号"。" 国家标准规定：句号"用于句子末尾，表示陈述语气""有时也可表示较缓和的祈使语气和感叹语气"。按此规定．句号只用于以下 2种情况：一是陈述句完了，二是语气较缓和的祈使句完了。

正确使用句号的难点在于如何正确判断句子是否"完了"。

医学书刊中图或表的短语式说明文字，不论文字长短还是中间有句号，句末结尾处都不用句号。

2．问号"？"　国家标准规定：问号"用于句子末尾，表示疑问语气（包括反问、设问等类型）"。按此规定，问号主要用在疑问句和反问句的末尾。选择性问句中，通常只在最后一个选项的末尾用问号。

3．叹号"！"　国家标准规定：叹号"用于句子末尾，主要表示句子的感叹语气，有时也可表示强烈的祈使语气、反问语气等"，医学书刊很少使用。

4．逗号"，"　国家标准规定："复句内各分句之间的停顿，除了有时用分号外，一般都用逗号""较长的主语之后""句首的状语之后""较长的宾语之后""某些序次语（"第"字头、"其"字头及"首先"类序次语）"等也用逗号。按此规定，我们把逗号的适用场合归纳如下。

（1）复句中分句之间的停顿，一般用逗号。

示例：酶是由生物细胞产生的具有特殊催化能力的蛋白质，是一种生物催化剂。

（2）长主语之后的停顿，用逗号。

示例：世界上最早的一批环境背景值数据，是美国学者克拉克测定的。

有的主语虽然很短，但为了强调它，后边也可以用逗号。

示例：这一结论，已为前人所证实。

（3）长宾语之前的停顿，用逗号。

示例：本研究结果显示，NT-proBNP 可以作为评价心力衰竭患者疗效的生物标志物之一。

（4）句首状语之后的停顿，用逗号。

示例：在望远镜发明后的 300 多年中，银河系内连一次超新星都未观测到。

（5）插说成分之后的停顿，用逗号。

示例：综上所述，序贯康复治疗慢性阻塞性肺疾病合并 II 型呼吸衰竭具有很好的临床疗效。

这类插说成分还有"众所周知""正因如此""可以说""另外""再者""总之""显然""当然""实际上"等。有些插说成分，其前边也可以用逗号。

当然，有些情况，插说成分前边也可不用逗号。

（6）序次语后边的停顿，用逗号。

示例：首先，是患者需求的整合，……其次，是医疗资源的整合，……最后，是患者的需求与可选择的医疗资源之间匹配与整合问题。……

（7）某些关联词之后的停顿，用逗号。这类关联词还有"所以""但是""不过""然而""否则"等。当然，如果它们后边的字数比较少或者结构比较简单，也可以不用逗号。

示例：但也有研究发现斑秃的发生与幽门螺杆菌（Hp）感染无明显关系，因此，还需进一步研究，为临床诊疗提供依据。

（8）并列短语比较长，或者内部用了顿号，各组成部分之间的停顿要用逗号。

示例：低分子肝素可以减轻炎性反应，改善凝血功能，临床应用安全，有利于患者预后。

（9）用顿号表示较长、较多、较复杂的并列成分之间的停顿时，最后一个成分可用"以及"进行连接，"以及"之前用逗号。

5. 顿号"、" 国家标准规定：用于并列词语、需要停顿的重复词语之间。可见使用顿号要注意 2 点：一是用顿号点断的只能是词或词组，二是这些词或词组只能是并列关系。

示例 1：血管由内膜、肌层和外膜构成。

示例 2：血液黏性和流动状态的变化，对动脉硬化、血栓形成有直接影响。

顿号除了国家标准规定的上述用法外，并列词素之间的停顿，也可以（但不是必须）用顿号。例如，"手术前、后""婴、幼儿""农、林、牧、副、渔"等，大多数情况下其中的顿号不用更好；但下例中，"前""后"这 2 个并列的词素之间用顿号就能把对应关系表示得更加清楚，阅读时一眼便可看出。

医学编辑界有一种习惯用法：并列的带有药物剂量之间的停顿和并列的阿拉伯数字、外文字母之间的停顿，用逗号而不用顿号。

示例 1：给宽度 6 赋值为 20，25，30，35cm。

示例 2：四君子汤药物组成：人参 9 克，白术 9 克，茯苓 9 克，炙甘草 6 克。

6. 分号"；" 国家标准规定：分号"表示复句内部并列关系分句之间的停顿，以及非并列关系的多重复句中第一层分句之间的停顿"；非并列关系（如转折关系、因果关系等）的多重复句，第一层次的前后两部分之间，也用分号；"分行（或者理解为"分项"）列举的各项之间，也可以用分号"。

（1）复句内部并列分句之间的停顿，用分号。

示例：观察组：男 16 例，女 14 例，年龄 41 ～ 68（52.7±4.3）岁；对照组：男 14 例，女 16 例，年龄 43 ～ 66（54.3±4.2）岁。

（2）非并列关系（如转折关系、因果关系等）的多重复句，第 1 层次的前后 2 部分之间，也用分号。

示例：随着人类社会的发展，物质和能量的消耗不断增大，能源危机、粮食危机和生态环境破坏威胁着人们的正常生活；因此，世界各国对生物量的转化极为重视，同时十分注意生物量的合理利用和开发。

（3）分项列举的各项之间，也可以用分号。

示例：从应用角度和控制目的看，计算机控制系统可分为 4 个大类：①计算机操作指示控制系统；②计算机直接数字控制系统；③计算机分级控制系统；④计算机分布控制系统。

分号之间不能用句号。

7. 冒号"："　国家标准规定：冒号"表示语段中提示下文或总结上文的停顿"，用在称呼语后边，表示提示下文；用在"说""想""是""证明""宣布""指出""透露""例如""如下"等动词的后边，表示提示下文；用在总说性话语的后边，表示引起下文的分说；用在需要解释的词语后边，表示引出解释或说明；总括性话语的前边，也可以用冒号，以总结上文。按此规定，冒号的用法归纳为 3 种。

（1）冒号的第 1 种用法——提示下文。这又分以下 3 种。

第一，冒号用在称呼语后边，表示提示下文。

示例 1：×××先生：

第二，冒号用在"说、想、是、证明、宣布、指出、透露、例如、如下"等动词的后边，表示提示下文。

示例 2：1905 年，爱因斯坦指出："电磁场……不是某种物质的状态，而是独立存在的客体，它具有同有重量的物质一样的本性，而且也具有惯性。"

示例 3：研究结果表明：IL-23/IL-17 通道可能是溃疡性结肠炎的主要免疫应答通道。应注意：这类动词的后边不是一定得用冒号，用不用冒号要看句子的结构，要看这类动词的后边是否需要有稍大的停顿。

第三，冒号用在总说性话语的后边，引起下文的分说。

示例4：心脏有以下部分组成：左心房、左心室、右心房、右心室。

（2）冒号的第2种用法——总结上文。冒号还用在总括性话语之前，以总结上文。"总括性话语"指的是用来总结上文的分句，它前边的停顿要用冒号来表示。

示例5：电子管的发明使长途通信得以实现；晶体管的问世为数字通信开辟了道路；电子计算机、集成电路的发展，使通信面貌发生了根本的、质的变化：通信发展的每一进程，都与电子技术的进步密切相关。

（3）冒号的第3种用法——引出解释或说明。

示例：报告人：×××教授

这种用法有时也可出现在文章的题名中，即用在主题名与副题名之间。例如："医学书刊标准化：成绩·问题·展望"。

关于冒号的提示范围。所谓提示范围，是指冒号能管到哪儿。通常情况是，冒号引起的话语与提示性话语所指的范围是一致的。作为句内点号，冒号一般要管到一个句子的末尾；有时可以超出一个句子，管到几个句子，甚至管到几个自然段或段落。由于冒号所管的范围不固定，使用中务必注意要避免产生歧义。

二、标号的用法

标号的作用在于标明，主要标明语句的性质和作用。标号有引号、括号、破折号、省略号、连接号、间隔号和书名号。

1. 引号""" 国家标准规定：引号"标示语段中直接引用的内容或特别需要指出的成分。"行文中直接引用的话和需要着重论述的对象，用引号标示；具有特殊含义的词语，也用引号标示。它还规定："引号里面还要用引号时，外面一层用双引号，里面一层用单引号''"。据此，将引号的用法归纳为3点。

（1）行文中直接引用的话，用引号标示。

示例：文献[2]作者指出："有人常把'增长'与'发展'混淆起来，其实这是2个具有不同内涵的概念。'增长'意味着规模的扩大，注重数量上的增加，是'量'的概念，而'发展'的含义不止这些，它还应包括组成部分的联结、变化、相互作用以及由此产生活动能力的提高，更着重于潜力的实现，强调'质'的改善。"

（2）需要着重论述的对象，用引号标示。

示例：金元四大家，是指中国古代金元时期的四大医学流派，即刘完素的"火热说"、张从正的"攻邪说"、李东垣的"脾胃说"和朱震亨的"养阴说"。

（3）具有特殊含义的词语，用引号标示。

示例1：患者在院外给予"降糖宁"口服。

示例2：支持食安部门大力打击那些所谓"包治百病"的药品。

2．括号"（　）"　国家标准规定：括号"标示语段中的注释内容、补充说明或其他特定意义的语句。"可知，标明注释性文字，是括号的基本用法。

括号的主要形式是圆括号"（　）"，还有方括号"[　]"、花括号"{　}"、六角括号"〔　〕"和方头括号"【　】"等。

示例1：林冠的结构特点（主要是透光性）的差异直接影响林下的光照状况，以及温度和湿度等。

示例2：有人用氢气还原氧化铜制得5g铜，求有多少g氢气参加了反应，这些氢气在标准状况下占多大体积？（氢气的密度是 $0.09mg/m^3$）。

示例1是句内括号，示例2是句外括号。

3．破折号"——"　国家标准规定：破折号"标示语段中某些成分的注释、补充说明或语音、意义的变化。"在医学书刊中，行文中解释说明的语句，用破折号标明；事项列举分承，各项之前用破折号。

（1）是解释说明词语、说明句子的。

示例：1842年，奥地利物理学家多普勒首先阐明了这种现象——在静止的观察者看来，运动声源发出的声波频率会发生变化的成因，所以称为多普勒效应。

（2）是用破折号标明事项列举。

此外，破折号还用于：①副题名前边。②解释数学式和图表中的字母符号或其他项目。这些，实际上也是用来标明语句的。对于解释图表中的字母符号，破折号可用一字线连接号"—"代替。

4．省略号"……"　国家标准规定：省略号"标示语段中某些内容的及意义的断续等。"包括引文的省略、列举的省略、语义未尽的省略均用省略号号。

医学书刊中已约定俗成：在省略外文字母和阿拉伯数字时，省略号只用1个三连点，即"…"。

示例1：岐伯对曰："阴阳者，数之可十，推之可百……①万之大不可胜数，然其要一也。……②圣人南面而立，前曰广明，后曰太冲；太冲之地，名曰少阴；少阴之上，名曰太阳；……广明之下，名曰太阴；太阴之前，名曰阳明；……③厥阴之表，名曰少阳。是故三阳之离合也，太阳为开，阳明为阖，少阳为枢；……④三阴之离合也，太阴为开，厥阴为阖，少阴为枢。"

示例 2：《素问·上古天真论篇第一》云："女子七岁，肾气盛，齿更发长。二七，而天癸至，任脉通，太冲脉盛，月事以时下，故有子。……。七七，任脉虚，太冲脉衰少，天癸竭，地道不通，故形坏而无子也。丈夫八岁，肾气实，发长齿更。"

示例 3：《黄帝内经·阴阳应象大论》曰："天有四时五行，以生长收藏，以生寒暑燥湿风。人有五藏化五气，以生喜怒悲忧恐。故喜怒伤气，寒暑伤形……"

省略号前后标点的用法：在了解了省略号在句子的位置之后，就可以判断省略号标点使用的一般规律。用于句子前的省略号，省略号前的标点是不能省略的，上个句子结尾该用什么标点就用什么标点，因为它与省略号一点关系也没有，示例 1 中②、③、④就是这种情况；用于子中间的省略号，这省略前的标点使用与否有两种情况：一是省略号用在没有分句组成的句子中或有分句组成的句子分句中，省略号前后均无须加标点，如示例 1 中①；二是省略号用于几个分句组成的句子中及这个省略也充当一个分句，这个省略号的前后标点一定得保留，如示例 2。应用于句尾的省略号，省略后的标点可以省略，如示例 2。但如果这个省略号前面有引号，那么这个省略号后面的引号不可省略，必须以引号结束全句，如示例 1。

5．连接号　参照国家标准《标点符号用法》的有关规定，考虑到医学界和医学编辑界的习惯用法，对连接号的用法做如下讨论。

连接号有 4 种形式：①"—"（占 1 个汉字的位置，叫一字线连接号）；②"-"（占 1／2 个汉字的位置，叫半字线连接号）；③"-"（为字母 m 宽度的 1／3，叫西文连字符）；④"～"（数值范围号）。

（1）一字线"—"连接号的用法

1）连接地名或方位名词。

示例：北京—广州高速列车；在华东—华北—东北平原地区，重力异常值较高。

2）连接世纪、年代、年份、日期和时刻，表示起止。

示例：19 世纪 80—90 年代；2001—2005 年；4—6 月；15—28 日；13：30

—16：30。

3）连接几个相关的项目，表示递进式发展或工艺流程，也可换用箭头"→"。

示例：人类的发展可以分为古猿→猿人→古人→新人这 4 个阶段。

4）在表格的表身中，表示"未发现"。

5）在图注中，为节省篇幅和讲求美观，可代替破折号（——）。

（2）半字线连接号（-）的用法

1）连接相关的词语，构成复合词。例如：铅 - 锌 - 镍合金。

2）连接相关的字母、阿拉伯数字之类，组成产品型号及各种代号。例如：101A 型 - 干燥箱；YD-38 型压电式加速度计；2，4- 戊二酮。

3）用全数字式日期表示法时，间隔年、月、日。例如：2017-08-12。

4）连接图序（或表序）中的章节号与图（或表）序号。例如：图 3-8；表 4-1-2。

（3）西文连字符"-"作为英、俄、德等西文中的连字符。

（4）数值范围号（～）的用法，用来连接相关的数字，表示数值范围。例如：20 ～ 50cm；80 ～ 120kPa；60% ～ 75%；50 ～ 80 岁。

6．着重号"·" 标号的一种，标示语段中某些重要的或需要指明的文字，用"·"标注在相应文字的下方。

（1）标示语段中重要的文字。

示例：本研究的结论与以往研究的结论不同点是：……

（2）标示语段中需要指明的文字。

示例：应写为瘀证，不应写为淤症。

7．间隔号"·" 国家标准规定："外国人和某些少数民族人名内各部分的分界"和"书名与篇（章、卷）名之间的分界用间隔号标示"。

示例：卡尔·马克思；爱新觉罗·溥杰；《中国大百科全书·环境科学》。

间隔号还用来隔开文章题名或书名中的并列词语和专有名词中的月份和日子。例如：医学书刊标准化：成绩·问题·展望；一二·九运动。

8．书名号"《》" 国家标准规定："书名、篇名、报纸名、刊物名等，用书名号标示。"

书名号还可标明影片名、电视片名、戏剧名、歌曲名和文件名等，但不用来标示产品名、会议名、课程名、科研课题名等。

9．专用号"-" 新增加的标号，标示古籍和某些文史类著作中出现的特定类专有名词，专名号的形式是一条直线，标注在相应文字的下方标示古籍、古籍引文或某些文史类、中医古籍著作中出现的专有名词，主要包括人名地名国名民族名、朝代名、年号宗教名、官署名、组织名等。

示例 1：明代<u>李时珍</u>于<u>万历</u>六年（1578 年）完成《本草纲目》初稿，<u>万历</u>二十五年（1596 年）在<u>金陵</u>正式刊行。（朝代名、人名、年号、地名）

示例 2：于是聚集<u>冀</u>、<u>青</u>、<u>幽</u>、<u>并</u>四州兵马七十多万准备决一死战。（地名）

示例 3：<u>扁鹊</u>见<u>蔡桓</u>公，立有间。<u>扁鹊</u>曰："君有疾在腠理，不治将恐深。"（人名）

现代汉语文本中的上述专有名词，以及古籍和现代文本中的单位名、官职名、事件名、会议名、书名等不应使用专省号必须使用标号标示时，宜使用其他相应标号（如引号、书名号等）。

10．分隔号　通常是左斜线"/"，还用竖线"｜"和右斜线"\"两种。作为标号使用，因其用途不同而含义不同，名称亦不同。在医学书刊中，左斜线"/"主要用于：

（1）在分数中，作为分数线的符号，相当于除号"÷"，如 4/5。

（2）在一对密切相关的词语之间，表示"和"或"或"的意思，如患者 / 家属知情同意。

（3）在有分母的组合单位符号中，是"每"字的符号，如 mg/kg。

（4）在词语或句子分层中作为分隔号，如男 / 女。

三、标点符号使用的注意问题

1．点号的降格使用　可把点号表示的停顿时间（t）作如下排队：t（句号、问号、叹号）＞t（分号、冒号）＞t（逗号）＞t（顿号）。

停顿时间最长的点号——句号、问号和叹号的"格"最高，而停顿时间最短的点号——顿号的"格"最低。显然，各种点号的"格"由左至右依次降低。

所谓"点号的降格使用"，就是把格高的点号作为格低的点号来使用。点号的降格使用是为了准确表达句子或句组的意思，以及满足分清结构层次的需要，更好地发挥点号的修辞作用。

在写作与编辑实践中，逗号可降格作为顿号使用。

示例：甜菜是块根作物，最适宜种植的土壤是土层深厚，富含有机质，保水、保肥力强，土质疏松，易透水、透气的黑钙土或壤土。

2．分号可降格作为逗号使用

示例：1908 年，Regan 记载了我国大银鱼；1934 年方炳文又作了详细的形态分布描述；1956 年陈宁生研究了太湖银鱼的种类，并对大银鱼的形态结构和部分生态作了研究；1981 年张开祥等研究了洪泽湖大银鱼的生物学及其增殖措施；1982 年孙帼英研究了长江口与太湖大银鱼的形态学差异。但至今为止，对天津地区大银鱼仔的食性研究还缺乏详尽报道。

3．句号可降格作为分号和冒号使用

示例：WHO 实体癌瘤化疗的疗效标准：①完全缓解（CR）。……②部分缓解（PR）。……③稳定（SD）。④进展（PD）。……。

4．标点符号的配合和系列标点符号的处理

（1）引号同点号的配合：引语末了要用点号，又有后引号（""），如何处理？办法是：凡是把引语作为完整独立的话来用，点号放在引号之内；凡是把引语作为作者的话的一部分，点号放在引号之外。

示例 1：Dutrocher 早在 1824 年就指出："所有动植物都由细胞构成，这些细胞似乎只为简单的黏着力所结合。"

示例 2：维纳称"反馈是控制系统的一种方法"，其特点是"根据过去的操作情况去调查未来的行为"。

（2）括号同点号的配合：句内括号位于句中或句末的点号之前，句外括号位于句末点号之后。

示例 1：国际通信卫星组织正在研究一种不通过地面中继站就能直接互相通信的卫星（这样，地面上彼此通话该有多么方便！）。

示例 2：若 S 是有限集合，则结论易证。（证明步骤与下面的可数情形类似，从略）

（3）省略号前后的点号：处理省略号前面点号的一般原则是：如果它前面是句末点号，说明它前面是一个完整的句子，那么应予保留；如果它前面是句内点号，则不应保留。

示例 1：第一是水稻生产机械化示范工程。……要加快开发国产水稻收割机，争取在产品质量和适用性方面有一个新的突破。

示例 2：叶蛋白，泛指从青嫩茎叶中，经榨汁、絮凝、浓缩……一系列工序提取出的一种富含蛋白质的浓缩物。

对于省略后面点号的处理。一般的趋势是不用，因为连文字都省略了，点号当然可以不用；如果需要表示不跟下文连接，那么后面也可以使用点号。

以上关于省略号前后点号的处理方法，对于纯医学语言片断可以另当别论。例如：

其中 K ＝ 1，2，3，…，n。

句中省略号前后都有逗号这类表示方法，科技界和医学界都是认可的。

（4）系列标点符号的处理：指的是一段文字中各种标点符号的配合问题。关于系列标点符号的用法，目前还没有统一规定，这里谈一些意见供参考。

示例 1：采用平焰烧嘴有以下经济效果：（1）省燃料；（2）加热快；（3）加热质量好；（4）炉温高。

由于文章中数学式编号一般都用了圆括号，如式（1）、式（2）等。为了区分，这里列项说明序号改用后半括号较好，如 1）、2）等；而第 2 层次用①、②等。

示例 2：对于玄武岩溶体结构特征与地球物理场间的关系，可作如下解释：1）由物探理论可知，岩石密度下重力异常值"g"具反消长关系。……；2）地壳厚度与重力异常值"g"密切关联，地壳厚度越大，"g"值越小。……；3）重力异常梯度值"g"主要受地壳厚度变化和岩石密度变化的控制，地壳厚度陡度带或岩石密度递变带均可形成重力异常梯度带。……；4）白榴碱性玄武岩套的溶体结构特征介于碱性玄武岩套与拉斑玄武岩套之间，这为通常所认为的白榴玄武岩来源较深，但在下地壳可能存在次生岩浆房的观点提供了佐证。

"解释"下面分列各项，句末用了分号，一般情况下是对的，但这里各项中还有句号岂不是分号的格高于句号或分号可以包含句号？所以，1）、2）、3）各项末尾的分号应改为句号。这也是把句号降格作为分号使用。

四、使用英语标点符号应注意的问题

目前，国内书刊英文，特别是医学论文英文摘要中一些标点符号的用法五花八门，有失规范，影响了医学书刊的质量。标点符号在不同的语种中有其固定的用法，并非随心所欲地可以乱用。最新版本的国家标准《CB/T 15834—2011 标点符号用法》是对汉语书面语中常见标点符号用法的规定和说明，并不完全适用于英语类书刊。因此，在使用英语标点符号时，应注意以下常见问题。

1．英文中的破折号用一字线"—"，而不是用二字线"——"，或半字线"-"。

2．英文中的连接号用半字线"-"，而不是二字线"——"，或一字线"—"。

3．英文中的省略号用下三点"..."，而不是中六点"……"、中三点"…"或下六点"……"。

4．英文中的单引号"' '"和双引号"" ""形式同中文，而不是单撇"' '"和双撇"" ""。

5．英文中撇号，以 s 结尾的名词尽加撇号，不加"s"。表示数字、符号、字母或词形本身的复数加"s"，如 His 7's look like 9's。

第二节　其他特殊符号

医学书刊除使用标点符号外，还需要借助一些特殊符号，如撇号或硬撇号"'"、比号"："、小数点"."、缩写点"."、斜线"/"、标注号"*"、隐讳号"x"、空缺号"□"等，简洁、明了地表达内容。

一、撇号或硬撇号

1．撇号"'"，亦称缩写号、高撇号，在科技书外文或阿拉伯数字中常见，①表示省略。②表格所有格。③表示复数。④表示年代。⑤表示外文单词中某个音不发等。⑥汉语拼音的隔音符号。

2．硬撇号有单撇号"′"、双撇号"″"，主要用于：①作为 [平面] 角单位分"′"和秒"″"的符号。②作为量符号的上标辅助符号。③作为数学、物理学、化学等学科符号的上标符号。

二、比号"："

用于表示数的比例关系。

三、小数点"."

用于分隔数值中整数和小数。

四、缩写点"．"

用于某些外文省略。

五、标注号

常用的有星号"*"和剑号"†"两个，科技书中常用作各种特殊注释的符号。"*"有时用作某些符号的辅助符号，可以重叠使用。

六、隐讳号"×"

用于代替书中不便写出来的内容（如保密、回避等）的符号。注意不要与乘号和字母 X 混淆。

七、空缺号"□"

多用于代替引文中缺少或因损坏而无法确认的字。一个空缺号代替一个需要代替的字，有多少个需要代替的字排同量的空缺号，不能多也不能少。在医学古籍善本图书整理中，因损坏而无法确认的字多用空缺号。

第五章　数字用法规范

在医学书刊中使用数字，主要有阿拉伯数字、汉字数字和罗马数字，特别是阿拉伯数字使用的频率是很高的，因此，数字用法的正确与否，是衡量书刊标准化、规范化程度的一个重要方面。

长期以来，由于没有统一的体例，致使在涉及数字时，是使用汉字还是阿拉伯数字出现了比较混乱的情况。这不但给作者写作和编辑编校工作增加了许多不必要的负担，而且不利于计算机输入、检索，也不利于语言文字的规范化。为了改变数字使用混乱的状况，使出版物在涉及数字时使用阿拉数字和汉字数字的体例统一，1987 年 1 月 1 日，国家语言文字工作委员会等 7 个单位公布了《关于出版物上数字用法的试行规定》。在该规定实施的基础上，1995 年国家技术监督局发布了 GB/T 15835—1995《出版物上数字用法的规定》，2011 年国家质量监督检验检疫总局、国家标准化委员会修订 GB/T15835—1995 标准，发布 GB/T15835—2011《出版物上数字用法》对书刊出版物中的数字用法做出了某些规定。现在，医学书刊中数字用法混乱的情况虽然有了很大改变，但不符合国家标准之处仍较普遍。同时，参数范围的表示、数值的修约等方面，也还存在不少问题。

本章针对医学书刊的特点，遵循科学性、简洁性、灵活性原则，综合国家颁布的有关标准和规定，介绍数字用法和修约的一般规则，其中也包括某些约定俗成的内容。

第一节　数字用法

一、数字形式的选用

1．选用阿拉伯数字

由于阿拉伯数字具有笔画简单、结构科学、形象清晰、组数简短，便于录入等优点，因此，在医学书刊中凡是可以使用阿拉伯数字而且又很得体的地方，均应使用阿拉伯数字。

（1）计量和计数资料数据要用阿拉伯数字：医学书刊中，总的原则凡处在计量单位、计数单位前面以及计数的数字，包括10以下的个位数字，除个别特例外，均应使用阿拉伯数字。

在使用数字进行计量的场合，如正负数、小数、分数、百分数、比例、部分概数等，为达到醒目、易于辨识的效果，应采用阿拉伯数字。

示例1：－125.03，34.05%，0.5，4/5，63%～68%，1∶500，300多。

当数值伴随有计量单位时，如：长度、容积、面积、体积、质量、温度、音量、频率等，特别是当计量单位以字母表达时，应采用阿拉伯数字。

示例2：6cm，10mmol/L，5.34m^2，7m^3，60～80kg，34～39℃，120dB。

关于数字"一"可否改用"1"，需要加以判别，避免造成不得体。判定的主要"规则"是：用"一"以外的数代替"一"，合情理，可以改为"1"，不合情理，必须用"一"。例如：他忙碌了1天；他一天忙到晚。

关于数字"二"和"两"可否改用"2"，一般来说都可以改，这时的"2"既可读作"二"，也可读作"两"。例如：他提了2条建议；电压为2伏（2V）；车祸造成1人死亡、2人重伤的悲惨结果。

（2）世纪、年代、年、月、日、时刻可用阿拉伯数字：日期和时刻可采用全数字式表示，年份必须用全称。例如2006年6月23日7时28分31秒可写作2006-06-23 T 07∶28∶31。年、月、日之间用半字线"－"连接，时、分、秒之间用冒号"∶"连接，月、日和时、分、秒均为2位数字，日期和时刻之间用时间标志符T连接。

有特定起点和终点的时间段，其连接号用"／"或"－"，在医学书刊中宜用"－"。例如：20世纪60—90年代；2001—2005；2006-08-10—09-10；2006-08-20 T 20∶21—25。

（3）序数词和编号的数字用阿拉伯数字：在使用数字进行编号的场合，为达到醒目、易于辨识的效果，应采用阿拉伯数字。

示例：电话号码：98888；邮政编码：05000；通信地址：北京市海淀区复兴路11号；邮箱：x186@186．net；网页地址：http：//127.0.0.1；国际标准书号：ISBN 78-7-80184-224-4；连续出版物刊号：CN11－1399；章节编号：4.1.2；国家标准：GB/T15835—2011；产品型号：PH－3000型计算机；产品序列号：C84XB－JYVFD－P7HC4－6XKRJ－7M6XH；动物合格

证号：SCKX（新）2011-0001；药品批准文号：国药准字 Z20040063。

（4）已定型的含阿拉伯数字的词语：现代社会生活中出现的事物、现象、事件，其名称的书写形式中包含阿拉伯数字，已经广泛使用而稳定下来，应采用阿拉伯数字。

示例：3G 手机；G8 峰会；维生素 B_{12}。

2．选用汉字数字

（1）非公历纪年：干支纪年、农历月日、历史朝代纪年及其他传统上采用汉字形式的非公历纪年等，应采用汉字数字。

示例：丙寅年；庚辰年八月五日；腊月二十三；清咸丰十年九月二十日；藏历阳木龙年八月二十六日；日本昭和二十年。

（2）概数：数字连用表示的概数、含"几"的概数，应采用汉字数字，一般医学书刊使用较少。

示例：一二十个；几万分之一；三四个月；五六十年前；四十五六岁。

（3）已定型的含汉字数字的词语：汉语中长期使用已经稳定下来的包含汉字数字形式的词语，如语素构成定型的词、词组、惯用语、缩略语或具有修辞色彩的语句时，应采用汉字数字。

例如：二元二次方程；四氧化三铁；二倍体；三叶虫；十二指肠；十字接头；三心二意；五体投地；七上八下；四化建设。

3．选用阿拉伯数字与汉字数字均可

如果表达计量或编号所需要用到的数字个数不多，选择汉字数字还是阿拉伯数字在书写的简洁性和辨识的清晰性两方面没有明显差异时，两种形式均可使用。

示例 1：17 号楼（十七号楼）；3 倍（三倍）；第 5 个工作日（第五个工作日）；100 多件（一百多件）；20 余次（二十余次）；约 300 人（约三百人）；40 天左右（四十天左右）；50 上下（五十上下）；第 8 天（第八天）；0.5（零点五）；76 岁（七十六岁）；120 周年（一百二十周年）；1/3（三分之一）；公元前 8 世纪（公元前八世纪）；20 世纪 80 年代（二十世纪八十年代）；公元 253 年（公元二五三年）；1997 年 7 月 1 日（一九九七年七月一日）；下午 4 点 40 分（下午四点四十分）。

如果要突出简洁醒目的表达效果，应使用阿拉伯数字；如果要突出庄重典雅的表达效果，应使用汉字数字。

示例 2：北京时间 2008 年 5 月 12 日 14 时 28 分；十一届全国人大一次

会议，不写为"11 届全国人大 1 次会议"；六方会谈不写为"6 方会谈"。

在同一场合出现的数字，应遵循"同类别同形式"原则来选择数字的书写形式。如果两数字的表达功能类别相同（比如都是表达年月日时间的数字），或者两数字在上下文中所处的层级相同（比如文章目录中同级标题的编号），应选用相同的形式。反之，如果两数字的表达功能不同，或所处层级不同，可以选用不同的形式。

示例 3：2008 年 8 月 8 日亦可写二〇〇八年八月八日，不写为"二〇〇八年 8 月 8 日"；第一章、第二章……第十二章，不写为"第一章、第二章……第 10 章"；第二章的下一级标题可以用阿拉伯数字编号：2.1，2.2，……应避免相邻的两个阿拉伯数字造成歧义的情况。

示例 4：高三 3 个班，高三三个班（不写为"高 33 个班"）；高三 2 班，高三（2）班（不写为"高 32 班"）。

4. 罗马数字

在科技文献中，罗马数字也经常被使用；而罗马数字的记数比较特殊，不熟练掌握，在识别或使用时可能出错。

罗马数字的基本数字只有 7 个，即：I（1），V（5），X（10），L（50），C（100），D（500），M（1000）。其记数法则为：

（1）一个数字重复几次，表示该数增到几倍。例如：CCC 表示：300。

（2）一个数字右边附加一个较小数字所表示的数是大、小数字之和。

例如：LI 表示 50 ＋ 1 ＝ 51；DCCV 表示 500 ＋ 100 ＋ 100 ＋ 5 ＝ 705。

（3）一个数字左边附加一个较小数字所表示的数是大、小数之差。

例如：$\overline{\text{IL}}$ 表示 10-1 ＝ 9；XC 表示 100 － 10 ＝ 90；CMXCIX 表示 1000 － 100 ＋ 100 － 10 ＋ 10 － 1 ＝ 999。

（4）数字上方加一横线，表示该数字扩大到 1000 倍。

例如：$\overline{\text{L}}$表 50×1000 ＝ 50 000。

（5）数字上方加 2 根横线，表示该数扩大到 100 万倍。

例如：DLXI 表示 561，$\overline{\overline{\text{DLXI}}}$ 就表示 $561×10^6 ＝ 5.61$ 亿。

二、数字形式的使用

1. 阿拉伯数字的使用

（1）多位数：为便于阅读，四位以上的整数或小数，多位数分节方式参照《GB 3101—1993 有关量、单位和符号的一般原则》的规定执行，可采用以下两种方式分节。

——第一种方式：千分撇","

整数部分每三位一组，以","分节。小数部分不分节。四位以内的整数可以不分节。

示例1：624，000；92，300，000；19，351，235.235767；1256。

——第二种方式：千分空

从小数点起，向左和向右每三位数字一组，组间空四分之一个汉字，即二分之一个阿拉伯数字的位置。四位以内的整数可以不加千分空。

示例2：55 235 367.346 23；98 235 358.238 368。

尾数"0"多的5位以上数字，可改写为以万、亿为单位的数。一般情况下不得以十、百、千、十万、百万、千万、十亿、百亿、千亿作单位，只有法定计量单位的词头例外。

示例3：1 363 000 000人可改写为13.63亿人或13亿6300万人，但不能改写为13亿6千3百万人。3000元不能写作3千元，而3000米可以写作3千米。

尾数有3个以上"0"的整数和小数点后面有3个以上"0"的纯小数，均可改为"$\times 10^n$"（n为正、负整数）的写法。

（2）纯小数：必须写出小数点前定位的"0"，小数点是齐阿拉伯数字底线的实心点"."。

示例：0.46不写为.46或0。46。

（3）数值范围：在表示数值的范围时，除时间范围使用一字线"—"之外，均应采用波浪式连接号"～"或一字线连接号"—"。医学书刊中以用"～"为好。不管用哪一种，全本刊物应统一，切忌时而用"—"，时而用"～"。有的刊物用半字线"-"和破折号"——"做范围号是不正确的。前后两个数值的附加符号或计量单位相同时，在不造成歧义的情况下，前一个数值的附加符号或计量单位可省略。如果省略数值的附加符号或计量单位会造成歧义，则不应省略。

示例：36～38℃；100～150kg；13万元～17万元（不写为13～17万元）；15%～30%（不写为15～30%）；4.3×10^6～5.7×10^6（不写为4.3～5.7×10^6）。

（4）时间表述

1）年月日：其表达顺序应按照口语中年月日的自然顺序书写。

示例1：2017年5月1日，可写作2017-05-01。"年""月"可按照《GB/T 7408—2005数据和交换格式信息交换日期和时间表示法》中的5.2.1.1中的扩展格式，用"-"替代，但年月日不完整时不能替代。

示例2：8月8日（不写为8-8），2008年8月（不写为2008-8）。

四位数字表示的年份不可简写为两位数字。

示例3："1990年"不写为"90年"。

月和日是一位数时，可在数字前补"0"。

示例4：2008-08-08；1997-07-01。

2）时分秒：计时方式即可采用12小时制，也可采用24小时制。

示例1：11时40分（上午11时40分）；21时12分36秒（下午9时12分36秒）。

时分秒的顺序应按照口语中时、分、秒的自然顺序书写。

示例2：15时40分；14时12分36秒。

"时""分"也可按照GB/T 7408—2005的5.3.1.1和5.3.1.2中的扩展格式，用"："替代。

示例3：15：40；14：12：36。

3）含有月日的专名：采用阿拉伯数字表示时，应采用间隔号"•"将月、日分开，并在数字前后加引号。如："3•15"消费者权益日。

（5）数值的有效位数应全部写出

例如：一组电压数据"0.500，0.750，1.000 V"不能改写作"0.5，0.75，1 V"。

但要注意，属于有效数字的"0"必须写出。例如：已知4 800 000这个数有3位有效数字，则应写作$4.80×10^6$或$480×10^4$，而不能写作$4.8×10^6$。

（6）书写格式

1）字体：出版物中的阿拉伯数字，一般应使用正体二分字身，即占半个汉字位置。如：234；57.236

2）换行：一个用阿拉伯数字书写的数值应在同一行中，不可断开、换行。

3）竖排文本中的数字方向：竖排文字中的阿拉伯数字按顺时针方向转90度。旋转后要保证同一个词语单位的文字方向相同。

示例：

示例一

雪花牌BCD188型家用电冰箱容量是一百八十升，功率为一百二十五瓦，市场售价两千零五十元，返修率仅为百分之零点一五。

示例二

海军J121号打捞救生船在太平洋上航行了十三天，于一九九〇年八月六日零时三十分返回基地。

2．汉字数字的使用

（1）概数：两个数字连用表示概数时，两数之间不用顿号"、"隔开。

示例：二三米，一两个小时，三五天，一二十个，四十五六岁。

（2）年份：简写后的数字可以理解为概数时，一般不能简写。

示例："一九七八年"不写为"七八年"。

（3）含有月日的专名：采用汉字数字表示时，如果涉及一月、十一月、十二月，应用间隔号"•"将表示月日的数字隔开，涉及其他月份时，不用间隔号。例如："十一"国庆节，"五四"运动，"一二•九"运动。

（4）大写汉字数字

1）大写汉字数字的书写形式：零、壹、贰、叁、肆、伍、陆、柒、捌、玖、拾、佰、仟、万、亿

2）大写汉字数字的适用场合：法律文书和财务票据上，应采用大写汉字数字形式记数。

示例：3，504（叁仟伍佰零肆圆），39，148（叁万玖仟壹佰肆拾捌圆）。

（5）"零"和"〇"：阿拉伯数字"0"有"零"和"〇"两种汉字书写形式。一个数字用作计量时，其中"0"的汉字书写形式为"零"，用作编号时，"0"的汉字书写形式为"〇"。

示例："3052（个）"的汉字数字形式为"三千零五十二"（不写为"三千〇五十二"）。

"95.06"的汉字数字形式为"九十五点零六"（不写为"九十五点〇六"）。

"公元2012（年）"的汉字数字形式为"二〇一二"（不写为"二零一二"）。

3. 阿拉伯数字与汉字数字同时使用

如果一个数值很大，数值中的"万""亿"单位可以采用汉字数字，其余部分采用阿拉伯数字。

示例1：我国 2010 年第六次人口普查人数为 13 亿 3972 万人。

除上面情况之外的一般数值，不能同时采用阿拉伯数字与汉字数字。

示例2：108 可以写作"一百零八"，但不应写作"1 百零 8""一百 08"；4000 可以写作"四千"，但不能写作"4 千"。

第二节　数值的修约

对实验测定和计算所得的各种数值常常要进行修约，不少人在修约时简单地采用四舍五入的方法，这是不正确的。关于数值的修约，应遵循国家标准《GB/T 8170—2008 数值修约规则》《GB 3100～3102—1993 量和单位规定》规定的实施。

一、步骤

1. 确定保留位数　有 2 种表示方法：一是指定数位，如指定修约到 n 位小数、"个""十""百"……数位；另一是指定保留 n 位有效位数。

有效位字是指在测量中所能得到的有实际意义的数字。一个有效数字构成的数值，只有末位数字是估计数字，其他均为准确数字。有效数字与测量仪器的灵敏度有关，如天平的敏感度为 0.1mg，那么称重结果 12.34mg 中，12.3mg 为准确数字，0.04mg 为估计数字，2 项合在一起组成有效数字。平均值 ± 标准差（$\bar{x} \pm s$）的位数，一般按标准差的 1/3 来确定，如：（3.61±0.42）kg，标准差的 1/3 为 0.14，标准差波动在百分位，即小数点后第 1 位上，故应取到小数点后第 1 位，即 3.6±0.4，过多的位数并无意义。但是在一系列数值并列时，小数点后的位数应一致，例如在 3.61±0.42、5.86±0.73、2.34±0.15 这样一组数据中，3 组数据中最小标准差 0.15 的 1/3 为 0.05，在小数点后第 2 位，则这组数据的有效位数均取到小数点后第 2 位。

2. 按规则进行修约　应遵循国家标准《GB/T 8170—2008 数值修约规则》《GB 3100～3102—1993 量和单位规定》。

二、修约规则

数值修约的规则：4 舍 6 入 5 看右，右边有数应进位，右边无数再看左，奇进偶不进。

1．拟舍弃数字的最左一位数字≤ 4，则舍去，≥ 6，则进 1。

2．拟舍弃数字的最左一位数字等于 5，若其右边的数字并非全部为"0"时，则进 1；其右边数字皆为"0"时，所拟保留的末位数字若为奇数则进 1，若为偶数或"0"则舍弃。

示例：对下列 4 个已知数进行修约，修约数保留小数点后 1 位。3.1503 修约为 3.2；3.1500 修约为 3.2；3.4500 修约为 3.4；3.0500 修约为 3.0。

3．负数修约时，先将其绝对值按上述规定进行修约，然后在修约值前加上负号。

4．所拟舍弃的数字若为 2 位以上时，不得连续进行多次修约。

示例：对 8.3457 进行修约，保留到小数点后 1 位，修约后的数应为 8.3。如果进行多次修约，则结果为 8.4。

三、经单位换算后数值的修约

1．对于准确值，在乘以准确的换算因数后，不得进行修约。

2．极大值或极小值换算后，应遵循"极大值只舍不入，极小值只入不舍"的原则。

示例：不能大于 8gal（加仑）。将 gal 换算成"L"保留 2 位小数。

在这里 8gal 是极大值。按 1gal ＝ 4.546L，得 8gal ＝ 36.368L。由于只要求保留 2 位小数，根据极大值只舍不入的原则，应修约成 36.36L。有人把它修约成 36.37L，这是不对的；因为 36.368L，已是极大值了，修约成 36.37L 就变得更大了。

四、参数和偏差范围表示

1．单位相同的量值范围，只需写出后一个量值的单位。

示例：36.2 ～ 37.2℃，不必写作 36.2℃～ 37.2℃。

2．百分数的范围，前一个参数的百分号"%"不能省略。

示例：5.3% ～ 9.8% 不能写作 5.3 ～ 9.8%。

3．有相同幂次的参数范围，前一个参数的幂次不能省略。

示例：$4 \times 10^3 \sim 6 \times 10^3$ 不能写作 $4 \sim 6 \times 10^3$，但可写作（$4 \sim 6$）$\times$ 10^3。

4．单位不完全相同的参数范围，每个参数的单位必须全部写出。

示例：$36° \ 10' \sim 42° \ 18'$。

5．参数与其偏差的单位相同时，单位只需写 1 次。

示例：$25.3mm \pm 0.1mm$，可以写成（25.3 ± 0.1）mm，但不能写作 $25.3 \pm 0.1mm$。

6．参数的上、下偏差不相等时，偏差分别写在参数的右上、右下角，单位只写 1 次。

示例：$35 \pm 21℃$ 不应写作 $35 + 2℃ - 1℃$。

7．参数的上或下偏差为 0 时，0 前面的"＋"或"－"号应省略。

8．表示 2 个绝对值相等、偏差相同的参数范围时，范围号"～"不能省略。

示例：$5' \pm 2'' \sim -5' \pm 2''$ 不能写作 $\pm 5' \pm 2''$。

9．表示带中心值的百分数偏差时，应写成（27 ± 2）%，而不应写成 27 ± 2% 或 27%± 2%。

10．附带尺寸单位的量值相乘，按下列方式书写：$40cm \times 70cm \times 90cm$；不能写作 $40 \times 70 \times 90cm$ 或 $40 \times 70 \times 90cm^3$。

11．一系列量值的计量单位相同时，可仅在最末一个量值上写出单位。

示例：60，80，120mmol/L，不必写作 60mmol/L，80mmol/L，120mmol/L。

五、其他

1．数字增加、减少的正确表示。

（1）数字的增加可用倍数和百分数表示：

增加了 3 倍，即原来为 1，现在为 4。

增加到 3 倍，即原来为 1，现在为 3。

增加了 60%，即原来为 1，现在为 1.6。

（2）数字的减少只能用百分数或分数表示：

降低了 60%，即原来为 1，现在为 0.4。

降低到 60%，即原来为 1，现在为 0.6。

减少了 1/4，即原来为 1，现在为 0.75。

经常见到的"减少了 2 倍""降低了 3 倍"等表述都是错误的。

2．正确使用数字前后表示约数的词。

（1）"约""近""左右"等不能并用。

示例："收缩压约为 140mmHg 左右"的写法是不妥的。

（2）最大和最小值不应用概数。

示例："最慢心率为 50 次 / 分钟左右""最高体温为 39～40℃"，以及"血压超过 200 多 mmHg"等说法都是不妥的。

（3）带有"几"字的概数用汉字。

示例：三百几十,五千几百。

第六章　名词术语规范

一、全国科学技术名词审定委员会审定公布的名词术语

全国科学技术名词审定委员会（原称全国自然科学名词审定委员会）于1985年经国务院批准成立，是经国务院授权，代表国家审定、公布科技名词的权威性机构。国务院于1987年8月12日明确批示，经全国科学技术名词审定委员会审定公布的名词具有权威性和约束力，全国各科研、教学、生产经营以及新闻出版等单位应遵照使用。1990年6月23日国家科委、国家教委、中国科学院、新闻出版署联合发文[（90）科发出字0698号]，要求"各新闻出版单位要通过各种传播媒介宣传名词统一的重要意义，并带头使用已公布的名词。各编辑出版单位今后出版的有关书、刊、文献、资料，要求使用公布的名词。特别是各种工具书，应把是否使用已公布的规范词，作为衡量质量的标准之一。凡已公布的各学科名词，今后编写出版的各类教材都应遵照使用"。新闻出版总署已明确将科技名词术语的使用纳入到自2005年3月1日起执行的《图书质量管理规定》中："使用科技术语不符合全国科学技术名词审定委员会公布的规范词的，每处计一个差错。"

目前全国科学技术名词审定委员会已公布有关医学学科名词40余种，内容覆盖医学基础、临床、公共卫生等各个领域。已经完成的有：《显微外科学名词》（2016），《地方病学名词》（2016），《微生物学名词》（1989），《生理学名词》（1990），《遗传学名词》（1990），《医学名词》（第一分册：妇产科学等）（1990），《人体解剖学名词》（1992），《细胞生物学名词》（1992），《医学名词》（第二分册：口腔科）（1992），《组织学名词 胚胎学名词》（1994），《医学名词》（第三分册：医学遗传学等）（1995），《医学名词》（第四分册：心血管病学等）（1996），《医学名词》（第五分册：眼科学）（1997），《医学名词》（第六分册：外科等）（1998），《药学名词》（2001），《心理学名词》（2001），《医学名词》（第七分册：整形、美容等）（2002），《中医药学名词》（定义版，2005），《遗传学名词》（第二版、定义版，2006），《地理学名词》（第

二版、定义版，2007），《免疫学名词》（定义版，2008），《生物化学与分子生物学名词》（第二版、定义版，2009），《细胞生物学名词》（第二版、定义版，2009），《中医药学名词》（内妇儿科等，定义版，2011），《微生物学名词》（第二版、定义版，2012），《泌尿外科医学名词》（定义版，2014），《中医药学名词》（外科等6个学科，定义版，2014），《全科医学与社区卫生名词》（定义版，2014），《放射医学与防护名词》（定义版，2014），《物理医学与康复名词》（定义版，2014），《药学名词》（第二版、定义版）（2014），《组织学与胚胎学名词》（第二版、定义版，2014），《人体解剖学名词》（第二版，定义版，2014），《心理学名词》（第二版、定义版，2014），《医学美学与美容医学》（定义版，2015）等。

二、医学名词术语统一和规范化的原则

医学名词既具有相对稳定性，又随着科学技术的发展不断产生和完善。例如，"白血球""血色素""荷尔蒙""莱塞""抗菌素"等，分别被"白细胞""血红蛋白""激素""激光""抗生素"等所替代，就是因为不断产生的新名词初期使用较混乱，经一定时期进行修订、完善的结果。为此，全国科学技术名词审定委员会将定期、不定期进行标准化、规范化修订和审定，并推广应用。医学名词术语是反映医学专业概念的一种形式和意义结合的语言符号，或者说它是通过语音或文字来表达或限定概念的约定性符号。我国名词术语审定工作有以下几条主要原则。

1. 单义性　这是指科技术语是单一的、专用的。任何一个概念只能有一个专门固定的术语，即"一词一义"的原则。审定时，对于一个概念具有多个名称的，应选择与概念相符或较贴切的词来确定，只定一个术语。例如，Internet，常被译作"英特网""国际互联网""互联网""全球互联网""国际电脑网络""国际计算机互联网"等，现统一规范称"因特网"。

2. 科学性　审定科技名词术语应以科学概念为依据，准确严格地反映所指事物的特征，根据其科学性定出名符其义的术语。例如，noise 习称"噪音"。根据我国各种辞书的记载，成调的和有规律的声音叫做"音"，不成调的称作"声"，现已定名为"噪声"。天文学术语 Greenwich，过去称"格林威治"，因字母"w"不发音，现服从科学性，规范称为"格林尼治"。

3. 系统性　一个术语在学科以至相关领域中并非孤立的、随机的，而是合乎分类学的有机组成部分，它包括了学科的概念体系、逻辑相关性和构

词能力等；所以，在审定一个名词时，应充分考虑其所属概念体系，以及它在体系中的上位与下位关系以及因果联系等，以达到系统化。例如，细胞 - 细胞核 - 细胞质 - 细胞器 - 细胞衣 - 细胞膜 - 细胞突，等。

4. 简明通俗　这指的是科技术语应当简单明了，易懂、易记、易写、易用等。例如，television（电视），feedback（反馈），optical fiber（光纤）等。定名时，往往发现由一长串名词组成的复合词，显得烦冗，又增加记忆负担，这时，可以在不改变概念的前提下尽量减少用词，甚至用其简称或缩略语，达到简明的目的。例如，AIDS（艾滋病）——acquired immune deficiency syndrome（获得性免疫缺陷综合征）、lasel（激光）——light amplification by stimulated emission of radiation 等。当然，缩略语的使用原则应该是行业承认，公知公用，约定俗成的。反之，就应该在缩略语名词第一次出现时，其后用括号注明中文或外文的全称，以免滥用。

5. 纯概念性　术语应当只包含具有明确的语义范围的实体，即它的逻辑意义。审定术语应选择语义属于中性的、不包含主观评价成分，不得具有情感色彩的词汇。称"肺结核"，不称"肺痨"；称"艾滋病"，不称"爱滋病"；称"维生素 C 缺乏病"，不称"坏血病"。

6. 中文特性　术语的定名，应该体现汉语表意文字的特点，使人望文生义，有中国味。例如，Kaschin-Beck disease，过去称"卡 - 贝二氏病"，现在定名为"大骨节病"。对外来语是采用意译还是音译，现在仍有争论，但许多定名专家主张，应尽量意译，少用音译，以体现中文特性。

7. 国际性　这是要求术语应与国际上通用的相应术语保持概念一致，以不违反本民族的构词基本规则为前提，力求词形与发音上也能与国际词接近，尤其是由希腊语等词素构成的术语使用得比较多。例如，X-ray 称"X 射线"，α -particle 称"α 粒子"，β -decay 称"β 衰变"等。目前，以计算机为代表的学科，许多词汇是以原形出现的，而不必再译成汉语，如 WINDOWS、BASIC 等。

8. 内涵特性　有些术语由于历史原因定名不确切，或未能体现其本质特征，有些术语则是以讹传讹沿用下来。据此，名词委按照是否名符其义、体现概念内涵，予以科学定名。例如，"河豚毒素"修订为"河鲀毒素"，"颉颃作用"修订为"拮抗作用"，"心肌梗塞"修订为"心肌梗死"，计算机名词"菜单"修订为"选单"等。

9. 约定俗成　即个别术语的原名虽然不大科学，但由于使用时间较久，应用范围很广，人们早已习惯，则不宜轻易改动，以继续使用为宜，否则将会造成新的混乱。例如，panda（熊猫）虽然它属于熊科动物，但人们已习惯这一称谓，不宜再改作"猫熊"。一般认为，约定俗成的范围越小越好。

以上 9 条原则是从一组等义词语中选择规范术语的基本标准，其中，单义性、科学性、内涵特性和简明通俗等应当作为定名的主要原则。

三、使用医学名词术语需要注意的问题

1．注意名词本注释栏里的几项规定

（1）"正名"即名词委公布的规范名称。

（2）"简称"与规范名词等效。例如，光学显微镜 - 光镜，新陈代谢 - 代谢，等。

（3）"又称"是不推荐的非规范名。例如，抗坏血酸 - 维生素 C，中风 - 卒中，等。

（4）"曾称"是被淘汰废弃的旧名词，不得再使用。例如，先天愚型 - 唐氏综合征，等。

（5）"俗称"是非学术用名，科技书刊中不宜使用。例如，打嗝 - 呃逆，囊虫病 - 猪囊尾蚴病，隐形眼镜 - 接触镜，等。

2．按照定名原则纠正尚未统一的名词　例如，建议《化学名词》词条"机理"，宜向《生理学名词》词条"机制"看齐；《心理学名词》词条"克汀病"（音译），宜向《医学名词》词条"呆小病"（意译）看齐；《生理学名词》词条"皮层"，按系统性原则，宜向《人体解剖学名词》词条"皮质"看齐；按外国自然科学家译名通则关于双音节以上的以人名命名的名词不再加"氏"字的规定，《微生物学名词》词条"革兰氏染色""立克次氏体"等译名，宜规范作"革兰染色""立克次体"等。

3．贯彻名词术语规范化原则

（1）准确规范：凡国际或国内学术界已通用的名词，切莫杜撰新词或自行定义。如类毒素与毒素类、类风湿与风湿类，都是有确切定义的，并不是玩文字游戏。

——医学名词以全国自然科学名词审定委员会公布的，科学出版社出版的《医学名词》为准。①纠正名词中的错别字：例如，《微生物学名词》词条"类葫萝卜素"-"类胡萝卜素"，《遗传学名词》词条"高分辩显带技术"-"高分辨显带技术"，"假两性畸型"-"假两性畸形"，《外科学名词》词条"驱

体痛"-"躯体痛";②使用规范字:例如:《人体解剖学名词》词条"内眦"-"内眦",按词义区分"黏"(nian)与"粘"(zhan)等字,例如医学名词的"黏膜""黏液""黏附"等,口腔医学名词的"粘固""粘结固定桥"等;③使用汉语词典中的首选字:例如,肾脏细尿管中的 Henle loop,《动物学名词》定名为"髓襻",《生理学名词》定名为"髓袢",宜统一选用首选字"襻"字,等。

药学名词以 2015 年版《中华人民共和国药典》或人民卫生出版社出版的陈新谦、金有豫、汤光主编的《新编药物学》(第 17 版,2011 年)为标准。药品名称应用通用名称,通用名称是药品的法定名称。禁用商品名称、别名、俗名。

尚未审定规范的名词术语以人民卫生出版社出版的《英汉医学词汇》《汉英医学大词典》《中医大词典》,人民军医出版社出版的《现代临床医学辞典》为准。也可参考国家有关标准、规范化教材和专业参考书,或有关医学缩写词辞书。

(2)全文一致:由于历史或翻译的原因,有许多医学名词同一个概念或同一种事物,有不同的名称或书写形式。因此,必须依据全国科学技术名词审定委员会最新公布的标准名词为准,做到全文统一,即使未收入的最新名词,也应做到全文统一,避免混用。

(3)新名词应定义:如果是自己首次提出的,从来没有人用过的新名词,应当在首次出现时给出确切的定义。

(4)由姓名构成的名词:如"裘法祖报道",不应写成"裘氏报道"或"裘法祖氏报道",即用全姓名,不单独用姓氏,也不加"氏"字。涉及病人姓名时,应写"姓+某",如"刘某",不应写成"刘氏"或"刘×"。涉及外国人姓名时,尽量用原文种的姓,如"Gambetti 认为",不应写成"Gambetti 氏认为",但是,如果已有大家熟悉的汉语译名者,可直接用汉语姓,如"吉雷 - 巴兰综合征""库欣综合征""帕金森病"等;正文中叙述时,不必写出名的缩写形式,如不应写成"WB Gambetti 认为"或"Gambetti WB 认为"。以外国人姓氏命名的解剖名称、病名、症状、体征、试验、检查等,可根据读者对象统一选用原文种形式或汉语译名,对基层或非专业读者,可统一写汉语译名,如"巴宾斯基征"等;对专业读者,一般写原文种形式,如"Babinski 征",也可任选其中一种形式,但全文必须统一。

(5)大小写、上下标、正斜体、中外文书写形式必须标准、规范:医学名词，特别是基础医学名词，大小写、上下标、正斜体、中外文写法比较混乱，如"CO"与"Co"前者为一氧化碳，后者为钴元素，是完全不同的两种物质；表示显著性检验结果的"P"，如果写成"P（正体）""p（小写、斜体）"都是不正确的。类似上述容易搞错的例子还很多，如 MRI 检查中的 T_1WI、T_2WI，甲状腺功能检查的 T_3、T_4 等，不可与指胸椎的 T_1、T_2、T_3、T_4……相混淆。因此，对这些看似不重要的问题，都必须严谨、认真地按标准化、规范化的要求统一、正确书写。

第七章 缩略词规范

医学缩略词是医学名词的缩写形式，它在医学文稿中的作用和重要性不言自明。

一、通用的缩略词

已公知公用的通用缩略词，可以和医学名词全称一样直接使用，如汉语缩略词"甲亢""冠心病"等。

二、非通用的缩略词

为叙述方便，对一些较长（多于5个字）、文稿中使用频率较高的名词，可自定义缩略词，但在首次出现时应写全称，并在其后的圆括号内写缩写形式，如"慢性阻塞性肺疾病（慢阻肺）""甲状旁腺功能亢进症（甲旁亢）"。此后可直接、统一用"慢阻肺""甲旁亢"，务必注意全称与缩写不要混用。

三、避免口语化

如"人工流产"缩写为"人流"，"室性期前收缩"缩写为"室早"，"静脉滴注"缩写为"静滴"，"心力衰竭"缩写为"心衰"等都是不正确的。但"生物化学"可缩写为"生化"，这是经审定的标准缩略词。

四、英文缩略词

文稿中首次使用的，人们不太熟悉的英文缩略词，应先写汉语译名全称，然后在圆括号内写英文全称，逗点后写缩写，如"静态三维成像（static three-dimensional imaging，STDI）""高迁移率族蛋白1（High mobility group box-1，HMGB-1）"，此后可直接写"STDI""HMGB-1"等；对人们比较熟悉的名词，多数情况下也可以不写英文全称，如"血栓素 A_2（PGI_2）"、"低密度脂蛋白胆固醇（LDL-C）""慢性阻塞性肺疾病（COPD）"

等；对人们已熟悉的英文缩写，可像汉字缩写一样，直接写缩写形式，如"DNA""RNA""ATP"等。

五、某些简明、确切的缩略词

一律用英文缩写，如"白细胞（WBC）""红细胞（RBC）""血红蛋白（Hb）""血压（BP）""脉搏（P）""呼吸（R）""体温（T）"等。

六、外国人姓氏汉译组合缩略词

取汉译姓氏只有1个汉字的，可以加"氏"字，如"唐氏综合征"（Down's syndrome）；取汉译姓氏2个或以上汉字，一律不加"氏"字，如"阿尔茨海默病"（Alzheimer's disease）；取2位及以上汉译姓氏的，应用姓氏的第1个汉字，不用"氏"字，中间加半字线连接，如"吉兰 - 巴雷综合征"（Guillan Barre syndrome）。

七、自定义的缩略词不宜太多

书刊中缩略词，包括自定义的缩略词不宜太多，特别是面向基层读者著作或综合性医学期刊论文更应严格控制，否则将严重影响书刊的可读性。

八、书刊标题目中缩略词

书名、论文标题目中尽量不用缩略词，但以下情况除外：①众所周知的缩略词，如上述提到的"甲亢""冠心病""DNA""RNA""ATP"等。②专业性或专科性很强的专著和论文。

九、论文摘要中缩略词

提倡尽量写全称，特别是面向基层读者的，综合性医学期刊的论文，以便读者从摘要中直接获取尽可能多的信息。但是，为了浓缩和提高摘要的信息容量，专业性或专科性很强，并拟投专科期刊的论文可适当使用缩略词，一般不必写汉语或英文全称。

十、其他

1. 缩略词大小写、上下标、正斜体、中外文书写形式与全称词的要求相同，必须标准化、规范化，严谨、认真地写准确。全稿必须一致。

2. 同形不同义的缩略词，如"TCA"同是"三氯醋酸"和"三碳酸"的缩略词，这种情况完全有可能出现在同一篇论文中，因此，一旦存在这种现象，应设法区分开。

第八章　人名与地名规范

第一节　人名的规范化书写

　　姓名是个人的代号，属于专有名词。医学书刊中的人名是科技文献著录项目中的重要组成部分，准确地、规范地列名体现对作者和科学家劳动的尊重，同时，消除以往文献在引用人名问题上的混乱，以便把人名正确地、规范地编入索引，为检索文献提供方便。

一、中国人姓名

　　1. 汉语书写规则　中国人名属汉语语系，包括姓和名2个部分，按姓前名后排列。我国汉族人名的写法大致有4种情况：①单姓＋单名，如张华。②单姓＋双名，如张远华。③复姓＋单名，如欧阳文。④复姓＋双名，如皇甫玉珊。⑤双姓＋单名，如张杨妹。⑥双姓＋双名，如林陈慧芳。

　　人名常见有难字、冷僻字和相似字，编辑加工时须仔细辨别。例如，把姓"傅"写成"付"，把姓"戴"写成"代"，把正体字的姓"萧"写成俗体字的"肖"等。编辑加工时常忘记姓名有"避俗就雅"的习惯，把名的"璧"写成"壁"，把"凤"写成"风"，等。

　　书写我国少数民族人名时，应本着"名从主人"的原则，按罗马字母或汉语拼音把原名转写为汉字。例如，Babulai（Baburai）- 巴布来，Jimu（Jim）- 吉木，等。

　　2. 拼音拼写规则　根据《GB/T 28039—2011 中国人名汉语拼音字母拼写规则》进行拼写。

　　（1）正式的汉语人名由姓和名两个部分组成。姓和名分写，姓在前，名在后，姓名之间用空格分开，汉语复姓连写。姓和名的开头字母大写。例如：Wang Fang（王芳），Ma Benzhai（马本斋）；Ouyang Xiu（欧阳修），

Sima Xiangnan（司马相南）。

（2）由双姓组合（并列姓氏）作为姓氏部分，双姓中间加连接号，每个姓氏开头字母大写。例如：Liu-Yang Fan（刘杨帆），Zheng-Li Shufang（郑李淑芳）。已专名化了的姓名可连写，庄子（Zhuangzi）。

（3）著名科学家和历史人物的姓名。如果已有惯用拼法，一般宜照写，必要时，可括注。例如：孙逸仙 Sun Yixian（Sun Yat-sen）；张德慈 Zhang Deci（Te Tzu Chang）。

（4）人名的汉语拼音字母须用正体书写，必要是也可用斜体；另外，当以元音 a、o、e 开头的音节在其他音节后面，使音节界限发生混淆时，可采用隔音号"'"隔开。例如：唐西安 Tang Xi'an。

（5）笔名、字（或号）、艺名、法名、代称、技名、帝王名号等，按正式人名写法拼写。例如：Lu Xun（鲁迅），Cao Xueqin（曹雪芹，"雪芹"为号），Qin Shihuang（秦始皇）。

（6）少数民族语姓名，按照民族语用汉语拼音字母音译转写，分连次序依民族习惯。音译转写法可以参照《少数民族语地名汉语拼音字母音译转写法》执行。例如：Ulanhu（乌兰夫，Wūlánfū），Ngopoi Ngawang Jigme（阿沛·阿旺晋美，Āpèi Āwàngjìnměi），Seypidin（赛福鼎，Sàifúdǐng）。

（7）非汉语人名和外国人名，本着"名从主人"的原则，按照罗马字母（拉丁字母）原文书写。例如：马克思 Marx；达尔文 Darwetl；爱因斯坦 Einstein。

（8）中文信息处理中的人名索引，可以把姓的字母都大写，声调符号可以省略。例如：Wáng Jiànguó（王建国），拼写为 WANG Jianguo；Zhang Yǐng（张颖）拼写为 ZHANG Ying；Shàngguān Xiǎoyuè（上官晓月）拼写为 SHANGGUAN Xiaoyue。

二、外国人名的表达

不同国家的姓名表达习惯有显著差别，美国、加拿大、英国、意大利、俄罗斯、泰国、北欧诸国（丹麦、挪威、瑞典、芬兰和冰岛）等的习惯是名前姓后；中国、朝鲜、越南、匈牙利和日本等习惯采用姓前名后的形式。有些国家姓名的表达习惯可能让人难以直接地识别其中的姓和名，此时可参照引文的作者有关姓名表达和对文献引用的方式来进行判断。

1. 在医学书刊中，外国人名一般照搬原文，并且通常只给出姓氏即可。

对于人们熟知的外国人名（如爱因斯坦、达尔文等），应使用标准的中文译名。

2．外国人名译成中文时，应查阅有关最新的各国人名、地名译名手册，如《世界姓名译名手册》《英语姓名译名手册》。

3．英美人姓名中前后缀不可省略。如 Jr-Junior，Ⅲ（三世）等，如 F．W．Day．Jr（著录为 Day F W Jr），A．B．Toll，Ⅲ（著录为 Toll AB Ⅲ）。日本人、朝鲜人、越南人等的姓名用英文表达时最好同时在括号中给出其汉字译名。

4．在文后参考文献表中，按规定责任者都采用姓前名后的形式，姓氏的字母全部拼写，名缩写为首字母。正文脚注只标注姓。

不同国家作者姓名的习惯表达方式及其在文后参考文献表中的著录格式大致如下：

（1）欧洲人（葡萄牙和西班牙除外）姓名：名前姓后，复姓不可缩写或省略（不论复姓中是否采用连字符）。如 Bird Rosemary（著录为 Rosemary B），Davidson Jeft（著录为 Jeff D），Carson-Peters Henriette（著录为 Henriette C-P）。

（2）葡萄牙人姓名：如果最后一部分中包括指示家庭关系的修饰语（如 Filho，Neto，Sobrinho），则应将它包括于姓中。如 Vidal Neto Victor（著录为 Vidal Neto V）。注意：前葡萄牙殖民地地区的人名也类同；简单姓中以前置词开始时，姓中不包括该前置词，如 Fonseca Maria Anna da（著录为 Fonseca MA）。

（3）西班牙人名：对于包括父姓加母亲婚前姓的西班牙人复姓（如果为已婚女性，可能为介词"de"加其夫姓），使用姓中所有部分，如 Perez y Fernandez Juan（著录为 Per'ez yFernandez J）；如果姓中包含有冠词前置词（1a，el，las，los），应将它包括在姓中，并大写首字母，如 Las Heras Manuel（著录为 Las Heras M）；如果前置词为介词或介词加冠词，则不包括于姓中，如 Vega JOSe：de 1a（著录为 Vega J）。

（4）匈牙利人姓名：姓前名后，引用时无须变换位置。如 Bartok Bela（著录为 Bartok B）。

（5）阿拉伯、埃及人姓名：埃及等阿拉伯国家采用名前姓后的方式。如 Khalil Has-san Fahmy（著录为 Hassan Fahmy K）。

（6）印度人姓名：现代印度人姓名已采取名前姓后的格式（其中 Sen 或

Das 应作为姓。如 Bimal C Sen Gupta（著录为 Sen Gupta BC）。

（7）泰国人姓名：泰国人采取名前姓后的方式。如 Tiep Nguyen Lain（著录为 NguyenLam T），Duangjai Somskdi（著录为 Somskdi D）。

（8）日本、朝鲜人姓名：日本、朝鲜采取姓前名后的方式。如 Hiroko Yakamoto（著录为 Hiroko Y）。

第二节　地名的规范化书写

地名是人们对方位、范围的个体地理实体赋予的专有名称，是各民族交往的重要工具，是社会及科技信息传递中不可缺少的内容。

一、中国地名

准确书写地名关系到国家主权和民族团结，对军事、外交、新闻、出版、测绘、交通、邮电、文教等各领域工作都有很大影响，是一项政治性很强的工作。香港、澳门和台湾是我国的神圣领土，在书刊正文和图表中，决不可与我国国名并列。南海诸岛是我国南海大小近 300 个岛屿、沙洲、暗礁、暗沙的总称，自古以来就是我国的领土，绘制我国领土示意图时，必须加以准确标示。

准确书写地名是科学报道的一项重要内容，农业、气象、地质、医学流行病学等科学研究工作有着强烈的地域性，科技书刊如果只有实验结果，而无明确的实验地名，就会影响书刊的科学性和使用价值。

书写中国地名须注意生、难、僻字和土俗字。例如，安徽省亳县（亳，bó）；四川省的涪陵县（涪，fú）。

注意正确运用简化字。编辑加工地名时，不得使用非规范字。例如，浙江省的"嘉兴""上虞"，有时被误写成"加兴""上于"等。某些书写烦琐的地名已经国务院批准更名，例如，黑龙江省的"爱辉"县、"铁力"县等，江西省的"新于"县等，贵州省的"习水"县等就是更名后的新名。

中国地名汉语拼音字母拼写按照中国地名委员会、中国文字改革委员会、国家测绘局颁发《中国地名汉语拼音字母拼写规则（汉语地名部分）》（2005-08-02），包括分写与连写，数词的书写，语音的依据，大小写、隔音、儿化音的书写和移行，起地名作用的建筑物、游览地、纪念地和企事业单位等名称的书写等。

二、外国地名

1．国外地名表达以《世界地名手册》为准，或新华社公布地名的为准。对于省或州以下的外国地名，最好直接用原文表示。

2．外国地名译成中文时，应查阅有关最新的各国地名译名手册，如《世界地名录》《外国地名译名手册》等。

3．文后参考文献表中外国出版地和出版者的表达　对于专著（书籍）类出版物，需标注出版社名和出版社所在的城市名，即："出版地：出版者"。

如果专著中载有多个出版地，可只著录其中一个处于显要位置的出版地。如 London：Butterworths，1978（原文：London，Boston，Sydney，Wellington，Durban，Toronto：Butterworths，1978）。

为了简洁，出版社名需要采用缩写形式。通用的主要缩写规则如下：

（1）通常可删减的词。冠词（a，an，the，les 等），介词（of，de 等），著名出版机构中具有"出版公司"含义的词（Press，Editions，Books，House，Publishers，Librairie，Verlage，Inc.，Ltd.，C.，Corp. 等）。

（2）避免容易引起混淆的删减。例如，对于不知名的出版社，则应保留其中具有"出版公司"含义的词（如可将 Press 缩写为 Pr，Presses 缩写为 Prs 等）。又如，隶属于大学（University）的出版社（Press），一定要保留 Pr，因为大学本身也可以独立从事出版活动，而不必通过其附属的出版社。再如，Les Editions INSERM 中的 Editions 应保留，因为 INSERM 也有可能表示另外一个名称。

（3）出版社名称中专业性学术协会或机构的名称应保留，但可缩写，如 Assoc（Association），Coll（College），Inst（Institute），Soc（Society）；如果出版社的名称包含有人名（如 Harry NA，Norton WW，Wiley J），保留姓即可（如 Abrams，Norton，Wiley）。

（4）如果删除某些词汇后只留下形容词，则不可删除。如 Academic Press 不可删节为 Academic。

（5）以知名机构或学会名称表示的出版社通常可缩写成大写的首字母。如 GPO（Government Printing Office），IOS（International Organization for Standardization）。

第九章　量和单位规范

量和单位是科技书刊中使用较多的专有名称和符号之一。根据国家技术监督局的规定，除古籍和文学艺术类书籍外，自"1995 年 7 月 1 日以后出版的科技书在使用量和单位名称、符号、书写规则时符合新标准的规定；所有出版物再版时，都要按新标准进行修改"。因此，作者撰稿和编辑加工中，均应遵照国务院 1984 年 2 月颁布的《中华人民共和国法定计量单位》和国家技术监督局 1993 年 12 月 27 日发布的中华人民共和国国家标准 GB 3100 —1993、GB 3101—1993、GB 3102.1 ～ 3102.13—1993（共 15 个文件）的规定，处理好稿件中所涉及的量和单位。

目前，在执行有关量和单位国务院规定和国家标准方面仍存在以下问题。

1. 使用已废弃的非法定单位和单位符号，非法定单位如斤、达因（dyn）、卡（cal）、当量浓度（N）等；单位符号如 ok（开尔文）、rmp（转每分）、hr（小时）、y 或 yr（年）等。

2. 使用已废弃的量名称，如比重（相对密度）、比热（比热容量）、电流强度、绝对温度、克分子浓度等。

3. 未使用国家规定的量符号。例如：质量符号不用 m，而用 w、P 或 Q 等。

4. 同一部著作或同一篇论文中的单位，时而用中文符号，时而用国际符号；在组合单位中 2 种符号并用，如"m ／秒"。

5. 把一些不是单位符号的符号，如英文缩写字、全称等，作为标准化符号使用。如 ppm（10^{-6}）、sec（秒）、Joule（焦）等。

6. 量符号及其下角标符号、单位及词头符号的正斜体、大小写比较混乱。

7. 不善于使用词头构成十进倍数单位。

8. 词头使用错误，如重叠使用、独立使用、对乘方形式的单位加错了词头等。

9. 在图、表等中用符号表示数值的量和单位时，未采用标准化表示法。如"m·kg""m（kg）"等未表示成"m/kg"。

第一节　量名称及符号

量分为物理量和非物理量，物理量定义是"现象、物体或物质的可以定性区别和定量确定的一种属性"。

一、量的名称

量的名称因历史的原因或来源不一，有些量（如物理量"力""质量""长度""电流"等）具有专门名称，而有些量（如某些导出量）则没有专门名称。医学书刊中涉及量名称时，有专门名称者，应使用国标最新版中推荐使用的名称；没有专门名称者，本着命名科学、简明、通俗的原则，推荐参照 GB 3101—1993《有关量、单位和符号的一般原则。附录 A 物理量名称中所用术语的规则》命名。而且，在同一部著作或同一种期刊中，同一个物理量的名称应保持一致；如果同一部著作或同一种期刊中，同一个物理量的名称因引用的文献不同而不同时，应修改为同一个名称，或做必要的说明或注释。

物理量都有其各自的名称。GB 3102.1 ～ 13 中，共列出常见的 614 个量，按照科学的命名规则（见 GB 3101—1993 的附录 A）并遵循我国的习惯，为它们规定了名称，这些名称我们简称它为"标准量名称"。关于量的名称，在使用中一般应该使用标准量名称，不要使用自造的或已经废弃的旧名称。常见标准量名称与非标准的对照见表 9-1。

表9-1　常见非标准的量名称与标准量名称对照

标准量名称、符号	非标准量名称	标准量名称、符号	非标准量名称
面积 A，（S）	亩数	相对分子质量 M_r，	分子量
质量 m	重量	分子质量 m	
密度 ρ 相对密度 d	比重	物质的量 n，（v）	摩尔数，克原子数，克分子数，克离子数，克当量

续表

标准量名称、符号	非标准量名称	标准量名称、符号	非标准量名称
摩擦因数 μ，（f）	摩擦系数 *	B 的质量分数 ωB	重量百分数重量的百分浓度
质量热容，比热容 c	比热	B 的体积分数 φB	体积百分浓度
质量定压热容，比定压热容 $C\rho$	定压比热容，恒压比热	B 的浓度，B 的物质的量浓度 cB	体积克分子浓度，摩尔浓度，当量浓度
热力学能 U	内能 *	粒子注量 Φ	剂量
电流 I	电流强度	[放射性] 活度 A	放射性强度，放射性
相对原子质量 A_r	原子量		

注：* 表示暂时仍可与标准量并用，但在实践中不使用

二、量的符号

量符号应采用国家标准中规定的量符号。有关量符号的一般规则：

1．量符号一般为单个拉丁字母或希腊字母，只有 25 个用来描述传递现象的特征数是例外，它们均由 2 个字母构成，如欧拉数 Eu、磁雷诺数 Rm 等。

2．量符号必须采用斜体字母，pH 除外。

3．矢量、张量符号一律用黑斜体。

4．不能把量符号当作纯数来使用。例如，长度厘米为 "Lcm"，时间秒为 "ts" 一类说法是不对的（这里的 L 和 t 分别是长度和时间的量符号）。

5．量符号上可以根据需要附加其他符号，以下标、上标、顶标、底标、侧标符号或（和）其他说明性标记来表示不同的量或同一个量的不同状态。所加的附加符号有上角标字母、（Θ）、（^{0}）、（' ）等，用以表示某些特定的状态、位置、条件或测量方法等，如 "*" 用于表示 "纯的"、"理想的"，"Θ" 表示 "标准的" 等。但是，表示变量的符号或数字一般不标右上标，以免与幂次混淆。

6．量符号的组合规则：

相乘：zy，z·y。

对于 2 个字母构成的量符号，为避免误解为 2 个量的相乘，当它们出现在公式中时，相乘的量之间一定要加中圆点 "·" 或空出 1/4 个字的位置。例如：$Ma·b$，$Ma\,b$，不要排成 Mab。

对于矢量相乘，不加乘号，加"·"和"×"的意义是各不相同的，不能互相变换。

相除：x / y，$x \cdot y^{-1}$，xy^{-1}。

采用"/"作相除号时，同一行中的"/"不能多于 1 条（加括号时例外）。当分子分母为多项式时，如采用"/"，必须使用括号。

三、量符号的使用和注意事项

1. 不可以将元素符号、化学式作为量符号使用。例如：盐酸的质量不可以写成 HCl = 5kg，而应写成 m（HCl）= 5kg 或 mHCl = 5kg；铁的质量分数不可以写成 Fe% = 67.89%，而应写成 w（Fe）= 67.89% 或 wFe = 67.89%。

2. 不可以用量的英文名称的缩写字母组合作为量的符号。因为这种缩写是量的英文名称的简称。虽然国标给出的某些量的符号是由英文名称中的某个或某两个单词的第一个字母构成，但它已不是简单意义的英文名称的简称。书刊中遇到用缩写字母组合作为"量符号"而又无合适的符号可供选择替代时，如 LC、CD、COD 等，可以继续使用，但必须用正体印刷，以表明它们是英文名称的缩写，不是量符号。

3. 基于国标 GB 3102.11—1993《物理科学和技术中使用的数学符号》引言中"本标准适用于所有科学技术领域"已更改为"本标准规定物理科学、工程技术和有关的教学中一般常用的数学符号，过于专门的数学符号未列入"，因此标准中列出的常数"π"、"e"、"i（j）"以及微分符号"d"、偏微分符号"δ"在非纯数学学科中排正体，在纯数学学科中仍可排斜体。

第二节 单位名称及符号

一、单位名称

单位名称有全称和简称两种。单位名称用于不带数值的叙述性文字中，还用于口语中，在不致混淆的场合可以使用简称。

书写名称时不加任何符号。

示例：密度单位的名称为千克每立方米，而不是千克 / 立方米、千克 /

每立方米。

名称和符号表示的顺序一致。

示例：速度单位符号 m/s（米 / 秒），其名称应为米每秒，而不是常见到有人说的"秒米""秒分之米""每秒米"。

除号对应的名称为"每"，且"每"只能出现 1 次。

示例：摩尔气体常数的单位符号为 J/（mol·K），其名称为"焦耳每摩尔开尔文"或"焦每摩开"，而不是"焦耳每摩尔每开尔文"。

乘方形式的单位名称，其顺序是指数名称在前，单位名称在后，指数由数字加次方组成；当长度的 2 次和 3 次幂是面积和体积时，其相应的指数名称为"平方"和"立方"。

示例：截面系数单位 m^3 的名称为三次方米，体积单位 m^3 的名称为立方米。

1. 法定单位的组成

我国现行的法定计量单位由三部分组成：① SI 基本单位：即国际单位制（SI）的基本单位 7 个（表9-2）和辅助单位 2 个（表9-3）。② SI 导出单位：包括 SI 辅助单位在内的具有专门名称的 SI 导出单位和由于人类健康安全防护上的需要而确定的具有专门名称的 SI 导出单位（表9-4）。③非 SI 法定单位：我国选定的暂时许可与 SI 单位并用的法定计量单位（表9-5）。

SI 基本单位、SI 导出单位、非 SI 法定单位可以自己组合（自组）和相互组合（合组）构成组合单位，也可以和 SI 词头构成倍数单位（个别例外）。

表9-2　国际单位制（SI）的基本单位

量的名称	单位名称	单位符号
长度	米	m
质量	千克（公斤）	kg
时间	秒	s
电流	安 [培]	A
热力学温度	开 [尔文]	K
物质的量	摩 [尔]	mol
发光强度	坎 [德拉]	cd

表9-3　国际单位制（SI）的辅助单位

量的名称	单位名称	单位符号
平面角	弧度	rad
立体角	球面度	sr

表9-4　国际单位制中赋予专门名称的导出单位

量的名称	单位名称	单位符号	换算关系和说明
[平面]角	弧度	rad	$1rad = 1m/m = 1$
立体角	球面度	sr	$1sr = 1m^2/m^2 = 1$
频率	赫[兹]	Hz	$1Hz = s^{-1}$
力、重力	牛[顿]	N	$1N = 1kg \cdot m/s^2$
压力、压强、应力	帕[斯卡]	Pa	$1pa = 1 N/m^2$
能[量]、功、热	焦[耳]	J	$1J = 1 N \cdot m$
功率、[辐射]通量	瓦[特]	W	$1W = 1 J/s$
电荷[量]	库[仑]	C	$1C + A \cdot s$
电位、电压、电动势	伏[特]	V	$1V = W/A$
电容	法[拉]	F	$1F = 1 C/V$
电阻	欧[姆]	Ω	$1\Omega = 1V/A$
电导	西[门子]	S	$1S = 1 \Omega^{-1}$
磁通[量]	韦[伯]	Wb	$1Wb = 1W \cdot S$
磁通[量]密度、磁感应强度	特[斯拉]	T	$1T = 1Wb/m^2$
电感	亨[利]	H	$1H = 1Wb/A$
摄氏温度	摄氏度	℃	$1℃ = 1K$
光通量	流[明]	lm	$1lm = 1cd \cdot sr$
[光]照度	勒[克斯]	lx	$1lx = 1lm/m^2$
[放射性]活度	贝可[勒尔]	Bq	$1Bq = 1s^{-1}$
吸收剂量	戈[瑞]	Gy	$1Gy = 1J/kg$
剂量当量	希[沃特]	Sv	$1Sv = 1J/kg$

表9-5 我国选定的暂时许用非国际单位制单位

量的名称	单位名称	单位符号	换算关系和说明
	分	min	1min = 60s
时间	[小]时	h	1h = 60min = 3600s
	天[日]	d	1d = 24h = 86400s
	[角]秒	″	1″ =（π/648 000）rad（π 圆周率）
平面角	[角]分	′	1′ = 60″ =（π/10 800）rad
	度	°	1° = 60′ =（π/180）rad
旋转速度	转每分	r/min	1r/min =（1/60）s^{-1}
长度	海里	n mile	1n mile = 1 852 m （只用于航程）
速度	节	kn	1kn = 1n mile/h = 1852/3600）m/s（只用于航行）
质量	吨	t	1t = 10^3kg
	原子质量单位	u	1u ≈ 1.660 565×10^{-27}kg
体积	升	L，（l）	1L = 1dm^3 = 10^{-3}m^3
能	电子伏	eV	1eV ≈ 1.602 177×10^{-19}J
级差	分贝	dB	
线密度	特[克斯]	tex	1tex = 10^{-6}kg/m
面积	公顷	hm^2	1hm^2 = 10^4m^2

2. 法定单位名称

不同文种有各自文种的单位名称。本书所说的单位名称专指 SI 单位的中文名称。法定单位名称的构成和命名规则如下：

（1）SI 单位名称由规定的 7 个 SI 基本单位名称、21 个 SI 导出单位的专门名称，以及由这 28 个规定名称组合而成的组合单位名称构成。

（2）组合单位名称按其单位符号的乘除、乘方等组合形式命名。乘除形式的单位名称按其单位符号表示的顺序命名，其中的乘号没有对应的名称；除号的对应名称为"每"字，无论分母中有几个单位，"每"字只出现一次。乘方形式的组合单位名称，除长度表示面积和体积外，按指数名称"n 次方"在前，单位名称在后顺序命名。见表 9-6。

（3）单位分子为 1，分母有单位时，按"每单位名称"或"负几次方单位名称"命名。

（4）当长度的二次和三次幂分别用于表示面积和体积时，"二次方"改为"平方"，"三次方"改为"立方"，其他量仍用"二次方"和"三次方"。

表9-6 组合单位名称命名示例

量名称	单位符号	单位名称	错误名称
电偶极矩	C·m	库仑米	
电偶极矩	A/m	安培每米	每米安培
线电流	Pa·s/m	帕斯卡秒每米	每米帕斯卡秒
质量热容	J/（kg·K）	焦尔每千克开尔文	每千克开尔文焦尔、焦尔每千克每开尔文
截住面二次矩	m⁴	四次方米	米四次方
曲率	m⁻¹	每米，负一次方米	米负一米方
面积	m²	平方米	二次方米、平方、平米
体积	m³	立方米	三次方米、立方、方

3. 法定单位名称的使用和注意事项

（1）在书刊中单位名称只用于叙述性文字中。例如：土地面积用"平方千米"或"平方公里"，导线截面用"平方毫米"，这是行业惯例。

（2）组合单位的名称中不得附加乘号、除号和其他符号。例如："欧姆米"不得写成"欧姆·米"、"欧姆 - 米"、[欧姆][米]。"米每秒"不得写成"米 / 秒"、[米]/[秒]、"米 / 每秒"。

（3）不应该使用不规范的或淘汰的单位名称，见表 9-7 列出的示例。

表9-7 常见不规范或淘汰单位名称示例

不规范或淘汰的	规范的或暂用的	不规范或淘汰的	规范的或暂用的
呎	英尺	忽米	10 微米
吋	英寸	丝米	0.1 毫米
啢	英担（1 英担＝112 磅）		
哢	英石（1 英石＝14 磅）	公分（质量）	克
喵	盎司	公丝（一般不用）	毫克
唡	英亩	公毫（一般不用）	厘克
哶；浔	英寻	公厘（质量）	分克

不规范或淘汰的	规范的或暂用的	不规范或淘汰的	规范的或暂用的
哩	英里	公钱	十克
浬，海浬	海里	公两	百克
公尺	米	公吨	吨
公分（长度）	厘米	公担	分吨（＝100公斤）
公厘（长度）	毫米		
		吩	方（响度级单位）
[市]石	100升	味	宋（响度单位）
[市]斗	10升	嘆	美（音调单位）
[市]升	1升		旦（纤度单位）
[市]合	0.1升	纮	特（纤度单位）
[市]担	50公斤		
[市]斤	0.5公斤	乇	托
[市]两	50克	瓩	千瓦
[市]钱	5克	新烛光、烛光、支	坎[德拉]
[市]分（质量）	0.5克	马力	千瓦
[市]厘（质量）	50毫克	周；周/秒	赫[兹]
[市]里	0.5公里	克分子；克原子	摩[尔]
[市]丈	（10/3）米	立米、立方、方	立方米
[市]尺	（1/3）米	平米，平方	平方米
[市]寸	（1/30）米，（1/3）分米	秒米，米秒	米每秒
[市]分（长度）	（1/3）厘米		
[市]厘（长度）	（1/3）毫米	达因	牛[顿]

二、单位符号

1. 单位符号和单位的中文符号

单位符号有中文符号和国际符号 2 种。在国家标准中，只推荐国际符号，未列出中文符号。鉴于目前还经常碰到中文符号，并且尚存在不少问题。

（1）单位的国际通用符号简称符号，由国际计量局选定的有 28 个符号，其他的单位许多都可以由 28 个符号通过乘除或乘方形式组合而成。此外还有许多非 SI 单位符号，如 min（分钟）、h（小时）、d（日，天）、a（年）、t（吨）等。

单位符号没有复数形式，符号上不得附加任何其他标记或 / 和符号。例如土壤中氮的质量分数单位 "g/kg" 不得写为 "gN/kg 土"。单位符号一律正体印刷，符号中的字母除源于人名单位的首字母要大写，以及升的符号 "L" 可以大写以外，其余均小写。

（2）单位的中文符号，单位名称的简称作为该单位的中文符号使用。例如名称 "焦耳" 省略 "耳" 字后，"焦" 即作为中文符号作用。中文符号使用时不应混淆单位名称及其中文符号，例如体积单位符号 "m^3"，其名称是 "立方米"，其中文符号是 "米 ^{3}"。摄氏度的符号 "℃" 可以作为中文符号使用。

2. 符号、中文符号的使用和注意事项

书刊中涉及的单位符号和单位的中文符号必须符合其使用规则。

（1）单位和词头的符号用于公式、数据表、曲线图、刻度盘等需要明了的地方，也用于叙述性文字中。

（2）组合单位中一般不得同时使用单位符号和单位的中文符号。例如密度单位 "kg/m^3" 不得写作 "千克 /m^3" 或 "kg/ 米 ^{3}"。但是，当组合单位中出现的单位是诸如 "件""种""元""次" 等非物理量单位时，可以混合使用，例如服药次数可以写作 "次 /d"。

组合单位中的中文符号不得写作单位名称，例如 "千克每平方千米" 的中文符号是 "千克 / 千米 ^{2}" 或 "千克·千米 $^{-2}$"，不得写作 "千克，平方千米" 或 "千克·平方千米 $^{-1}$"。

相乘的组合单位符号之间，建议采用加间隔号的表示形式，例如 "N·m" 和 "牛·米"（虽然国标规定还有其他形式）。

相除的组合单位，一般采用如 "mL/min（毫升 / 分）" 或 "mL·min^{-1}（毫升·分 $^{-1}$）" 两种形式之一。

相除的组合单位分母由两个以上单位组合构成时，分母中的单位间要加分隔号，所有单位用括号括起，单位符号间的左斜线 "/" 不能多于一条。分母中的单位采用负指数形式表示时，每个单位之间也应加间隔号 "·"。例如 "mg /（kg·d）和 "kg·kg^{-1}·d^{-1}"。

（3）单位符号应写在全部数值之后，数值与符号之间应空一定空隙（通常是为四分之一字长）；数值与中文符号之间可以不留空隙。

（4）单位符号都必须作为一个整体使用，不得拆开。例如，摄氏度的单位符号为"℃"，"20摄氏度（20℃）"不得写作或读作"摄氏20度"或"20度"。

（5）角度、分、秒的符号单独使用时，要用圆括号括起。如（°）、（′）、（"）；与数值合用时，排在数字的右上角，如"48°37′50""。

（6）过去习称的"无量纲"已更名为"量纲一"。任何量纲一的量的I一贯单位都是"一"，符号是"1"；在表示量值时，"1"一般不明确写出，而且不能与词头结合以构成其十进倍数或分数单位，其十进倍数或分数以10的幂表示。

1）单位"1"有时具有专门名称及其符号。例如：[平面]角的单位名称是"弧度"，符号是"rad"（1rad = 1m/m = 1）；立体角的单位名称是"球面度"，符号是"sr"（1sr = 1m^2/m^2 = 1）；场量级的单位名称是"奈培"，符号是"Np"（1Np = 1）；声压级、声强级、声功率级的单位名称是"贝[尔]"，符号是"B"。

2）数字"0.01"可以百分符号"%"代替；数字"0.001"一般应避免使用千分符号"‰"，但在如医学界统计"出生率""死亡率""病死率"等特殊情况下，原统计数字中出现的"‰"可以保留，不宜简单地把数值中的小数点移前一位改为"%"。

3）由于百分是纯数字，因此书稿中常见的把"质量分数"或"体积分数"说成"质量百分（数）"或"体积百分（数）"在原则上是无意义的。写成"%（m／m）"或"%（V/V）"是错误的。

（7）根据国家质量技术监督局和卫生部联合发布的质量监督量函[1998]126号文件精神，血压计量单位恢复使用毫米汞柱（mmHg），但在书中首次出现时，应注明mmHg与千帕[斯卡]（kPa）的换算系数（即1mmHg = 0.133kPa）。厘米水柱（cmH$_2$O）参照执行。

（8）我国规定的土地面积法定计量单位名称（符号）是平方公里（km^2）、公顷（hm^2）、平方米（m^2）。[市]亩为非法定计量单位，然而在目前情况下，必要时仍允许继续使用，但在首次出现时，应注明其与法定计量单位的换算关系，即1亩 = 1/15公顷 = 10 000/15平方米 = 666.7平方米。使用时应按照准确度的要求选用不同的换算系数。如1亩可为666.7m^{2}或666m^{2}或667m^2。"平方公里"也称"平方千米""百万平方米"，其国际符号为"km^2"，读作"平方千米"。

（9）非法定计量单位一般应换算为法定计量单位。但根据"个别科学技术领域中，如有特殊需要，可使用某非法定计量单位，但必须与有关国际组织规定的名称、符号相一致"的规定，其中一些非法定计量单位，若换算为法定计量单位困难很大，且换算后会给读者带来不便时，可根据学术界惯例而保留使用，但应：①或在其后括注法定计量单位；②或在其第一次出现时加脚注注明其与法定计量单位的换算关系；③或在书刊前（或书刊末）列出书中各种非法定计量单位与法定计量单位的换算表。

（10）翻译书中的英制单位（不是单位的英文名称）一般不宜直接改为我国法定计量单位，但应在其后括注法定计量单位。

（11）在非图表的叙述文字中，某些单位是使用单位名称还是单位符号，应根据这个单位的具体情况而定。例如"年"，符号"a"，行文中写"3a 6个月"不得体，应写"3 年 6 个月"。符号"a"一般用于图表、公式、组合单位以及和词头组合成的单位中。例如：图坐标"t/a"；单位面积年产量的单位"t/（$hm^2 \cdot a$）"和与词头组合如"500Ma"（500 兆年）等。

（12）高分子化合物的当量浓度 N 换算为法定计量单位困难时，可以保留使用。但是，撰稿时应避免使用当量浓度的称谓。

（13）图的坐标标注和数据表的栏目栏头用量与特定单位的比表示量的数值。例如：用"V/m^3"形式，而不用"V（m^3）"或"V m^{-1}"形式。

（14）包括翻译书在内的所有中文版图书，不得用英文单位名称或缩写作为单位符号，例如"sec""day""yr"等。

（15）容积"升"的符号"l"与阿拉伯数字"1"可能混淆，当其在没有词头而单独使用时，宜采用大写字母"L"；在有词头时，既可以采用小写，也可以采用大写，但全书全刊应统一。

（16）单位符号有严格的界定，书刊稿中常见的单位"a 每 b"，即"apb"形式，应仿照"rpm"定为"r/min"形式修改。同样，应避免使用"ppm""ppb"等一类单位符号。不得已使用这些单位时，应指明其与法定单位或与 10 的幂的关系。并且要注意，西方国家对 ppb、ppt 所代表的数值是不十分一致的：ppb（N parts per billion 的缩写，在美国、法国表示 10^{-9}，在英国、德国表示 10^{-12}），ppt（为 parts per trillion 的缩写，在美国、法国表示 10^{-12}，在英国、德国表示 10^{-18}）。

（17）日常生活和贸易中，"重量"一词可使用。

（18）虽然我国旧制度量衡单位（例如［市］寸、［市］尺、［市］丈、［市］里、［市］斤、［市］升等）已废用，但在科技书刊稿中出现这些单位时，不能随便地换算成现行的法定单位，特别是涉及古籍史料时更要谨慎。这是因为在我国各个历史时期，长度、容量、重量的单位与现行的法定单位比较，有较大的差别。如果要标注或换算成法定单位，务必要搞清楚是哪个时代的单位。

（19）在涉及医学内容时，要特别注意用来描述穴位位置的"寸"。这个"寸"不是一般意义的长度单位，而是指"同身寸"，它依患者的身高、胖瘦不同而不同，绝不能换算成法定单位。

（20）不应使用须废除的单位符号，见表9-8。书刊中常见错用单位符号，见表9-9。

表9-8　常见废弃单位及换算系数

单位名称	符号	换算系数
微（米）	μ	$1\,\mu = 1\,\mu m$
费密	Fermi	$1\,Fermi = 10^{-15}\,m = 1\,fm$
达因	dyn	$1\,dyn = 10^{-5}\,N$
千克力	kgf	$1\,kgf = 9.806\,65\,kN$
吨力	tf	$1\,tf = 9.806\,65\,MN$
标准大气压	atm	$1\,atm = 101.325\,kPa$
工程大气压	at	$1\,at = 9.806\,65 \times 10^{4}\,Pa$
托	Torr	$1\,Torr = 133.322\,Pa$
毫米汞柱	mmHg	$1\,mmHg = 133.322\,Pa$
毫米水柱	mmH_2O	$1\,mmH_2O = 9.806\,65\,Pa$
西西	cc	$1\,cc = 1\,ml$
道尔顿	D	$1\,D = 0.992\,1u$
开氏度	k	$1\,^{\cdot}k = 1\,K$
转每分	rpm	$1\,rpm = 1\,r/min$
尔格	erg	$1\,erg = 10^{-7}\,J$
卡	cal	$1\,cal = 4.186\,8\,J$

续表

单位名称	符号	换算系数
大卡	kcal	1 kcal = 4.186 8 kJ
度（电能）		1 度 = 1kW·h
[米制]马力		1 马力 = 735.499 W
英马力	hp	1 hp = 745.7 W
奥斯特	Oe	1 Oe ≈ 79.578 A/m
高斯	Gs	1 Gs ≈ 10^{-4} T
麦克斯韦	Mx	1 Mx ≈ 10^{-8} Wb
体积克分子浓度	M	1 M = 1 mol/L = 1 kmol/m³
当量浓度	N	1 N =（1mol/L）/Z（离子电荷数）

注：1. mmHg 可用于表示血压，但必须给出其与 kPa 的换算关系；2. "转每分"仍为法定单位"r/min"的名称

表9-9　常见错用单位符号

量的名称	错用单位符号（方括号中的为正确符号）
长度	M[m]；Cm[cm]；um[μm]；mμm[nm]
质量	KG，Kg[kg]；T[t]
压力	pa，P_a，P[Pa]
力	nt[N]
时间	sec，（″），S[s]；m，（′）[min]；hr，hs（复数）[h]；day[d]；wk[星期，周，无国际符号]；mo[月，无国际符号]；y，yr[a]
电容	f[F]
电阻率	Ω-m[Ω m]
频率	HZ，H_z[Hz]
功，能量	ev[eV]；Kev[keV]；Joule[J]
功率	w[W]；KW[kW]

三、SI词头及使用

1. 词头的构成　SI 词头已由 16 个增至 20 个，如表 9-10 所示。

表9-10　SI词头构成表

所代表的因数	词头名称		词头符号
	中文名称	外文名称	
10^{24}	尧 [它]	Yotta	Y
10^{21}	泽 [它]	Zetta	Z
10^{18}	艾 [可萨]	Exa	E
10^{15}	拍 [它]	Peta	P
10^{12}	太 [拉]	Tera	T
10^{9}	吉 [咖]	Giga	G
10^{6}	兆	Mega	M
10^{3}	千	Kilo	k
10^{2}	百	Hector	h
10^{1}	十	Deca	da
10^{-1}	分	Deci	d
10^{-2}	百	Centi	c
10^{-3}	毫	Milli	m
10^{-6}	微	Micro	μ
10^{-9}	纳 [诺]	Nano	n
10^{-12}	皮 [可]	Pico	p
10^{-15}	飞 [母托]	Femto	f
10^{-18}	阿 [托]	Atto	a
10^{-21}	仄 [普托]	Zepto	z
10^{-24}	幺 [科托]	Yocto	y

2. SI 词头的使用和注意事项

（1）现行 20 个 SI 词头（代表因数 10^{24} ～ 10^{-24}）用于构成倍数单位（十进倍数单位和分数单位）。词头符号与所紧接的单位符号共同组成一个新单位，其间不留空隙，如 kPa（千帕）、mg（毫克）、cm（厘米）、ml（毫升）等。表示的因数等于、大于 10^{6} 的 7 个词头为大写体，其余 13 个均为小写体。特别要注意区分 Y（10^{24}）和 y（10^{-24}）、Z（10^{21}）和 z（10^{-21}）、P（10^{15}）和 p（10^{-12}）、M（10^{6}）和 m（10^{-3}）。

（2）用 SI 词头构成倍数单位时，应通过适当的选择，使量的数值处于实用的范围，一般是处于 0.1 ～ 1000。但是，在某些领域（情况）习惯使用的单位和在同一量的数值表中或叙述同一量的文字中为对比方便使用相同单位时，则不受这个限制。

（3）SI 词头不得单独使用和重叠使用。例如："纳米"能写成"nm"，不能写成"n"和"纳"或"mμm"和"毫微米"；质量的 SI 单位是"kg（千克）"，但组合倍数单位时应以"g（克）"为构建单位，因此，"毫克"应写成"mg"而不应写成"μkg"和"微千克"。

（4）SI 词头 h（百）、da（十）、d（分）、c（厘）一般只用于长度、面积、体积单位，但根据习惯和方便，必要时也可以用于其他场合。

（5）以乘方、相乘、相除和相乘除形式构成组合单位时，除分母中可以保留质量单位（kg）以及长度、面积、体积单位选用的词头以外，一般一个组合单位只用一个词头，也不在组合单位的分子 / 分母中同时采用词头，应将词头置于组合单位的第一个单位前。例如：摩尔热力学能单位"kJ/mol"不宜写成"J/retool"。但此规定并不是硬性的，如"kJ/kg""mg/cm^3""μg/ml"等却是允许使用的。因此，具体使用时，根据方便原则，特别是当专业标准有规定时，可以在分子和分母中都使用词头。

（6）SI 以外的某些单位亦可以用 SI 词头构成倍数单位。例如：m 和 Ci（居里）可以组合成 mci（毫居里）等。

（7）摄氏温度单位摄氏度（℃），角度单位度（°）、分（′）、秒（"），时间单位日（d）、时（h）、分（min），以及转每分（r/min）不得用 SI 词头构成组合单位。但是，热力学单位开 [尔文]（K）和时间单位年（a）、秒（s）可以用 SI 词头构成倍数单位。例如：Ma（兆年）、ms（毫秒）等。SI 单位 kg 和 dB 不得直接用 SI 词头构成倍数单位，但去掉词头 k 和 d，g 和 B 可以用 SI 词头构成其他的倍数单位。例如：Mg 和 kB。

第十章　书刊插图规范

　　插图在出版界被誉为"形象语言""视觉文字"，与文字一样，是用来作为表达作者意图的有效工具。所谓图文并茂，不仅要求写出高水平的文字内容，同时也要求插入高水平的插图，两者并重，不可偏废。明代李时珍巨著《本草纲目》中有许多插图，图像逼真，是图文并茂的典范。在医学书刊稿件中，特别是基础医学、影像学文稿，几乎都有插图。对于某些内容，如生物外观、人体形态结构等病理学、影像学照片类插图，是难于用文字定量描述的，还有一些研究结果必须借助插图才能帮助读者直观的理解。插图不仅可以使某些内容的描述简洁、清晰、准确，有利于紧缩篇幅、节约版面，而且具有活跃和美化版面的功能，使读者赏心悦目，提高阅读的兴趣和效率。计算机制图技术的发展，给作图提供了先进的手段。在促进传统媒体与新兴媒体融合发展的今天，插图对提高书刊质量具有重要的意义。

第一节　书刊插图的意义及特点

　　与文艺类插图不同，医学书刊插图的特点之一是它的原始设计，一般只能由文章作者来完成，因此，也可以认为科技插图的原始设计是文章作者的"天职"；但是，由于多种原因，作者送交的图稿又常常不够准确，不够规范，有待改进和完善。因此，在医学文稿的加工中，编辑要像对待文字一样，对图面进行审理和修改，甚至重新设计，否则，书刊的出版质量就难以保证。

一、插图的意义

　　1. 形象直观　插图以直观的方法，简洁地表述量与量之间的关系，明确地显示了事物形态、结构、特性及其变化趋势。它可以节约文字，使读者迅速理解，一目了然，形象直观的表述科研构思和技术知识。

2．紧缩篇幅　用简单的图形取代用大量文字、表格也难以表达清楚的复杂问题，使文章更清晰并可紧缩篇幅，节约版面。

3．美化版面　在平淡的文字叙述中运用一些精美的插图，可以使版面美观，图文并茂，互相配合。文字可以说明图，但更主要的是以图辅助文字表达的内容，不仅可以提高读者的信任度，而且还可以增加读者的兴趣。

4．超越语言障碍　具有自明性的插图，可使不同语言的读者，通过插图加快对文章内容的理解。

二、书刊插图的特点

医学书刊的插图与其他一切图画或照片一样，都追求美的完善，这是图片的共性；但是，插图作为医学文稿的辅助表述手段，它又不同于一般的美术绘画。相对于文章的信息功能来说，它对艺术性的要求毕竟是第二位的，而着重要求插图能完整且清晰地表述人体有关组成部位的形态及其相对位置或相互关系，或数据间的关联，或事件的发生顺序等，为此提供科学、准确的相关信息。

1．图形的示意性　医学书刊一般总是图文并茂、互相配合的，以文说明图，但更为主要的是以图辅助文字描绘难于用文字表述的内容。为了简化图面，突出主题，这种描绘通常多是示意性的。因此，这种示意性的表述方式也反映在插图比例缩放上，一般不必详细标注尺寸比例（某些有尺寸效应的图例外）。函数曲线图也不像供设计或计算用的手册那样精确，可省略或简化细密的横竖坐标分隔线，采用简化坐标图的形式。

2．内容的写实性　美术作品为追求艺术效果，可以运用虚实结合处理的夸张手法，重点刻画版面的主要物像或物像的主要部分。医学书刊的插图一般不能这样。只要是对读者有意义的信息，都要求严格地忠实于描述对象，详尽地把整个对象都用墨线勾画出来，不可臆造或添枝加叶。

3．取舍的灵活性　美术作品要求反映某一主题思想的画面完整，医学书刊的插图则要求反映文字难于表达而又想告诉读者的某些信息内容；因此，它不要求画面的完整性，尽量省略次要部分，而且为了突出主题，节约版面和绘图时间，也为了读者更容易理解，凡是能用局部或轮廓、符号表达的，就不该用整图、剖面图或照片类的写实图。

4．绘制的规范性 这可能是医学书刊插图不同于工艺画面的一项主要特征。通常的工艺作品都无例外地要求出奇而制胜，要求能引发读者无穷的遐想，而医学书刊插图却正好相反，它强调表述的规范化；因为正是这样大量重复的规范化的表述方式才能保证作者报道出来的信息能够快速、方便、准确且唯一地被读者所吸取。

第二节 插图的类型与结构

一、插图的类型

现代科学门类越来越多，科技插图的种类日益增加。面对门类繁多的插图，医学插图可以分成两大类——线条图（也称墨线图）和照片图（也称网目图）。

1．照片图 又分单色（黑白）与彩色之分。

（1）黑白图：主要见于 X 线片、CT 片、MR 片、黑白超声图、电子显微镜照片、心电图、脑电图、脑磁图、电泳图等

（2）彩色图：主要见于人体照片、内镜、光学显微镜照片、彩色超声图片等。文稿作者提供的照片往往是原始照片，未经加工处理，投稿时作者要选择部位明确、图像清晰、层次分明、反差适中的照片。为了突出重点不分散读者注意力，作者要对照片进行剪裁，裁去照片中多余的部分。

2．线条图（统计图） 包括条图、圆图、线图、半对数图（又称算术对数线图）、散点图、直方图、多边图和统计地图等。

不同图形其用途也不同。设计插图时应使图形适合于资料内容的性质，这是设计插图的重要原则，使用量最大的是函数图。比较性质相似的间断性资料应采用条图，不能用线图或直方图；表示连续性资料的频数分布，应采用直方图或多边图；说明某事物随时间的发展变化，或某现象随另一现象变迁的连续性资料，则应采用线图，不能用条图。线图和多边图都适用于连续性资料，但有所区别。多边图是直方图的另一表达形式，曲线以下面积表示频数，其纵轴的数值必须从零开始；线图的纵轴一般表示数量，纵轴的数值可以不从零开始。

二、基本结构

插图包括图序、图题、纵轴线坐标、横轴线坐标、标值、纵标目（计量单位）、横标目（计量单位）、图中曲线、图注等，如图10-1。

1. 线条图

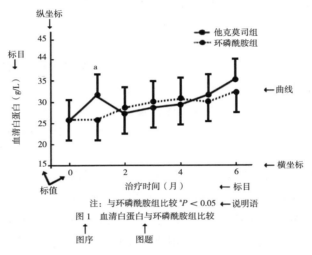

图 1　血清白蛋白与环磷酰胺组比较

图10-1　线条插图基本结构示意图

（1）坐标：①坐标轴线应互相垂直，轴的长短以能包括图中曲线为限。②坐标轴标尺用短而细黑线垂直画在坐标轴内侧。③每个坐标轴都应有标目，同时应注明单位，标目应与被标的坐标轴平行，排在坐标轴的外侧，而不应排在坐标轴终端。④为了有效地利用版面，坐标轴的起点可以是"0"，也可以不是"0"，而是接近曲线起点的数字，可以在坐标轴中间加删节线，以缩短图面的轴线长度，但必须写清断开后的数字。⑤坐标标值应防止标注得过分密集，可以选用 0，0.1，0.2……或 0，2，4，6……或 0，30，60……排在坐标轴外侧紧靠标值的短线的地方。防止选用不规则的标值，如选用标值为 0.395，0.790，1.185……可改成标值为 0.4，0.8，1.2……（同时相应移动标值线。为了阅读方便，标注的标尺数值其范围一般为 0.001 ～ 1000，当数值过大或过小时，可采用乘 10^n（n 为正负整数）的办法来简化。⑥要认真选取标目上的物理量的单位，按照国标计量的规定运用单词头（E，P，T，G，M，k，h，da，c，m，μ，p，f，a），如用 5mg 代替 0.005g 等。

（2）图中线条：①图中线条要求准确无误、美观流畅、主次分明、清晰易懂。②线条描绘要粗细均匀，疏密适当。弧线要光滑，各接点处准确自然，不要有折点、开脱、延伸或粗黑点。③曲线应比坐标轴线稍粗，以 2：1 为宜。横、纵坐标的宽度以 3：2 或 2：3 为宜。④如果坐标轴上标注的数值已表明趋向性，则不必在轴的终端画箭头。⑤引线应细于主线，其长短、方向间隔要适当，排列要整齐，不交叉重叠。

2．示意图

线条图中在书刊运用较多的为示意图，如解剖学、化学结构式、药用植物学等。作者提供电子图稿有的比实际制版图或大或小，使用时应整体缩小或放大。

第三节　插图基本要求和常见错误

一、插图的基本要求

1．插图要为文字内容服务　图所表达的内容应与文章论证的中心问题紧密配合，同文字、表格有机的构成一体。

2．图序、图题与图注齐全　凡插在正文中的照片图和线条图，全文插图应按顺序统一编号。插图必须有图序、图题与图注，居中写在图的下方。图序号一律用阿拉伯数字表示，如图 1，图 2，文只有一图者序号为图 1，图序末不加标点符号，图序与图题之间空一字。图题应该简洁明确，具有自明性，图题最好不超过 15 个字。图注排在插图与图题之间。

3．插图还应有自明性　任何图都应有"自明性"，这是设计插图的另一个重要原则。所谓自明性就是说每幅图除了图本身的文字、符号、数字外，无须其他文字说明，就可以看明白这幅图所表述的内容，因此，每幅图应可以独立存在。

4．插图要精选　能用文字或表格表达清楚的问题尽量不用插图，插图切忌与文字、表格重复。

5．设计要合理精炼　插图应符合统计学与规范化要求。图形要简明，项目要齐全，各种符号、计量单位、名词术语应符合国家标准及有关专业标准。图中文字要精炼，文字应精简到最低限度，示意文字尽可能用字母、符号代替。图中外文字符大、小写，正、斜体要符合规范。

6. 图稿大小要适当　根据图形繁简，线条疏密程度考虑，绘图最好略大于预计的制版尺寸，一般以放大 0.5 ～ 1 倍为宜。16 开本正文中半栏图宽为 6.5cm，通栏图宽为 13cm。高∶宽宜 5∶7。图中文字、符号或数字字体、字号要全书刊一致。

7. 插图的位置　应放在文稿相应文字下方，通栏图应顶天立地。必要时半栏图可跨栏排，但不应超过另栏的 1/3。插图应排在正文中首次提到图的自然段后面，图多时可集中于文末。

8. 图的宽度　双栏排以一个图占一个栏或两个图占一个栏，3 个图或 4 个图占两栏为宜；一栏的宽度不应超过 7cm，两栏（通栏）的宽度不超过 16cm；当插图为一组图时，应按顺序在右下角标明 A、B、C、D 或①、②、③、④等。特指部位或病变部位一定要用箭头标注。

9. 图片格式　图题放在图的下边，图注放在图题和图之间。为了使图更清晰，请转换成 JPG 格式。方法：将图复制到桌面上，点击右键→打开方式→ Acdsee →查看→全屏幕→工具→格式转换→ JPG →确定。Acdsee 是专门处理图形的软件，如没有从网上下载。

10. 线条图　线条要清晰，尽量用计算机制图，标值一般标在纵坐标和横坐标的内侧。

11. 显微镜图　组织切片图、显微结构图应注明染色方法，放大倍数。若为彩色图应注明，图的颜色及对比度应清晰。应注明核准图序和方向。作者对照片图应精心剪裁，突出所要观察的部位。保留其有用的部分，若为 2 张图以上，应剪裁成同样大小。

12. 心电图、脑电图影像图　心电图要截取有意义的心动周期；脑电图、影像图（彩色超声除外）要截取有价值的图像，背景不要用彩色。

二、插图常见错误与纠正

插图常见错误有以下 10 种，如图 10-2。

1. 坐标轴线过粗　横、纵坐标轴线过粗，而坐标图中的曲线过细。

正确的制图方法是，坐标轴线要细（但印刷后不能断线），坐标图中曲线宜粗（一般为坐标轴线的 2 倍）。

2. 坐标图中曲线不清晰　为微机制图，用不同颜色表示不同曲线，由于各种颜色的屈光度不同，各曲线制成黑白线图后则深浅不一，效果不佳。

正确的制图方法是，不同曲线均用墨线制作，只是用不同形式的墨线区分不同的曲线。

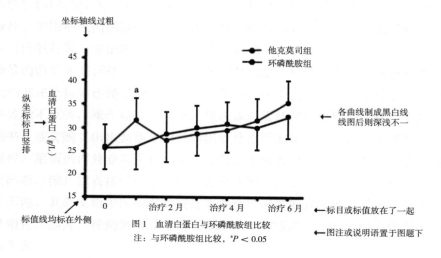

图1 血清白蛋白与环磷酰胺组比较

注：与环磷酰胺组比较，$^{a}P < 0.05$

图10-2 线条图常见错误示意图

3. **纵坐标与横坐标比例失调** 纵坐标与横坐标之比均不协调，或细高或扁长，视觉效果不好。

正确的纵坐标与横坐标之比宜为5：7。

4. **标值线方向标反** 标值线均标在了坐标轴的外侧。

正确的标值线标注方向是，标值线均应标注在坐标轴的内侧，即纵坐标轴的右侧，横坐标轴的上方。

5. **标值线未等距分隔** 横坐标标值线间隔表示的数量不等。

正确的标值线间隔应为等距。

6. **标目错标在标值处** 错误地将标目与标值放在了一起，是因为未将两者的概念理解清楚：标值是坐标轴定量表述的尺度；标目是说明坐标轴物理意义的必要项目，通常由物理量的名称或符号和相应的单位组成。

正确的方法是，标值与标目应分开标注，图中的量和单位宜放在标目处。

7. **纵坐标标目方向标注错误** 作者常将纵坐标的标目竖排。

纵坐标标目正确的标注方向为顶左底右。

8. **图注或说明语位置放错** 作者常将图注或说明语置于图题下。

图注或说明语正确的标注方法是，放在图题上方，即图与图题之间。

9．坐标轴线标注终端画有箭头　坐标轴线标注了数值表示出增值方向，仍在轴的终端画有箭头，或纵坐标出现了随意延伸的标志。

正确的标注纵坐标尺截至 1 即可，纵坐标尺从 0 开始。

10．坐标轴线未标注　纵、横坐标线不是从"0"开始无截值符。

正确的标应用删节线"∥"。

第十一章 书刊表格规范

在医学书刊中，表格是常用的统计描述方法，正确的表格可以对数据进行概括、对比或做直观的表达，可以简洁明了的表达内容，让读者一目了然，因此编辑在对表格进行编辑加工时应注意表格格式是否规范，数据与文字表述是否一致等问题。

第一节 表格的类型与范式

一、表格的类型

1. 挂线表　又称系统表或组织图，通过使用横线、竖线或括号等将相关文字连贯起来，以表达事物的系统关系。挂线表的每一层的内容必须为同类型或同级并列项，如表 11-1。

表11-1　神经系统分类

神经系统	中枢神经系统	脑
		脊髓
	周围神经系统	脑神经（12 对）
		脊神经（31 对）

2. 无线表　省略各行列间线条，可用于表达较少项目内容的事物关联性，如药物配方、食品成分等，常不归入表系列编号，随文出现，如表11-2。

表11-2　氯霉素滴耳液配方

药品	用量
氯霉素	20g
乙醇	160ml
甘油	加到 1000ml

3．卡线表　医学书刊中使用最广的表格，分为完全表（所有表线不省略）、不完全表（省略左右墙线）和三线表（通常包括顶线、栏目线、底线），卡线表主要由表序、表题、横纵栏目、表身和表注（不一定有）构成。

二、表格规范格式

医学书刊一般用三线表，三线表是卡线表的一种，顶线和底线通常用反线画出，而栏目线多以正线画出。三线表并不一定只有 3 条线，必要时可加辅助线，如示例表 11-3。

1．表序和表题　应放在表格的正上方，表序号通常用阿拉伯数字，图书一般采用"章 - 序 - 表"形式，亦可全书从头到尾编序号，但不管用哪种方式，全书应统一。表题放在表序之后，与表序空一个字符或两个字符。必须准确地反映表中内容，并且要简明扼要，高度概括表中内容。

2．栏头　三线表中的栏头由于省略了斜线，所以不能同时对横纵栏目的属性进行指示，而在医学论文中通常用于对同列纵栏目属性的指示。

3．栏目　反映表身中与之相对应信息的特征或属性，包括横栏目和纵栏目。根据国家标准 GB 7713—1987 规定："表格编排一般指内容和测试项目由左至右横读，数据依序竖排。"也就是说，纵栏目一般为测试项目，即被研究事物的各项指标，横栏目一般为内容，即被研究的事物。但也不必拘泥于所谓主、谓语之分，有时为排版美观和方便，横纵栏目可以互换。

4．共用单位　如果整个表格使用同一类物理量和相同的单位（相同的单位是指包括词头在内的整个单位都一样），则在整个表格的栏目上和表身上都可省略单位，而把共用单位集中标注在表题的右端。

5．表注　是对表格中内容的补充或说明，编排在表身下方，一般加"注"字。也可采用备注栏（通常放在表格右侧），如有多条需要注释，可在被注内容右上角标号，并将注解放于表底线下方，需要注意的是注解中的标号要与表中一致。

6. 数字 GB/T 15835-2011《出版物上数字用法》中规定："使用数字计量的场合，为达到醒目、易于辨别的效果，应采用阿拉伯数字"。小数点前面的"0"不能省略，对同一栏目中的小数点对齐，小数点后面的有效位数也要统一。

7. 其他 表的主要组成部分，内容多为数值。对带有范围内容的可采取居中排。对数值后面的计量单位，如无特殊应归并到栏目。栏目中不详的数据可用"…"表示，不存在的数据用"-"表示。栏目中内容如有重复，应重复填写，而不可使用"同上""…"等字样。

表序 表题 数据表示方式

表11-3 不同感染程度ACS患者炎性因子水平比较（$\bar{x}\pm s$）

Hp 感染程度	例数	IL-6（ng/L）	IL-8（mg/L）	TNF-α（mg/L）
阴性感染	58	113.87±11.92	30.72±2.28	109.82±16.53
轻度感染	47	142.86±14.54[a]	41.43±2.64[a]	141.58±21.43[a]
重度感染	21	169.63±19.24[ab]	50.83±3.01[ab]	181.94±23.59[ab]
F 值		27.852	36.719	32.295
P 值		0.000	0.000	0.000

栏头→ 纵栏目←
横栏目→ 辅助线←

注：与阴性感染比较，[a]$P < 0.05$；与轻度感染比较，[b]$P < 0.05$

表注、标注符号需与表身中的一致

第二节 表格编排的技术处理

一、三线表的补充表述手段

对表述内容较多的表格，简单的三线表格有时使其失去了应有的清晰的逻辑对比功能，此时的解决方法就是添加辅助线。如在栏头上添加辅助线，可解决栏目多层次的问题。三线表中的辅助线可根据表格项目进行增加和删减，不仅局限一根辅助线。适当添加或删除辅助线，可以使表格阅读更方便、版面更简洁美观。

　　表格一般排在所对应正文后面，即表随文列，左右居中。使文字与表格尽量在同一页面，如必须要分开也应在同一节或同一章。如页面为多栏，跨栏表格最好放在页面的最上或最下面进行编排。

二、表格的特殊处理

　　1. 竖切横并　对横向数据少，纵向数据多的表格，为了节约版面或美观，可将表格纵向切断，下段表格放在右侧，与左侧表格用双线分隔，形成左右叠合表，右侧表的横栏目要与左侧一致，如示例表11-4、表11-5。

表11-4　"肯尼迪病1234量表"各条目与总分的相关性

条目	相关系数
语言	0.415
吞咽	0.492
书写	0.421
立卧撑	0.748
上肢上举	0.553
行走	0.721
跑步	0.683
上楼梯	0.742
蹲起	0.748
呼吸	0.342

转换为：

表11-5　"肯尼迪病1234量表"各条目与总分的相关性

条目	相关系数	条目	相关系数
语言	0.415	行走	0.721
吞咽	0.492	跑步	0.683
书写	0.421	上楼梯	0.742
立卧撑	0.748	蹲起	0.748
上肢上举	0.553	呼吸	0.342

2. 横切竖并　对横向数据多，纵向数据少的表格，可采用横向切开，将切下的部分放置在下边，用双线与上段分隔，纵栏目与上段一致，如示例 11-6、表 11-7。

表11-6　2组患者治疗前后尿流动力学指标测定结果比较（$\bar{x} \pm s$）

组别	例数	（ml/s）				MUP（cmH$_2$O）				MUCP（cmH$_2$O）				ALPP（cmH$_2$O）			
		治疗前	治疗后	t值	P值	治疗前	治疗后	t值	P值	治疗前	治疗后	t值	P值	治疗前	治疗后	t值	P值
联合组	45	25.83±2.84	36.65±3.51	16.076	0.000	43.78±14.26	79.13±14.29	11.746	0.000	-17.29±4.67	15.64±3.17	39.137	0.000	59.74±13.65	86.82±13.15	9.584	0.000
对照组	45	26.11±2.47	31.72±3.97	8.049	0.000	44.14±14.58	57.88±15.19	4.378	0.000	-16.98±4.52	10.98±4.21	30.365	0.000	59.99±13.51	70.18±14.52	3.447	0.001
t值	-	0.499	6.241			0.118	6.835			0.320	5.932			0.087	5.698		
P值		0.619	0.000			0.906	0.000			0.750	0.000			0.931	0.000		

为了使表中数据间距离宽松一些可改为：

表11-7　2组患者治疗前后尿流动力学指标测定结果比较（$\bar{x} \pm s$）

组别	例数	Q$_{max}$（ml/s）				MUP（cmH$_2$O）			
		治疗前	治疗后	t值	P值	治疗前	治疗后	t值	P值
对照组	45	26.11±2.47	31.72±3.97	8.049	0.000	44.14±14.58	57.88±15.19	4.378	0.000
联合组	45	25.83±2.84	36.65±3.51	16.076	0.000	43.78±14.26	79.13±14.29	11.746	0.000
t值	-	0.499	6.241			0.118	6.835		
P值		0.619	0.000			0.906	0.000		

组别	例数	Q$_{max}$（ml/s）				MUP（cmH$_2$O）			
		治疗前	治疗后	t值	P值	治疗前	治疗后	t值	P值
对照组	45	-16.98±4.52	10.98±4.21	30.365	0.000	59.99±13.51	70.18±14.52	3.447	0.001

续表

| 组别 | 例数 | Q_{max}（ml/s） | | | | MUP（cmH_2O） | | | |
		治疗前	治疗后	t 值	P 值	治疗前	治疗后	t 值	P 值
联合组	45	-17.29±4.67	15.64±3.17	39.137	0.000	59.74±13.65	86.82±13.15	9.584	0.000
t 值		0.320	5.932			0.087	5.698		
P 值		0.750	0.000			0.931	0.000		

3．竖横互换　有时由于版面原因，或使表格表达更清晰，需要将表格横纵栏目进行互换，如示例表 11-8、表 11-9。

表11-8　2组椎体前缘高度分析（$\bar{x}±s$，mm）

项目	单纯手术组	联合组	t 值	P 值
术前	17.53±1.23	17.39＋1.06	0.547	0.586
术后 4 周	20.93±1.03	24.86±1.12	-6.290	0.000
术后 12 周	21.32±1.02	24.25±1.03	-5.408	0.000
术后 24 周	20.98±0.82	25.05±0.92	-6.748	0.000
F 值	55.904	71.209		
P 值	0.000	0.000		

转换为：

表11-9　2组椎体前缘高度分析（$\bar{x}±s$，mm）

组别	例数	术前	术后 4 周	术后 12 周	术后 24 周	F 值	P 值
单纯手术组	38	17.53±1.23	20.93±1.03	21.32±1.02	20.98±0.82	55.904	0.000
联合组	42	17.39＋1.06	24.86±1.12	24.25±1.03	25.05±0.92	71.209	0.000
t		0.547	-6.290	-5.408	-6.748		
P		0.586	0.000	0.000	0.000		

4．跨页并合　又称对页表或和合表，因数据较多而又不方便进行横叠或纵叠表时，且要求表格在同一视面时，可将表格编排在双、单页码上，如

示例表 11-10。

表11-10　人口年龄构成

单位：人　　　　　　　　　　　　　　　　　　　　　　　　　　　续表

年龄（岁）	人口数 合计	男	女	年龄（岁）	人口数 合计	男	女	年龄（岁）	人口数 合计	男	女	年龄（岁）	人口数 合计	男	女
总计	432237	212847	219350	28	7841	3730	4111	57	5468	2754	2714	86	632	280	352
<1	4435	2295	2140	29	10232	4783	5449	58	5022	2514	2508	87	491	206	285
1	4270	2245	2025	30	9208	4335	4873	59	5066	2546	2520	88	377	164	213
2	4462	2384	2078	31	7679	3659	4020	60	4703	2305	2398	89	312	128	184
3	3989	2071	1918	32	7376	3598	3778	61	4570	2344	2226	90	237	109	128
4	4078	2125	1953	33	6957	3397	3560	62	4164	2102	2062	91	174	64	110
5	3680	1896	1784	34	6411	3127	3284	63	3645	1802	1843	92	112	49	63
6	3642	1880	1762	35	6155	2952	3203	64	3644	1796	1848	93	117	44	73
7	3579	1875	1704	36	6159	2986	3173	65	3633	1892	1741	94	78	27	51
8	2260	1188	1072	37	5243	3088	3155	66	3253	1674	1579	95	59	19	40
9	3723	1908	1815	38	7093	3503	3590	67	2796	1387	1409	96	41	15	26
10	3276	1781	1495	39	7863	3882	3981	68	2858	1411	1447	97	23	4	19
11	3381	1769	1612	40	7947	3991	3956	69	3227	1467	1760	98	21	6	15
12	3222	1663	1559	41	8604	4169	4435	70	3254	1432	1822	99	18	5	13
13	3153	1585	1568	42	7223	3604	3619	71	3334	1407	1927	100	11	1	10
14	3292	1645	1647	43	8150	4089	4061	72	3386	1385	2001	101	7	2	5
15	3443	1733	1710	44	5859	3032	2827	73	3691	1538	2153	102	2	1	1
16	3580	1847	1733	45	6646	3408	3238	74	3570	1558	2012	103			
17	3966	1993	1973	46	7138	3637	3501	75	3138	1426	1712	104	3	1	2
18	4145	2026	2119	47	7713	3993	3720	76	2853	1343	1510	105			
19	4181	2013	2168	48	10365	5295	5070	77	2525	1204	1321	106	1		1
20	4254	2047	2207	49	6957	3729	3228	78	2398	1168	1230	107			
21	6329	2872	3457	50	3470	1826	1644	79	1988	968	1020	108			
22	8407	3917	4490	51	5412	2830	2582	80	1553	769	784	109	1		1
23	9091	4212	4879	52	5410	2782	2628	81	1512	780	732				
24	10266	4868	5398	53	6174	3210	2964	82	1262	619	643				
25	9696	4520	5176	54	6277	3274	3003	83	1038	481	557				
26	8122	3754	4368	55	5712	2913	2799	84	786	364	422				
27	6875	3177	3698	56	5432	2867	2565	85	680	308	372				

　　5. 换页接续　因版面原因或表格纵向数据较多，需 2 页或以上才能编排完，此时需换页接续，续表应在左上角或右上角加上"续表"字样，如示例表 11-11。

表11-11　食品安全事故常见致病因子的临床表现、潜伏期及生物标本采集要求

致病因子	潜伏期	主要临床表现	生物标本	送样保存条件（24 小时内）
主要或最初症状为上消化道症状（恶心、呕吐）				
亚硝酸盐	一般 10～20 分钟，由腌制不当或变质的蔬菜引起的中毒，一般 1～3 小时，最长可达 20 小时	口唇、耳郭、舌及指（趾）甲、皮肤黏膜等出现不同程度发绀，可伴有头晕、头痛、乏力、恶心、呕吐；中毒明显者可出现心悸、胸闷、呼吸困难、视物模糊等症状；严重者可出现嗜睡、血压下降、心律失常，甚至休克、昏迷、抽搐、呼吸衰竭	血液 呕吐物胃内容物 尿液	必须立即采样，若现场不能检验，可带回实验室测定，采样量约 10ml，抗凝剂以肝素为佳，禁用草酸盐，应冷藏保存，如长时间运输，可冷冻 采样量 50～100g，使用具塞玻璃瓶或聚乙烯瓶密闭盛放，应冷藏保存，保存和运输条件同上 采样量 300～500ml，使用具塞玻璃瓶或聚乙烯瓶密闭盛放，应冷藏保存，保存和运输条件同上
金黄色葡萄球菌及其肠毒素	1～6 小时（平均 2～4 小时）	恶心、剧烈地反复呕吐，腹痛、腹泻	粪便或肛拭子 呕吐物	新鲜粪 5g，置于无菌、干燥、防漏的容器内。或采样拭子沾满粪便插入 Gary-Blair 运送培养基 1，冷藏运送至实验室 采取呕吐物置无菌采样瓶或采样袋密封送检，冷藏运送至实验室
蜡样芽孢杆菌（呕吐型）	0.5～5 小时	以恶心、呕吐为主，并有头晕、四肢无力	粪便或肛拭子	新鲜粪 5g，置于无菌、干燥、防漏的容器内。或采样拭子沾满粪便插入 Gary-Blair 运送培养基 1 内保存，冷藏运送至实验室

续表

致病因子	潜伏期	主要临床表现	生物标本	送样保存条件（24 小时内）
主要或最初症状为上消化道症状（恶心、呕吐）				
椰毒假单胞菌酵米面亚种（米酵菌酸）	4～24 小时	恶心、呕吐、轻微腹泻、头晕、四肢无力，严重者出现黄疸、肝大、皮下出血、血尿、少尿、意识不清、烦躁不安、惊厥、抽搐、休克；一般无发热	粪便或肛拭子 呕吐物	新鲜粪 5g，置于无菌、干燥、防漏的容器内。或采样拭子沾满粪便插入 Gary-Blair 运送培养菌酵米面亚基 1 内保存，冷藏运送至实验室 采取呕吐物置无菌采样瓶或采样袋密封送检，冷藏运送至实验室

三、注意事项

1. 表格要有自明性　表格不宜太烦琐，用最简洁的表格表达复杂的内容，让读者一目了然。

2. 主语应在左栏　左栏一般为主语，即纵表头，为"项目名称 / 单位"。

3. 表格内容与文字表达不宜完全重复　文字表达与表格应互为补充，文字可以是对表格简单的介绍，而表格一般是对文字表述中繁多的数据进行补充。

4. 表格中不宜重复"%"或计量单位　如果整个表格使用同一类物理量和相同的单位，则在整个表格的栏目上和表身上都可省略单位，而把共用单位集中标注在表题的右端。

5. 表格中空格的表述　表格中不宜出现空格，如栏目中不详的数据可用"…"表示，不存在的数据用"-"表示。栏目中内容如有重复，应重复填写，而不可使用"同上""…"等字样。

第十二章　参考文献规范

参考文献是医学书刊的一个重要组成部分，特别是医学论文，参考文献引用得是否正确、书写是否符合标准，已成为考核医学论文和医学期刊质量的一项指标。

我国于 1987 年颁布了国家标准——GB 7714—87《文后参考文献著录规则》，2005 年进行了修订 GB 7714—2005《文后参考文献著录规则》，2015 年再次进行了较大的修改，更名为 GB/T 7714—2015《信息与文献　参考文献著录规则》。

论文后的参考文献表可有两种：一种是作者在论文中引用某些文献的参考文献表，置于正文之后；一种是作者推荐可供读者参考的有关本研究课题的文献题录，作为著作附录部分。

第一节　参考文献作用及特点

一、功能作用

1. 标志作用　医学书刊所讨论的主题，一定是某学科领域的某一问题。对于这一问题，该领域的学者已经发表的独到的、有价值的见解、观点，是一篇新的学术论著得以立论的基础。有了这个基础，学术论文才有可能具备较高的学术水平，可见参考文献的新颖性和权威性是反映论著水平高低的重要标志之一。一般来说，某论著引用参考文献若是最新的，且被刊载在权威刊物上或者其作者为学术权威，则说明该论著起点高。论著的价值、水平与作者运用资料或参考文献的情况息息相关。通过对论著的引文量、引文类型、引文语种、引文的衰减系数或最新引用时限等的分析，可以对论著本身和作者的科研能力等做出某种评估。

2．检验作用　参考文献为论著树立了一杆标尺，使检验能够自然、客观。不仅如此，参考文献还可以对论著中的某个具体论点或观点起到检验、证明的作用。在自然科学论著中，一些观点或论点所依据的事实等往往以参考文献的形式表现出来。自然科学的重要特征之一就是能够重复，只要给定的条件相同，不论谁来从事这一研究或实验，这种必然联系都不会改变。如果作者论著中的结论是正确的、科学的，就能经得起审稿者、编者、读者或其他任何人的检验。对参考文献与正文的内容从学术角度比较，可以判断论著是否有学术上的独创性和先进性。作者敢于把论文所依据的理论和经验依据列出，把检验判断的主动权交给读者，这是对读者的尊重。

3．评价作用　对于书刊被引用的某一项参考文献作者，表明其获得了一种学术的认可。作者著录参考文献，在表明自己论著学术水平的同时，也是在对别人（被引用者）的论著做出评价，参考文献由此也就获得了评价功能。实际上，论著与参考文献之间的评价是相互的。如果说水平标志功能指的是参考文献对论著、被引用者对引用者所作的评价，那这里的评价功能就是专指论著对参考文献、引用者对被引用者所作的评价。参考文献的这种评价功能在一般学术论文的作者意识中，尤其是一部分临床医学论文作者的意识中没有引起足够重视。正是他们在著录参考文献时的每一次个人评价行为，被有关情报部门收集、汇总、统计后，按照文献计量学等学科的原理进行处理，得出的结果成为判断期刊及其刊载论文学术水平的重要的直接依据。

4．保护作用　以著作权法的角度看，论著作者与被引文献的作者的关系，实质上是作品使用者与作者（著作权人）的关系。对作者与使用者权利义务关系的规定正是著作权法的核心内容之一，参考文献的著录就直接涉及著作权法的这一核心内容。不重视参考文献实质上是法律意识，至少是著作权法意识不强的一种表现。著录参考文献的行为是《著作权法》意义上的合理使用行为。著录参考文献首先是对被引用者著作权的保护，也是对被引用者劳动成果的继承和尊重。

二、内容特点

1．继承性　作者将引用的参考文献列出，是为了说明自己的论点、数据、资料是有根据的。既表示尊重和继承前人的科学成果，也是为了精简正文的文字，并向读者提供进一步检索有关资料的线索，或者让读者去比较文献记载与本文的差异，了解本文独到之处。如果引用前人的资料，不写出文献，难免有剽窃他人作品之嫌。

2．限制性　被列入的引文参考文献应该只限于那些著者亲自阅读过，而且正式发表的出版物，或其他有关档案资料等文献。译文、文摘、转载、私人通信、内部讲义及未发表的著作，一般不宜作为参考文献著录，但可用脚注或文内注释的方式，以说明引用依据。已被采用尚未出版的原稿，可列入文后参考文献表中，但应在该刊名后用圆括号注明"排印中"。

3．时空性　随着医学科学技术的发展，医学著作特别是论文是有时间性和空间性的。在引用论文的时间要求方面，要尽量引用近期的，除追溯渊源者，一般以近 5 年内出版者为宜，进展类综述时间更应当短些；在引用论文的空间性要求方面，由于科学是没有国界的，我国有些学科与国外先进水平还有较大的距离，不但要引用国内的，也要引用国外的，只引用国内著作或只引用国外著作都是不可取的。

4．权威性　在作者阅读过的著作中，应当选择引用那些有影响的作者和影响力较大的出版单位，这些权威性文章不仅能够开拓研究思路，而且有助于提升论著的学术水平。

5．准确性　要求著录项目齐全，排列顺序标准，著录符号和外文字母拼写正确。

第二节　书写格式

国家标准《信息与文献　参考文献著录规则》（GB/T 7714—2015）指出，"参考文献"是指"对一个信息资源或其中一部分进行准确和详细著录的数据，位于文末或文中的信息源"，分为"阅读型参考文献"和"引文参考文献"。前者指"著者为撰写或编辑论著而阅读过的信息资源，或供读者进一步阅读的信息资源"；后者则指"著者为撰写或编辑论著而引用的信息资源"。一般而言，论文只著录引文参考文献，对阅读型参考文献可酌情按注释处理。

引文参考文献的标注体系有"顺序编码制"和"著者 - 出版年制"。前者指引文采用序号标注，参考文献表按引文的序号排序；后者指引文采用著者 - 出版年标注，参考文献表按著者字顺和出版年排序。其中，顺序编码制为我国学术书刊所普遍采用。

1. 文内标注格式　采用顺序编码制时，在引文处，按它们出现的先后用阿拉伯数字连续编码，并将序码置于"[ ]"内，把序码作为右上角标，或者作为语句的组成部分。一般按以下 3 种格式，将文献序号置于方括号内加以标记。

（1）引文部分写出作者姓名的，角码置于作者姓名右上角。

（2）引文部分未写出作者姓名的，角码置于引文之后右上角。

（3）引文的序号作为正文文句的组成部分，则不用角码标注，而用与正文相同的字体字号的数字书写。

示例 1：Matsushita 等[8]和 Sischoff 等[9]研究发现，从食管到右半结肠，嗜酸性粒细胞数目是增加的。

示例 2：有研究显示，香烟烟雾刺激产生的炎性反应被认为可能关联到肺肿瘤的生长[10]。

示例 3：按照参考文献[5]的方法，用淋巴细胞分离液收集人外周血中的单个核细胞。

这里，[8][9][10] 作为引文注，用上角标形式表示；而 [5] 是语句的组成部分，不必写成角标。对于同一处引用多篇文献，应将各篇文献的序号在"[ ]"内全部列出，各序号间用"，"，如遇连续序号，起讫序号间用"-"连接。对于多次引用同一著者的同一文献时，在正文中标注首次引用的文献序号。

2. 参考文献表的著录格式　GB/T 7714—2015《信息与文献　参考文献著录规则》要求的，主要文献著录格式及举例如下：

（1）专著

[序号] 主要责任者. 题名：其他题名信息 [M]. 其他责任者. 版本项（第 1 版不写）. 出版地：出版者，出版年：页码.

[1] 吴以岭. 脉络论 [M]. 北京：中国科学技术出版社，2010：120.

[2]Goldman L Schafer AI. 西氏内科学 [M]. 王贤才，译 .24 版. 北京：北京大学医学出版社，2012：1059.

（2）专著中析出的文献

[序号] 析出文献主要责任者. 析出文献题名 [M]// 专著主要责任者. 专著题名：其他题名信息. 版本项. 出版地：出版者，出版年：析出文献的页码.

[3] 俞茂华，杨永年，叶红英．糖皮质激素的内科临床应用 [M]//陈灏珠，林果为，王吉耀．实用内科学 .14 版．北京：人民卫生出版社，2013：1191-1197.

[4]Bonow RO．Guidelines for infective endocarditis ［M］//Bonow RO，Mann DL，Zipes DP，et al．A Textbook of Cardiovascular Medicine.9th ed．Philadelphia：Elsevier Science，2011：1558-1560.

（3）期刊析出的文献

[序号] 作者．篇名 [J]．刊名，出版年份，卷号（期号）：页码.

[5] 程国涛，袁劲松，余开湖，等．中枢神经细胞瘤的影像学表现及其临床价值 ［J］．疑难病杂志，2014，13（1）：42-45.

［6］Ludke AR，Mosele F，Caron-Lienert R，et al．Modulation of monocrotaline induced cor pulmonale by grape juice ［J］．J Cardiovasc Pharmacol，2010，55（1）：89-95.

（4）报纸析出的文献

[序号] 作者．题名 [N]．报纸名称，出版年份 - 月 - 日（版次）.

[7] 陈敏华．中晚期肝癌射频消融治疗 ［N］．中国医学论坛报，2011-06-30（B2）.

（5）学位论文

[序号] 作者．题名 [D]．培养单位所在地：培养单位，出版年：页码.

[8] 滕军燕．缺血性心血管病风险评估模型的建立与研究 [D]．济南：山东大学，2017：50-52.

（6）电子文献

A．期刊论文网络电子版

[序号] 作者．题名 [J/OL]．刊物名称，年，卷（期）：页码 [引用日期]．获取或访问路径.

[9] 江向东．互联网环境下的信息处理与图书管理系统解决方案 [J/OL]．情 报 学 报，1999，18（2）：4[2000-01-18]．http：//www．chinainfo．gov．cn/periodical/gbxb/gb-xb99/gbxb990203.

B．优先出版期刊论文（刊期号未定）

[序号] 作者．标题 [J/OL]．刊物名称 [检索日期]．网址．DOI.

[10] 周鹏．浅谈高职英语教学中跨文化交际意识及能力的培养 [J/OL]．教 育 教 学 论 坛 [2011-12-13]．http：//www．cnki．net/kcms/detail/13.1399.

G4.20111109.1127.001．html．DOI：CNKI：13-1399/G4.20111109.1127.001．

C．专著网络电子版

[序号] 作者．题名 [M/OL]．其他责任者．出版地：出版者，出版年：页码 [引用日期]．获取或访问路径．

[11] 王文萍．肿瘤与淋巴水肿 [M/OL]．北京：中国中医药出版社 .2007：58[2018-05-15].http：//www.tushu001.com/ISBN-9787802311701.html.

文献类型及其标识代码，见表 12-1。

表12-1　文献类型及其标识代码

文献类型	标识代码
普通图书	M
会议录	C
汇编	G
报纸	N
期刊	J
学位论文	D
报告	R
标准	S
专利	P
数据库	DB
计算机程序	CP
电子公告	EB
档案	A
舆图	CM
数据集	DS
其他	Z

电子文献载体类型及其标识代码，见表 12-2。

表12-2 电子文献类型及其标识代码

载体类型	标识代码
磁带（magnetic tap）	MT
磁盘（disk）	DK
光碟（CD-ROM）	CD
联机网络（online）	OL

《信息与文献 参考文献著录规则》（GB/T 7714—2015）的著录用符号中，"："的用法修改为"用于其他题名信息、出版者、引文页码、析出文献的页码、专利号前"，"；"不变，即"用于期刊后续的年卷期标识与页码以及同一责任者的合订题名前"，示例分别为：

[12]1981（1）：37–44；1981（2）：47–52.
年 期 页码 年 期 页码

[13] 顾炎武. 昌平山水记：京东考古录 [M]. 北京：北京古籍出版社，1982.

对于引自序言、前言或扉页题词的页码，可按实际情况著录。如：

[14] 王细荣. 图书情报工作手册 [M]. 上海：上海交通大学出版社，2009：前言 2.

[15] 徐中玉. 序一 [M]// 王细荣. 大世界里的丰碑——湛恩纪念图书馆的前生今世. 上海：上海交通大学出版社，2014：序一 i-ii.

外国人名不管姓还是名全部字母均要大写，团体责任者第一个单词和实词的首字母大写；题名中的专有名词和第一个单词首字母大写，其他小写，题名不可用斜体。如：

[16]World Health Organization. Factor s regulating the immune response：report of WHO Scientific Group[R]. Geneva：WHO，1970.

（7）已出版的档案文献用代码"A"标识，其著录格式为：

[序号] 主要责任者. 档案文献题名 [A]. 出版城市：出版者，出版年：页码。例如：

[17] 中国第一历史档案馆，辽宁省档案馆. 中国明朝档案总汇 [A]. 桂林：广西师范大学出版社，2001：21–33.

至于未出版的档案，原则上以脚注或文内注的方式注明来源，其参考的著录格式为：

圈码序号 责任者．文献题名：原件日期 [A]．收藏地：收藏单位（收藏编号）：页码．例如：

①国务院外国专家局的报告：1958-12-11[A]．呼和浩特：内蒙古自治区档案馆（全宗 252，目录 1，卷宗 57）：65-67．

（8）古籍的著录格式为：

[序号] 主要责任者．题名：其他题名信息 [M]．其他责任者．版本项．出版地：出版者，出版年：页码．例如：

[18] 沈括．梦溪笔谈 [M]．刻本．茶陵：东山书院，1305（元大德九年）：2．

[19] 杨炯．杨盈川集 [M]．四部丛刊影印刊刻本．上海：商务印书馆，1919（民国八年）．

（9）各种未定义类型的文献著录格式为：

[序号] 主要责任者．文献题名 [Z]．出版地：出版者，出版年．例如：

[20] 故宫博物院．故宫日历：2015[Z]．北京：故宫出版社，2014．

最后要指出的是，凡出现在文后"参考文献"项中的标点符号都失去了其原有意义，且其中除书名、篇名等文献名外的所有标点最好是半角；参考文献的英文人名缩写规则为：①姓名缩写只缩写名而不缩写姓；②无论中国人，还是外国人，缩写名的书写形式都是姓在前、名在后；③杂志作者名中，全大写一定是姓；④省略所有缩写点。

三、著录常犯的毛病

1. 普遍的问题是书写不准确、项目不齐全，错误百出，刊出后不便读者查阅。

2. 把与文章关系不大或未亲自阅读过的文献也列为参考文献。

3. 有的文献过于陈旧。

4. 引用内部资料、学术会议资料汇编，读者难以查到。如果要引用，可将引用部分摘要列入正文引用处，并标明出处。

5. 只引用国外文献而不引用国内文献，或只引用国内文献而不引用国外文献。

6. 该列入的没列入，不该列入的罗列过多。

7. 某些书刊，以节省篇幅或编排上的方便为由，将文献一刀砍去。写上一个"参考文献从略",这是不认识参考文献的重要意义所致。

第三节　新版《信息与文献　参考文献著录规则》主要修改

2015 年 5 月 15 日,国家质量监督检验检疫总局和中国国家标准化管理委员会联合发布了国标《信息与文献　参考文献著录规则》(GB/T 7714—2015)。此标准已于 2015 年 12 月 1 日正式实施。与 2005 版标准相比,GB/T 7714—2015 主要做了以下修改:

1. 本标准的名称由《文后参考文献著录规则》更名为《信息与文献参考文献著录规则》。

2. 根据本标准的适用范围和用途,将"文后参考文献"和"电子文献"分别更名为"参考文献"和"电子资源"。

3. 在"术语和定义"中,删除了参考文献无须著录的"并列题名",增补了"阅读型参考文献"和"引文参考文献"。根据 ISO 690:2010(E)修改了"文后参考文献""主要责任者""专著""连续出版物""析出文献""电子文献"的术语、定义、英译名。

4. 在著录项目的设置方面,为了适应网络环境下电子资源存取路径的发展需要,本标准新增了"数字对象唯一标识符"(DOI),以便读者快捷、准确地获取电子资源。

5. 在著录项目的必备性方面,将"文献类型标识(电子文献必备,其他文献任选)"改为"文献类型标识(任选);"将"引用日期(联机文献必备,其他电子文献任选)"改为"引用日期"。

6. 在著录规则方面,将"8.1.1"中的"用汉语拼音书写的中国著者姓名不得缩写"改为"依据 GB/T 28039—2011 有关规定用汉语拼音书写的人名,姓全大写,其名可缩写,取每个汉字拼音的首字母"。在"8.8.2"中增加了"阅读型参考文献的页码著录文章的起讫页或起始页,引文参考文献的页码著录引用信息所在页"。在"8.5　页码"中增补了"引自序言或扉页题词的页码,可按实际情况著录"的条款。新增了"8.6　获取和访问路径"和

"8.7 数字对象统一标识符"的著录规则。

7．在参考文献著录用文字方面，在"6.1"中新增了"必要时，可采用双语著录。用双语著录参考文献时，首先用信息资源的原语种著录，然后用其他语种著录"。

8．为了便于识别参考文献类型、查找原文献、开展引文分析，在"文献类型标识"中新增了"A"档案、"CM"舆图、"DS"数据集以及"Z"其他。

9．各类信息资源更新或增补了一些示例，重点增补了电子图书、电子学位论文、电子期刊、电子资源的示例，尤其是增补了附视频的电子期刊、载有 DOI 的电子图书和电子期刊的示例以及韩文、日本、俄文的示例。

10．著录细则中对于页码增补了"引自序言或扉页题词的页码，可按实际情况著录"的条款。"参考文献标注法"中增加了规定："如果顺序编码制用脚注方式时，序号可由计算机自动生成圈码。"

第二篇　中医药期刊编辑规范

第十三章 中医药期刊的分类、作用和特点

一、中医药期刊的分类

根据我国《科学技术期刊管理办法》规定，科技期刊分为指导（综合）性、学术性、技术性、检索性和科普性五大类。中医药期刊的分类也基本按照《科学技术期刊管理办法》规定的门类划分，分为学术性、技术性、指导性、情报性和科普性五种。

1. 学术性期刊 指以刊登研究报告、学术论文、综合评述为主要内容的期刊，我国中医药期刊大多数为学术性期刊。

从广义上讲，学术的定义是指有系统的较专门的学问。中医药理论、中西医结合理论研究等均属于学术性研究。学术问题多为中医药学研究的重大课题，具有创新性、科学性与实用性的特点。

中医药期刊如《中国医药学报》《中国中医基础医学杂志》《中国中西医结合杂志》以及各中医药大学学报等均为学术性期刊。

我国医学期刊在学术上是按照医学的各个学科划分的，主要有：预防医学、卫生学、中医学、基础医学、临床医学、内科学、外科学、妇产科学、儿科学、肿瘤学、神经与精神病学、皮肤病与性病学、耳鼻咽喉科学、眼科学、口腔科学、特种医学、药物学等。而每个学科又有着数量不等的下属学科。学科的划分是相对的、不断发展的。像现代基础医学又分为形态学、生物医学工程、分子生物学、免疫学等；新兴的医学学科有社会医学、卫生经济学、医学管理学、医学伦理学、医学心理学、医学社会学等。

学术类医学期刊的命名，有的按学科内容及出版者名称命名，如《中国中医基础医学杂志》；有的按专业词汇命名，如《遗传》《微生物学报》等。

2. 技术性期刊 指以刊登新的技术、工艺、设计、设备为主要内容的期刊。

技术一是指人类在利用自然和改造自然的过程中积累起来、并在生产劳

动中体现出来的经验和知识，也泛指其他方面的技术；二是指技术装备，如《临床中西医结合杂志》，医学技术类期刊的技术内容有检验、医学影像、激光、免疫技术、生物技术、医用材料、医疗器械等。有些技术类期刊，带有学术性。

3．指导性期刊　是指以刊登党和国家的医药卫生方针、政策和法律、法规，医药发展动态及医药管理为主要内容的期刊。

这类期刊在宣传党和国家的卫生工作方针政策、提供理论指导和政策研究方面有着重要作用。期刊内容强调科学性、政策性、创新性、导向性和及时性，如《中国中医药信息杂志》《中国农村医学》《中国药事》《中国医院管理》《中国卫生经济》《生命科学》《中国高等医学教育》《中医教育》《中国卫生政策》《医药经济》等。

4．检索性期刊　是指以刊登对原始医药文献经过加工、浓缩，按照一定著录规则编辑而成的目录、文摘、索引为主要内容的期刊。

检索的形式有文字、声像、实物和机读等多种形式。我国医学情报类期刊分为文摘和报道两种形式。文摘式分为中国系列和国外系列，如《中国医学文摘》与《国外医学》。另外，《中国药学文摘》是以中药为主的国内药学文献。报道性医学情报期刊，主要有《医学研究通讯》《国外医学情报》《预防医学情报杂志》《地方病译丛》《地方病通报》《日本医学介绍》等。报道形式主要有综述、文摘与译文等。

5．科普性期刊　指中医药科学知识的普及性期刊。

这类期刊的特色是内容健康、丰富、思想性强、知识面广、通俗易懂，集知识性、趣味性与科学性为一体，它对启发思路、开阔视野有重要作用，并和人们的保健卫生有着重要关系。科普性医学期刊目前虽然种类不多，但发行量很大。科普性医学期刊有《求医问药》《家庭中医药》《大众健康》《大众医学》《康乐世界》《家庭医生》《家庭保健》等。

二、中医药期刊的作用

中医药期刊是中医药论文的主要载体，是中医药各类专业人员获取情报信息的主要渠道。它发挥着比其他类型中医药文献更大的信息传播作用。

1．是交流与传递中医药情报信息的主要渠道　中医药期刊收载的论文，大多是最新的文献和第一手材料，故能及时传递报道中医药学各个学科、各个地区、各个方面的信息，而且密度大、价值高。由于中医药期刊遍布全国，读者量大大超过其他类型中医药文献，因此，它必然成为交流中医药学新动态与新成果的主要渠道。

2．是记录中医药学发展历史的重要文献　中医药期刊定期编辑出版，能系统地记载全国及各地中医药学各个领域各个方面的情况，客观地反映当时、当地的事实，比较完整地保存了我国中医药事业发展进程的资料。所以，在记录中医药学发展历史的作用上，中医药期刊较之其他类型中医药文献更为重要。

3．是中医药专业人员检索利用的主要对象　中医药临床人员为了提高医疗水平，必须经常了解各种医疗新技术、新药物、新方法及新设备等，这些情报信息首先来自中医药期刊；中医药科研人员在科研课题的选题、定题及科研成果的审定和推广过程中，都必须经常不断地查阅大量中医药论文，以取得依据和加以论证；中医药院校教师在教学中，需要随时补充学科近期的进展情况，补充新的专业知识，以不断充实教学内容；学生除了掌握课本知识外，也应该通过阅读中医药期刊来开阔视野，扩大知识面，跟上学科发展的步伐。由此可见，中医药期刊是中医药各类专业人员最经常、最主要的检索与利用的对象。

三、中医药期刊的特点

1．使用时效较长　当前知识更新速度非常快，许多学科的期刊使用时效不超过 10 年，有的仅 5 年左右就失去了应用价值。中医药学本身的特殊性使得中医药期刊的使用时效相对长一些。尤其是一些收载有经典著作探讨、基础理论研究、临证方药评介，以及医案、医话、医论与经验交流等方面论文的中医药期刊，能较长时间地被人们检索利用。但医学科学的发展和学科之间的交叉渗透，也促使中医药期刊的老化进程加快。一般认为：提供近 10 年的中医药期刊，可基本满足用户的检索需求，保存近 30 年的中医药期刊，可满足用户的全部需求。

2．题材比较活泼　中医药期刊所载论文，既有结构严谨、篇幅较大的理论性文章，也有短小精炼的临床报道，还有观点迥异、措辞尖锐的论争之文，更有简明活泼的科普短文和笔记式的医案、医话、医论、问答式的教学辅导、习题解说，以及医林人物传记轶闻与诗赋之作。这就增强了人们阅读与利用的兴趣，适应了不同层次读者的需要。

四、中医药核心期刊

英国化学家、目录学家 C. 布拉德福等专家的研究发现，期刊论文的分布呈集中与分散定律。即有关专题的论文，约 1/3 刊载在为数不多的专业期刊上，约 1/3 刊载在多于专业期刊 5 倍的相关专业期刊上，约有 1/3 分散在52 倍的专业期刊数的其他期刊上。若按每种期刊刊载专题论文平均数计算，少量的专业期刊集中了大部分的专题论文。后人称这个发现为"布拉德福定律"，这个定律基本适用于所有的学科或专业。以布拉德福定律为基础，再根据引文率、利用率、期刊的发行范围与数量、评比获奖情况和重要检索刊物的收录率，人们即可筛选出各个学科的核心期刊。

由此可见，核心期刊指一批集中某个学科或专业（专题）有较高学术与使用价值论文的专业期刊。专业人员只需查阅本专业的核心期刊，便可了解与掌握本专业（学科）研究的基本状况与发展动向，因此也就节省了文献查阅时间。必须指出的是，如果系确立科研项目的查新，或者是课题研究性质的文献检索，就不能仅仅凭借核心期刊的查阅了。据有关专业人员统计分析，近几年来引文率比较高的中医药期刊有《中医杂志》与《中西医结合杂志》等 10 多种。

第十四章　期刊的编辑总体规范及要求

第一节　中医期刊编排规范化的基本原则

当前，中医期刊编排规范化问题，已纳入中医高校学报编辑研究的议事日程，同行们正围绕这一问题开展热烈的讨论。为了共同搞好这一工作，本书拟对实现中医期刊编排规范化的基本原则，提出几点不成熟的意见，仅供讨论之参考。

一、积极慎重的原则

现今世界已进入科技高度发展的信息时代，中医药学术正面临着世界新技术革命的严峻挑战。迎接这场挑战，促进中医学术的发展，是每一位中医科技工作者的责任和义务。实现中医期刊编排规范化，有利于加快中医药科研信息的交流，有利于中医论文进入先行的国际检索系统，有利于中医药走向世界。这就是中医编辑工作者结合自己的专长，为迎接这场挑战所做的具体工作。因此，对于这一工作我们应当持积极的态度，要尽一切努力把它抓好。

实现中医期刊编排规范化，看来似乎是一个编排和表现的形式问题，然而，它和中医学术规范化却有着紧密的不可分割的联系。这一工作做得好，可以促进中医学术的发展，反之，也可能束缚人们的思想和手足，给中医医疗、教学和科研工作带来不利的影响。因此，对于中医期刊编排规范化工作，必须持慎重的态度。在制订编排规范化的方案时，一定要处理好形式与内容、编排规范化与学术规范化的关系，力求使编排规范化方案做到合理而周密。

二、从实际出发的原则

实现中医期刊编排规范化，不能简单地照搬其他学科的方法。在制订方案时，要充分考虑中医的特点，注意突出中医特色，尤其要从中医专业的实际出发，解决好以下问题。

1. 从理论的独特性出发，妥善处理两个规范化的关系，实现中医期刊编排规范化，必然面临中医学术规范化的问题。然而，实现中医学术规范化却并非易事。单就实现中医名词术语和基本概念规范化而论，就会遇到相当多的困难。因为，中医学术理论的时代跨度太大，从《内经》至今，已经历了两千多年漫长的历史发展过程。在这一过程中，不少基本概念的内涵和外延，随着时代的变迁而发生了变化。加之不同师承关系的影响，历史各家对许多概念的认识和理解也各不相同。所以，在中医理论中普遍存在着这样一种现象，即：用同一词汇表示的许多中医基本概念，在不同的历史时期和不同的著作中，有不同的内涵和外延。

例如，对"阴虚"这一概念，历代各家便有不同的理解。《内经》言其为"形气衰少"（《素问·调经论》），丹溪及其门人多指血之不足，故以四物汤补阴（参见《金匮钩玄·血属阴难成易亏论》），薛立斋言"阴虚乃脾虚也"（薛注《妇人良方·精血篇》第五），赵献可、张景岳言"阴虚"则包涵水、火之不足。赵氏云："必须六味、八味二丸，出入增减，以补真阴。"（《医贯·阴虚发热论》）。张氏云："无火无水，皆在命门，总曰阴虚之病，不可示察。"（《类经附翼·求正录》）。至清代，一般医家言"阴虚"，则专指阴液不足兼虚火亢妄之一证。如程钟龄说："假如脉数无力，虚火时炎，口燥唇焦，内热便结，气逆上冲，此真阴不足也。"（《医学心悟·卷一》）类似例证比比皆是，举不胜举。

上述现象的存在，不是一个简单的文字表述问题，而是一个由多种原因造成的复杂的学术问题。对于这类问题一定要通过充分的讨论和争鸣，在认真研究和吃透原著的基础上，集思广益，妥善处理。否则，恐难达到预期目的。

2. 从临床的复杂性出发，正确反映中医临床科研过程。实现中医期刊编排规范化，必须从中医临床实际出发，应有利于中医临床研究工作的开展，应正确反映中医临床科研的方法和过程。

例如在中药处方用名规范化的问题上，有学者主张在中医期刊中，只能采用 1985 年版《药典》所列中药标名及炮制药一名。对于《药典》标名及炮制药名以外的名称，则一律视为别名，列入不应使用的范围。如只能用常山、昆布、鳖甲、广藿香之名，不能用炒常山、淡昆布、生鳖甲、鲜藿香之名；只能用木通、柴胡、郁金之名，不能用关木通、南柴胡、北柴胡、竹叶柴胡以及广郁金、川郁金之名。笔者认为，这种主张有值得商榷和进一步讨论的必要。中药标名与实际使用药物的品种、产地、炮制方法密切有关，不可分割。对于涉及多种原因的中药标名问题，如果简单机械地搬用 1985 年《药典》的内容，就会脱离实际，给实际工作造成许多困难。

以中药炮制加工为例：《药典》没有收录的炮制方法，不等于是没有意义的方法。如酒炒常山可以降低其致呕的不良反应，昆布水漂去盐可去其咸味及腥味，生鳖甲滋阴清热，醋鳖甲散结软坚……，这些几乎都是中医界学者公认的事实。

还有一些老中医独特经验和民间有效单验方，对中药炮制常有某些特殊要求。这些方法既不为学术界所公认，也未被《药典》所收录。然而，它们却是中医药学伟大宝库的一个组成部分，正等待着我们去发掘和提高。如果不准使用《药典》炮制名以外的药名，这方面的研究成果便无法得到正确的反映。

以中药产地为例：许多中药《药典》并不注明产地，或未完全标明产地。如藿香包括广藿香和土藿香，柴胡包括南柴胡、北柴胡和竹叶柴胡。在临床科研中，有的设计方案对用药产地有特殊要求。如果不允许标明产地，这种成果也无法反映。如用《药典》未曾收载的"土藿香""北柴胡""南柴胡"的稿件便无法处理。如果将上述药名"规范"为"广藿香"便不符合客观事实，如果"规范"为"柴胡"又不能反映作者对产地的特殊要求。

有人认为《药典》是国家颁布的法规，担心使用和报道《药典》未收录的中药品种及炮制方法会违反国家法规。其实，这种担心是不必要的。其理由如下：

第一，《药典》不是唯一的法定用药标准。《中华人民共和国药品管理法》（下称《药品管理法》）第 23 条规定："药品必须符合国家标准，或者省、自治区、直辖市药品标准。"由此可知，在药品生产（包括炮制）、经营和管理方面，除执行《药典》标准之外，还可执行省、自治区、直辖市的标准。

第二，《药品管理法》并不限制中药饮片的生产加工。《药品管理法》第 22 条规定："生产新药，必须经国务院卫生行政部门批准，并发给批准文号。

但是，生产中药饮片除外。"中药炮制加工属饮片生产范围，据此条可知，中药饮片炮制方法即使属于创新使用者，也不在国家限制之列。所以，采用《药典》没有收载的炮制方法，并不违背国家法律规定。

第三，《药典》对中药有关使用方面的记述，一般都只供用药时参考，并非不许逾越的规定。如《药典·凡例》说："药材和成方的功能与主治……均作指导用药之参考。"又说："用量……得根据需要酌情增减"。

第四，《药典》是关于中药质量的管理标准，1985年版《药典》并未明文规定其具有中药药名规范化的功能。合理使用《药典》以外的标名，并不违背《药典》精神。

从《药品管理法》和《药典》的上述规定可以看出，国家在制定药品管理法规时，也充分考虑了中医药学术和临床用药的特殊性，并从中医专业的实际出发，对中药管理提出了与西药管理的不同要求。我们在制订中医期刊编排规范化方案时，也应当如此，对中药药名灵活使用。

三、同步发展的原则

本文已经阐明，中医期刊编排规范化与中医学术规范化是紧密联系、不可分割的工作。例如，编排规范化不能回避处方药名和中医名词术语规范化，主题词标引也必须以论文内容为基础。然而，中药处方用名、中医名词术语、中医论文内容等都属于学术问题。形式固然可以影响内容，但内容却能决定形式。可以认为，没有中医学术规范化，就没有具有实际意义的中医期刊编排规范化。换言之，如果在编排规范化方面操之过急，孤军作战，脱离中医学术规范化的实际去制定中医期刊编排规范化方案，那么，这样的方案便很难在实践中得到推广。搞不好就会徒具形式，于中医学术发展无益。当然，我们也不能坐等学术规范化完成以后再搞编排规范化。应当在积极进行编排规范化研究同时，努力做学术规范化的工作。同时还要呼吁中医其他学科的学者们，把中医学术规范化的问题纳入自己的议事日程，动员整个学术界，为实现中医学术规范化而共同努力。

四、简便易行的原则

在实行中医期刊编排规范化的过程中，对于国家已有规定标准者，按国家标准执行。对于尚无国家标准者，可以自拟方案，建议试行。在自拟方案时，应以简便易行，有利于继承发扬祖国医学遗产为前提。以中药处方用名规范化方案为例，笔者建议本着以下具体原则进行拟定。

1. 中药处方用名规范化的深度，以基础药名为限。即：只统一基础药名，不限制因临床特殊需要而对基础药名所作的各种限定。如：可以用"广藿香""郁金""菊花"，也可以用"藿香""川郁金""广郁金""杭菊花""白菊花"。但不可以用"合香""玉京""九月"。

2. 基础药名的标定，以《药典》为底本，以全国高校中医药专业统编《中药学》教材和《中药大辞典》为参照本。

对于《药典》收载的少数具有双名的中药以及《药典》《中药学》和《辞典》标名不统一的中药，其标名原则建议参照《中药学》制定的原则。即"标名以沿用已久，考证无误的本草用名为正名"。如"首乌藤"宜用"夜交藤"，"花椒"宜用"蜀椒"，"海螵蛸"宜用"乌贼骨"，"墨旱莲"宜用"旱莲草"，"元胡"宜用"延胡索"。

3. 对于《药典》未收载的中药，采用《中药学》名称，《中药学》未收载的药物，采用《辞典》的名称。因为教材读者面广，普及程度较大，以《中药学》为准的标名方案，较以《辞典》为准的方案更容易推广。

4. 对于临床上有特殊炮制要求的中药，应在论文中如实反映。其具体方法可在有关中药的基础药名之后，用括号注明其炮制方法。如：香附（醋炒）、杜仲（盐炒）、白术（土炒）等。如此既可达到编排形式上的统一，又可如实反映用药情况，还可以免除死记硬背"土白术""炒山药""盐小茴香"等炮制药名的困难。

5. 对于需要强调其产地、品种的药物，则在其基础药名之前，冠以有关限定词。如"川郁金""南柴胡""杭菊花""秦当归"等。

五、协商一致的原则

中医期刊编排规范化是一个复杂的学术问题，其中难免存在不同意见，更加之，这一工作才刚刚开始起步，谁也没有十分成熟的经验。因此，对于各种不同的意见，都应认真听取，并根据"双百"方针，按照在学术面前人人平等的原则，通过充分的讨论，以求得一致的认识。然后，在协商一致的前提下，制定能够为大多数学者所接受的"规范化"方案。

对于暂时不能统一的意见和作法，应本着求大同、存小异的原则，允许保留不同的意见和作法，不必强求一致。对于"方案"持有不同意见的单位，也可以自行其是，在实践中探索自己认为更合理的作法，为将来修订和完善方案提供参考。也不必以是否执行某一种方案为标准去衡量刊物质量的高低。因为，任何方案都还需要经过实践的检验，才能确定其合理性。

第二节　中医药期刊编排规范

一、范围

本规范主要针对我国中医药期刊的编排格式及论文撰写制定，主要适用于学术类、技术类和综合类期刊，科普类、检索类期刊可参照使用。

二、规范性引用文件

下列文件对于本规范的应用是必不可少的。下列文件中的条款通过本规范的引用而成为本规范的条款。下列引用文件的最新版本（包括所有的修改版）适用于本规范。

GB 3100—1993 国际单位制及其应用

GB 3101—1993 有关量、单位和符号的一般原则

GB 3102—1993 量和单位

GB/T 788—1999 图书和杂志开本及其幅面尺寸

GB/T 3179—2009 期刊编排格式

GB/T 3259—1992 中文书刊名称汉语拼音拼写法

GB/T 3358.1—2009 统计学词汇及符号　第 1 部分：一般统计术语与用于概率的术语

GB/T 3358.2—2009 统计学词汇及符号　第 2 部分：应用统计

GB/T 3358.3—2009 统计学词汇及符号　第 3 部分：实验设计

GB/T 3860—2009 文献主题标引规则

GB/T 64447—1986 文摘编写规则

GB/T 7408—2005 数据元和交换格式　信息交换　日期和时间表示法

GB 7713—1987 科学技术报告、学位论文和学术论文的编写格式

GB/T 7713.1—2006 学位论文编写规则

GB/T 7713.3—2014 科技报告编写规则

GB/T 7714—2015 信息与文献　参考文献著录规则

GB/T 8170—2008 数值修约规则与极限数值的表示和判定

GB/T 9999—2001 中国标准连续出版物号

GB/T 11668—1989 图书和其他出版物的书脊规则

GB/T 12346—2006 腧穴名称与定位

GB/T 13417—2009 期刊目次表

GB/T 13734—2008 耳穴名称与定位

GB/T 14396—2016 疾病分类与代码

GB/T 15657—1995 中医病证分类与代码

GB/T 15834—2011 标点符号用法

GB/T 15835—2011 出版物上数字用法

GB/T 16159—2012 汉语拼音正词法基本规则

GB/T 16751.1—1997 中医临床诊疗术语疾病部分

GB/T 16751.2—1997 中医临床诊疗术语症候部分

GB/T 16751.3—1997 中医临床诊疗术语治法部分

GB/T 16827—1997 中国标准刊号（ISSN 部分）条码

GB/T 20348—2006 中医基础理论术语

GB/T 23237—2009 腧穴定位人体测量方法

GB/T 28039—2011 中国人名汉语拼音字母拼写规则

GB/T 30232—2013 针灸学通用术语

CY/T 35—2001 科技文献的章节编号方法

CY/T 118—2015 学术出版规范一般要求

CY/T 119—2015 学术出版规范：科学技术名词

ZGZYXH/T 1—2015 中药学基本术语

ZYYXH/T 362 ～ 371—2012 中医古籍整理规范

CAJ-CD B/T 1—1998 中国学术期刊（光盘版）检索与评价数据规范

三、期刊编排

1. 刊名

（1）必须使用经期刊出版管理部门批准登记的刊名。刊名不得随意更改，如确实需要变更，应按有关规定办理审批、登记手续。刊名变更一般应从新的一卷（年）的第 1 期开始。变更后原刊名应在显著位置出现至少 1 年。

（2）刊名应刊印于封一、目次页及版权页的显著位置。刊名在期刊中任何位置出现均应保持名称一致、完整，不用缩写形式。刊名在页眉、参考文献表中可以缩写，缩写形式可参照美国国立医学图书馆（National Library of Medicine，NLM）编印的 Citing Medicine，2nd edition（http：//www.ncbi.nlm.nih.gov/books/NBK7256/）。除使用名人题字外，封一刊名应保持字体、字号统一。封一中其他文字标识不得明显于刊名。

（3）中文期刊应加注刊名汉语拼音，并将其直接刊印在封一和版权页或目次页中文刊名下，其字号小于中文刊名。刊名汉语拼音按照 GB/T 3259-1992《中文书刊名称汉语拼音拼写法》的规定拼写。

（4）中文期刊的外文刊名须是中文刊名的直译，一般为英文或拉丁文。外文刊名字号应小于中文刊名。

（5）外文期刊封一须同时刊印中文刊名。少数民族文种期刊封一须同时刊印汉语刊名。

2．封面

（1）封面是指期刊的外表面，包括封一、封二、封三、封四和书脊。

（2）封一形式宜相对固定，但可以根据美观或刊登广告的需要，变换色彩和图案等。

（3）封一应标明以下项目：刊名（包括并列的汉语拼音和外文刊名）、出版年月、卷号、期号（增刊还须注明"增刊"字样）、主办者（刊名已表明主办单位者除外）、出版者（必要时）、中国标准连续出版物号、国际标准连续出版物号（ISSN）条码。不得以总期号代替出版年、月、期号。

（4）封一标识项目中的数字应按规定采用阿拉伯数字，中文版期刊刊名中的数字采用汉字。

（5）中国标准连续出版物号由国际标准连续出版物号（ISSN）和国内统一连续出版物号（CN）两部分组成，应印在每期出版物的固定、显著位置上，一般印刷在封一右上角、版权页（块）或目次页和封四下方。ISSN 与 CN 可以分开印刷。当 LSSN 与 CN 一起印刷时，ISSN、CN 与数字之间应留 1/2 个汉字空隙，两组数字之间用短横线"-"隔开。其印刷格式见图 14-1。

$$\frac{\text{ISSN} \times\times\times\times-\times\times\times\times}{\text{CN} \times\times-\times\times\times\times/\text{R}}$$

图14-1　中国标准连续出版物号印刷格式

（6）按照 GB/T 16827-1997《中国标准刊号（ISSN 部分）条码》规定，条码置于封一或封四下方靠近订口处，条码符号条的方向与装订线平行或垂直。每年须在中国版本图书馆（国家新闻出版广电总局出版物数据中心）申请新的条码。

（7）封二、封三和封四均可视情况刊印版权标识、目次表，或刊印广告，但版权标识和目次表的位置应相对固定。

（8）期刊厚度大于或等于 5mm 时应在书脊上排印刊名、卷号、期号和出版年份，同一卷各期书脊的字体、大小、颜色、距离宜保持一致。期刊厚度小于 5mm 时，应在封四上方距订口不大于 15mm 处排印上述信息。

（9）中文书脊标识采用纵排，由上向下逐字排列，其中数字用汉字。英文书脊按国际惯例横排，阅读顺序为由上至下，其中的数字均用阿拉伯数字。

3．目次页

（1）期刊每期均应编印目次页。国外公开发行的期刊还应编印外文目次页。

（2）目次页宜置于封二后的第 1 页，也可排在封一、封二、封三、封四。同一期刊同一卷各期的目次页位置应相同，其页码单列，不宜编入正文连续页码。若需变更，应从新的一卷的第 1 期开始。

（3）目次页包括版头和目次表两部分。版头应标明刊名（副刊名、并列刊名及刊名汉语拼音）、出版年月（半月刊、旬刊、周刊还应标明"日"）、卷、期，同时标明总期号（如有）。版权标识和目次页排在同一页者，目次页可不排版头，在"目次"字样下方排印目次表。

（4）中文目次表的编排应按照 GB/T 13417—2009《期刊目次表》的规定，列出该期全部文章的题名（包括副题名）、作者姓名、起始页码或起止页码，以及分栏目编排的栏目名称。副题名与题名间用破折号"——"隔开，或以不同字体、字号与题名加以区别。多作者时各作者间用逗号"，"隔开，或留空。英文目次表可与中文目次表对应，也可以只编印主要文章的目次表。

（5）栏目的排列次序宜与文章刊载的顺序一致，也可按期刊所设栏目或文章主题分类分别汇集排列。同一栏目内的文章应按页码依序排列。

（6）封一及插页上重要的图片、插图、附表的条目，也应在目次表中列出。

（7）广告宜单独编制广告目次。"广告目次"可列在目次表下面或单独刊印在其他位置。广告目次中一般只列广告主名称、广告名称及页码。

4．版权标识

（1）每期应在固定位置（如封四、封二、封三、目次页旁或目次页下方等）刊载版权标识。对国外发行的期刊，应同时刊印外文版权标识，内容与中文版权标识相同。

（2）版权标识的内容

1）刊名（包括副刊名、并列刊名、刊名汉语拼音）；

2）刊期；

3）创刊年份；

4）卷号（或年份）和期号；

5）出版日期（包括年、月，半月刊、旬刊、周刊还应标示"日"）；

6）主管者；

7）主办者；

8）承办者或协办者（必要时）；

9）总编辑（或主编）姓名；

10）编辑者及其地址；

11）出版者及其地址；

12）印刷者；

13）发行者（国内外）及其地址、期刊发行代号；

14）中国标准连续出版物号；

15）增刊批准（备案）文号（必要时）；

16）广告发布登记号和商标注册号（必要时）；

17）定价。

（3）用少数民族文字或外文出版发行的期刊，其版权标识应采用相应的文字。

5．卷、期、总目次和索引

（1）期刊一般依次分卷期出版，通常每年出版1卷，也可1年出版多卷或多年出版1卷，还可不设卷。

（2）卷、期分别依序连续编码，用阿拉伯数字从第1卷开始。每卷的最后一期应在适当位置，如封一，或目次页，或版权标识页等，注明"卷终"字样。

（3）如期刊的期次序码因故中断，应在下一期的显著位置标明中断期次和时间。在几期合并出刊时，如第 5、6 期合并出版，应编成第 5—6 期。

（4）期刊可按需要在每卷（年）终编印总目次，供全卷（或年）合订成册时装订在卷首。期刊按卷装订时应有刊名页，须包括刊名、出版年和卷号、主办者、出版者和出版地及中国标准连续出版物号。

（5）为每卷或多卷编辑索引时，应在附有索引的该期封一或目次页上标明。

（6）索引可采用分类索引、主题索引、作者索引或关键词索引，索引名称前应冠以刊名、卷次和出版年份。

（7）期刊的总目次或索引宜另编页码，不与正文部分混同连续编码，并应从单页起排。

6．版式、版面与页码编排

（1）期刊的版式宜统一并在一定时期内保持相对稳定。

（2）期刊幅面尺寸执行 GB/T 788-1999《图书和杂志开本及其幅面尺寸》的规定。同一期刊在同一年内各期的幅面尺寸应一致。

（3）文章编排应力求将文章题名、层次标题、正文、摘要、图表、参考文献等用不同字体和字号加以区别，并保持全卷统一。如果需要变更，宜从新一卷（年）的第 1 期开始。分栏目编排的期刊，同一栏目内各篇文章的编排格式应力求统一。

（4）一般每卷各期的正文部分依序用阿拉伯数字连续编页码，也可各期单独编页码，标注于每页的固定位置。插页一般不编入正文连续页码，可另编插图、插页连续页码。每期的首页和翻开的右页，均应为单数页码。

（5）每篇文章一般应按其连续页码顺序排印，如确有必要转页，应在中断处标注"下转第 × 页"，在接续部分之前注明"上接第 × 页"。一般不应逆转。

（6）分期连载的文章除最后一次外，每次刊出部分的文末注明"待续"，最后一次的文末注明"续完"。

（7）页眉应标注刊名、出版年、卷号和期号。对国外发行的期刊宜同时用外文（一般为英文）标注相同的信息。

（8）期刊正文部分应设栏头，栏头名称应与目次表中的栏目名称一致。栏头一般标注在文章题名的上方。如果同一栏目连续编排，栏头可只标在该栏目首篇文章题名的上方。

7．稿约与编辑委员会

（1）期刊印刷版每年应至少刊登 1 次稿约（投稿指南），一般刊登在每卷（年）第 1 期的适当位置。其他未刊登稿约（投稿指南）的各期，应在目次表中注明"本刊稿约（投稿指南）见本卷第 × 期第 × 页"。期刊网站应在适当位置发布稿约（投稿指南）。

（2）稿约（投稿指南）中应包括期刊的性质、办刊宗旨、读者对象、投稿与撰稿要求，并对包括稿件评审政策、稿件撤销政策、利益冲突声明在内的编辑政策进行详细说明，注明期刊网址、编辑部联系方式等。

（3）为保障著作权人的合法权益和避免重复投稿，应遵守《中华人民共和国著作权法》的有关规定，在稿约（投稿指南）中应注明从收到稿件到发出稿件处理通知的时限。

（4）编辑委员会名单可刊登在每期固定的位置，也可只刊登在每卷（年）第 1 期的适当位置。

8．增刊与特刊

（1）增刊是指在正常期次以外增加出版的期刊。

（2）增刊的内容必须符合正刊的业务范围，幅面尺寸和发行范围必须与正刊一致，并按相关规定报所在省、自治区、直辖市出版行政主管部门备案。

（3）增刊应在封一、目次页、页眉和版权页上注明"增刊"字样。增刊不编入正刊各期连续期号，应独立编号，如增刊1、增刊2。

（4）期刊的特刊（或专辑）是指按照某一专题或特殊需要而编辑出版的期刊，它可以是正刊的某一期，也可以是增刊。应在其封一上注明"×× 特刊"或"×× 专辑"。

四、论文撰写要求

1．题名

（1）题名应以准确、简明的词语反映论文中最重要的特定内容。一般使用能充分反映论文主题内容的短语，不宜使用具有主、谓、宾结构的完整语句。

（2）附有英文摘要的论文应有英文题名，并应与中文题名含义一致。

（3）题名在期刊的不同位置出现时应完全相同。

（4）题名应尽量避免使用字符、代号、简称、俗称，以及非公知公认的缩略语，也不应将原形词和缩略语同时列出。

（5）一般不设副题名。确有必要时，宜使用区别于主题名的字体或字号排印副题名，或副题名前加破折号"——"。

（6）题名转行应保持词语的完整性，避免将一个意义完整的词拆开转行；助词（如"的"字）留在行末，连词（如"和""与""及其"等）在转行的行首。题名中尽量不用标点符号。

（7）题名下不得无正文，避免背题。

2. 作者

（1）作者应是对论文做出了实质性贡献的人或组织，即作者应是参与选题和设计，或修改论文中关键性内容，能对编辑部的修改意见进行核修，在学术上进行答辩，对文章学术诚信负责，并最终同意该文发表者。

（2）文章均应有作者署名。作者姓名置于题名下方，多个作者间可用逗号"，"隔开，全卷统一。简讯等短文的作者姓名可标注于文末。

（3）多个作者通常以贡献大小依次排序，由论文署名作者在投稿前共同商定，投稿后原则上不得变更。确需变更时须提交该论文产出单位以及全部作者同意署名变更的书面文件。

（4）通信（讯）作者指研究项目的负责人，对选题的先进性、首创性、实验设计和方法的合理性、结论的可信性、严谨性等负首要责任，在投稿、同行评议及出版过程中主要负责与期刊联系的人。

（5）通信（讯）作者应由全体署名作者在投稿前自行确定，按照国际惯例，未标注通信（讯）作者的论文第一作者即为通信（讯）作者。对多中心或多学科协作研究，如主要责任者确实超过一人的，可酌情增加通信（讯）作者。一般情况下，增加的通信（讯）作者应是合作研究的不同研究机构或不同研究小组的学术负责人。

（6）集体署名时，作者成员姓名可标注于文末。

（7）作者工作单位应按照作者署名顺序依次著录，注明单位全称及其所在省（自治区、直辖市）、市或县名和邮政编码。可著录于作者姓名下方或论文首页地脚，全卷统一。

（8）多个作者分属不同单位时，在作者姓名右上角按顺序分别加注阿拉伯数字序号，并在其后以对应的序号注明工作单位。不同单位之间用分号"；"隔开。同一作者分属不同单位，应按出现顺序以阿拉伯数字标注在姓名的右上角，其后以对应的序号注明工作单位。同一单位2种名称以逗号

"，"或分隔号"/"隔开。各期格式应统一。

（9）通信（讯）作者应标注工作单位全称及所在地址、邮政编码，为便于读者联系，可著录通信（讯）作者的电话号码和电子信箱地址。一般著录于文章首页地脚，或文题下方，全卷统一。

（10）作者特殊身份需标注时，可在论文首页地脚或文末注明，如"本文第一作者王某为×大学在读博士研究生"。

（11）附有英文摘要的论文应以英文标注作者姓名和单位

1）所有署名作者的英文名应全部列出，不同作者姓名之间用逗号"，"隔开。中国大陆作者姓名用汉语拼音标注。汉语人名姓在前，名在后，姓名之间用空格分开。复姓连写，姓氏字母全部大写，名首字母大写。例如"王建国"英文名写作"WANG Jianguo"，"欧阳玉山"写作"OUYANG Yushan"。对于汉语拼音音节界限易混淆者，应加隔音号"'"以避免歧义，如"广安门医院"写作"Guang'anmen Hospital"。大写字母 ü 可以用 YU 代替，如"吕"拼写为"LYU"。

2）依据 GB/T 28039—2011《中国人名汉语拼音字母拼写规则》，少数民族作者姓名按照民族语用汉语拼音字母音译转写，分连次序依民族习惯。音译转写法可参照《少数民族语地名汉语拼音字母音译转写法》执行，如 Ulanhu（乌兰夫 Wulanfu）；也可先用或仅用音译汉字及汉字的拼音，如吾满江·艾力 Wumanjiang Aili，穆赤·云登嘉措 Muchi Yundengjiacuo，斯琴高娃 Siqingaowa。

3）中国香港、澳门、台湾地区作者姓名的书写方式应尊重其传统习惯。外国作者姓名写法遵从国际惯例。

（12）英文作者单位著录项目应与中文一致，应遵从英文习惯依所属单位从小到大顺序列出，并在邮政编码后加注国别。

3．摘要

（1）为便于读者迅速获取信息，研究论著应编排摘要，国外发行的期刊还应编排外文摘要。

（2）摘要是提供论文主要内容梗概的短文，应着重反映研究中的创新内容和作者的独到观点，不加评论和解释说明；详略可根据论文的类型、内容实际需要而定。

（3）中文摘要一般置于题名和作者之后、正文之前，英文摘要（含英文题名、英文作者姓名及工作单位）可置于中文摘要之后，也可置于文末。中英文摘要前应分别冠以"摘要""Abstract"字样，并采用与正文不同的字体、字号排印，以示区别。

（4）摘要的撰写格式依功能而异，可写成报道性摘要，也可写成指示性摘要或报道-指示性摘要。同一类型论文摘要的撰写格式应保持一致。

（5）研究类论文摘要的内容应包括研究目的、研究方法、主要发现（包括关键性或主要的数据）和主要结论。一般写成冠以"目的""方法""结果""结论"小标题的结构式摘要。

（6）理论探讨、文献综述、经验交流类论文可采用指示性摘要，简要地介绍论文的论题，概括地表述研究的目的和文中主要观点，使读者对论文的主要内容有一个概括的了解。

（7）摘要一般不列图、表，不引用文献，不加评论、解释和推论内容。

（8）摘要中首次出现的缩略语应注明全称或加以说明。新术语或尚无合适汉语译名的术语，可使用原文或在译名后加括号注明原文。

（9）英文摘要一般与中文摘要内容相对应，为了对外交流的需要，也可略详。研究类论文的英文摘要一般为由"Objective""Methods""Results""Conclusion"组成的结构式摘要。

（10）英文摘要中的中药、方剂、中成药名称及剂量单位书写要求

1）中药饮片或中药材在英文摘要中应同时列出汉语拼音、拉丁名或英文名，拼音在前，拉丁名或英文名以括号形式列于其后，如"当归"写作"Danggui（Radix Angelicae eli Senensis）"或"Danggul（Chinese angelica）"。动植物应注明拉丁学名，书写格式为属名（首字母大写，斜体）＋种名（小写，斜体）＋命名人名（首字母大写，正体），如"当归"写作"Danggui[*Angelica sinensin*（Oliv.）Diels]"。

2）方剂、中成药名称已经有固定译法者，以《中华人民共和国药典》《中医药学名词》（全国科学技术名词审定委员会公布）及世界中医药学会联合会等权威机构发布的译法为准。自拟方命名采用汉语拼音，应以词为音节列出拼音（依据 GB/T 16159—2012《汉语拼音正词法基本规则》），首次出现时注明中文名称。如"补肾活血丸"写为"Bushen Huoxue Wan（补肾活血丸）"，或"Bushen Huoxue Pill（补肾活血丸）"。方剂英文名称较长且多次出现时，建议在首次出现时列出全称后给出缩写，如"Jiawei Buyang Huanwu Tang（加味补阳还五汤，JWBYHWT）"，以后方剂名称出现时可采用缩写形式"JWBYHWT"。

3）英文摘要中出现古代中药剂量相关单位如"两""斤""株"等，英文翻译应采用相应拼音的斜体形式，首字母大写，且括号加注中文，如"Liang（两）""Jin（斤）""Zhu（株）"。

（11）英文摘要中人体穴名以"拼音（穴位国际代码）"形式列出，如"Zusanli（ST36）"；实验动物选穴以"拼音，（穴位国际代码）"形式列出，如"Zusanli（ST36）"。

（12）文摘类期刊文摘编写依据 GB 6447—1986《文摘编写规则》。

4．关键词

（1）关键词是指论文中最能反映主题信息的特征词或词组。关键词包括主题词和自由词。标引原则是以主题词为主，若无相对应的主题词（新的专业术语）时，可直接标注自由词作为关键词使用。

（2）关键词尽量从美国国立医学图书馆的 MeSH 数据库（http：//www.ncbi.nlm.nih.gov/mesh）、中国医学科学院医学信息研究所编译的《医学名词与主题词（MeSH）对应表》、中国中医科学院中医药信息研究所编印的《中国中医药学主题词表》中选取。未被词表收录的新的专业术语可直接作为关键词使用，建议排在最后。

（3）关键词应为全称，不能使用非公知公认的缩略词。关键词前冠以"关键词"字样。

（4）多个关键词之间以分号"；"隔开，例如：中风；补阳还五汤；益气活血。

（5）有英文摘要的文章，应标注与中文对应的英文关键词。英文关键词可以"Keywords"或"KEYWORDS"作为标识排在行首，各关键词之间用分号"；"隔开。英文关键词一般采用小写格式，专有名词首字母大写。

（6）建议将中英文关键词用显著字体分别排在中英文摘要下方，无摘要的文章，排印在正文前。

5．正文主体

（1）研究类论文一般分引言、材料（资料）与方法、结果、讨论和结论等部分。

1）引言主要概述研究的背景、目的、研究思路、理论依据、研究方法、预期结果和意义等。引用他人的研究成果应标注相关参考文献，但切忌写成文献综述。

2）材料（资料）与方法部分应根据研究类型及研究内容进行详细报告，

具体原则如下：

a）研究对象为患者，需注明研究对象和对照者来源及时间范围，明确诊断标准、纳入标准、排除标准和退出标准（给出依据，并标注参考文献），以及分组方法、各组基线资料等。

b）为确保受试者尊严、安全和权益得到保护，增强公众对临床研究的信任和支持，依据原国家卫生和计划生育委员会公布的《涉及人的生物医学研究伦理审查办法》，涉及人的生物医学研究时，研究报告需说明所采用的试验程序是否经过国家的或所在机构设立的伦理委员会的评估与批准，并注明批准文号。涉及人的生物医学研究包括以下活动：采用现代物理学、化学、生物学、中医药学和心理学等方法对人的生理、心理行为、病理现象、疾病病因和发病机制，以及疾病的预防、诊断、治疗和康复进行研究的活动；医学新技术或者医疗新产品在人体上进行试验研究的活动；采用流行病学、社会学、心理学等方法收集、记录、使用、报告或者储存有关人的样本、医疗记录、行为等科学研究资料的活动。

c）如果所在机构没有正式的伦理委员会，作者需说明研究是否符合世界卫生组织《涉及人的生物医学研究国际伦理准则》和世界医学协会最新修订的《赫尔辛基宣言》（www.wma net/en/30publications/10policies/b3/index.html）的相关规定。

d）临床研究报告应说明受试者保护情况。在没有获得知情同意的情况下，可辨认身份的信息，包括患者姓名和其首字母缩写，或住院号，都不应在书面描述、照片或遗传谱系中公开，以保护患者的隐私权。出于科学的目的，如果上述信息必不可少，需由患者或其监护人签署知情同意书，并在发表的论文中说明。

e）根据临床研究类型，建议参考相关的国际报告规范对研究进行报告。随机对照试验（The Consolidated Standards of Reporting Trials，CONSORT）、中草药随机对照试验（Elaboration of CONSORT for Randomized，Controlled Trials of Herbal Medicine Interventions）、中药方剂随机对照试验（CONSORT CHM formulas 2017）、非随机对照试验（Transparent Reporting of Evaluations with Nonrandomized Designs，TREND）、观察性研究 / 横断面研究 / 队列研究 / 病例对照研究（The Strengthening the Reporting of Observational Studies in Epidemiology，STROBE）、临床试验方案（Standard Protocol Items：Recommendations for Interventional Trials，SPIRIT）、诊断准确性试

验（Standards for the Reporting of Diagnostic Accuracy Studies，STARD）、病例报告（CAse REport guidelines，CARE）、针灸临床试验（Standards for Reporting Interventions in Clinical Trials of Acupuncture，STRICTA）、系统综述 /Meta 分析（Preferred Reporting Items for Systematic Reviews and Meta-Analyses，PRISMA）、临床实践指南（Reporting Items for Practice Guidelines in Healthcare，RIGHT）、定性研究（Standards for Reporting Qualitative Research，SRQR）。

f）研究对象为实验动物，需注明动物的名称、种系、等级、来源、动物许可证号、数量、性别、年龄、体质量、饲养条件、健康状况和实验中动物处死方法。各类实验动物的饲养、应用或处置必须有充分的理由为前提，需以当代社会公认的道德伦理价值观兼顾动物和人类利益。报告动物实验时，作者应说明是否经过相关伦理委员会审查，或至少应该说明是否遵循了国家或机构的有关实验动物管理和使用的规定。动物研究伦理指南详见国际兽医学编辑协会《关于动物伦理与福利的作者指南共识》（http：//veteditors. org/ethicsconsensusguidelines.html）。

g）动物实验研究报告应说明 ARRIVE（Animal Research：Reporting of In Vivo Experiments）所列的基本要素。

h）药品及化学试剂使用通用名称，并注明来源、批号、规格、剂量和单位。仪器和设备应注明名称、型号、生产者，无需描述工作原理。

i）实验方法部分应详述创新的方法及改良方法的改进之处，以供他人重复。采用他人方法，应以引用文献的方式给出方法的出处，简述操作程序，无需详细描述。应明确说明各组所采用的干预方法。

j）采用中药汤剂、中成药，应列出组成药物的名称、剂量、炮制方法、服用方法；针灸及其他非药物疗法，应明确说明所取穴位名称（治疗部位）、针刺方法、治疗频次，或非药物疗法的相关内容，明确疗程。分组对照不应只介绍观察组的方法，而忽略其他组的干预方法。

k）观察项目要分别列出，特殊的检测指标及方法要详细说明。

l）描述统计学方法时应说明所使用的统计软件名称及版本号。在进行统计描述时，如果资料服从正态分布，采用均值 ± 标准差表示，如果资料不服从正态分布，采用中位数（四分位数间距）表示；在进行参数估计时，如果资料服从正态分布，采用均值和标准误表示，如果资料不服从正态分布，采用百分位数表示，并根据临床实际情况，给出最高 / 最低值；在进行假设检验时，应明确说明所用统计分析方法的具体名称（如成组设计资料的 t 检验、两因素析因设计资料的方差分析等），明确检验水准。

3）结果部分的叙述应实事求是、简洁明了。结果应与观察指标对应。以数据反映结果时，不能只描述相对数（如百分数），应同时给出数据的绝对数；统计学处理结果写出统计量的具体值（如 $t = 3.450$），并给出具体的 P 值（如 $P = 0.023$）。用表或图表示时，一般应先用文字简单介绍，引出图表，但应避免图、表、文字三者内容重叠。

4）讨论部分应着重讨论研究结果的创新之处及从中导出的结论，包括理论价值、实际应用价值、局限性，以及其对进一步研究的启示；也可通过讨论提出建议、设想或改进意见等。应将本研究结果与其他有关的研究进行比较，指出本研究结果与其他相关研究结果的异同点。将本研究的结论与目的联系起来讨论，不应重述已在前言和结果部分详述过的数据或资料。

（2）经验总结类文章，宜简要介绍作者的实践历程，即获得经验的背景；如系整理名老中医经验，则需有名老中医的简介，以及作者与所介绍的名老中医间的学术继承关系、学术渊源。典型病例的介绍应突出辨证论治过程。

（3）医案类文章取材于临床案例，作者评论以"按语"形式表达。医案记录应详尽、准确，包括就诊日期、中医四诊资料及西医理化检查资料（如有）、诊断、辨证思路、治疗过程、结局。按语应点评案中关键点及值得读者借鉴之处。

（4）理论探讨、文献综述等论文分别依照 GB 7713—1987《科学技术报告、学位论文和学术论文的编写格式》、GB/T 7713.1—2006《学位论文编写规则》及 GB/T 7713.3—2014《科技报告编写规则》进行撰写。

6．参考文献

（1）研究类论文均应附参考文献。

（2）作者引用的参考文献应为亲自阅读过的、正式发表的文献。避免引用摘要、简讯等文献。

（3）正文中的参考文献按文献出现的先后顺序连续编码，并将阿拉伯数字序号置于方括号中标注于相关文字后。文献序号作为语句的组成部分时，不用角码标注（如示例 1）；指明原始文献作者姓名时，序号标注于作者姓名右上角（如示例 2）；正文未指明作者或非原始文献作者时，序号标注于句末（如示例 3）。

示例 1：参照文献 [2] 方法制备类风湿关节炎模型。

示例2：吴中平等[1]研制了"古今医案查询统计分析系统"。

示例3：中药具有显著的抗疲劳效果[1, 3-5]。

（4）图中引用参考文献，按其在全文中出现的顺序在图注中或图题上标注引文序号，图中不出现引文标注。

（5）表中引用参考文献，按其在全文中出现的顺序在表注中或表题上依次标注引文序号，或在表中单列一栏说明文献来源。该栏应列出文献第一作者姓名，在姓名右上角标注引文序号。

（6）文后参考文献著录格式执行GB/T 7714-2015《信息与文献参考文献著录规则》。

（7）参考文献一般应采用小于正文的字号排印在正文之后。"参考文献"字样可以左顶格排，也可以居中排。同一期刊体例应一致。

（8）各篇参考文献应按正文标注的序号左顶格依次列出。序号一律用阿拉伯数字，与正文中的序号格式一致。只有1条参考文献时，序号为"[1]"。

（9）著录文字原则上要求用原文献文字，除版次、期号、出版年、起吃页码等数字用阿拉伯数字表示外，均应保持文献原有的形式。

（10）每条参考文献著录项目应齐全。

五、论文编排格式

1．层次标题及编号

（1）层次标题是对本段、本条主题内容的高度概括。各层次的标题应简短明确，同一级别层次标题的词组结构应尽可能相同，语气一致。

（2）层次标题的分级编号，推荐执行新闻出版行业标准CY/T 35-2001《科技文献的章节编号方法》，采用阿拉伯数字。

（3）层次标题不宜使用非公知公认的缩略语。

（4）层次标题的层次不宜过多，一般不超过4级，即"1""1.1""1.1.1""1.1.1.1"。

（5）语段中出现多层次接排序号时，可依次用圆括号数码"1）""（1）""①"。

2．图的编排

（1）图应具备自明性和可读性。

（2）图应按正文中出现的顺序用阿拉伯数字依序编号。只有1幅图时标注"图1"。图应有图题，并置于序号之后。图序与图题之间应留1个汉字的空隙。图题连同图序置于图的下方。宜将图中的符号、标记、代码等以最简练的文字作为图注附于图下。

（3）图序、图题、图例、图注及图形中出现的文字字号应小于正文字号。

（4）图中的量、单位、符号、缩略语等应与正文中所写一致。中文期刊图题、图例及图内其他文字说明可以只使用中文，也可以中英文对照，但不应仅使用英文。

（5）统计图的类型应与资料性质匹配，并使数轴上刻度值的标法符合数学原则。图中出现的数值应标明量和单位，出现缩略语宜在图注中注明中文名称。

（6）照片图应具有良好的清晰度和对比度。人体照片只需显示必要部位，但应能辨识出是人体的哪一部分。面部或全身照片，若不需显示眼睛和阴部，应加遮盖。使用特定染色方法的显微照片应标明染色方法。显微照片中使用的符号、箭头或字母应与背景有很好的对比度。涉及尺寸的照片应附有表示目的物大小的标尺。

（7）图宜紧置于首次引用该图的正文段落之后排印，也可集中排列于正文的适当位置。通栏图宜排在所在页的顶部或底部。需要印在插页上的插图，应在正文引用处标明图所在插页的页码，并在插页中图的上方标明文章的题名和所在页码。

3．表的编排

（1）表应具备自明性和可读性。表的内容不应与正文文字及插图内容重复。

（2）表应按正文中出现的顺序用阿拉伯数字依序编号。只有 1 个表时标注"表 1"。表应有表题，并置于序号之后。表序与表题之间应留 1 个汉字的空隙。表题连同表序置于表的上方。

（3）表序、表题、表注及表中出现的文字字号应小于正文字号。同一种期刊表格编排体例应一致。

（4）数据表宜采用国际通行的三线表格式，按统计学制表原则设计，力求结构简洁。表的编排一般是内容和测试项目由左至右横读，数据依序竖读。

（5）表中的量、单位、符号、缩略语等应与正文中所写一致。中文期刊表题及表内其他文字说明可以只使用中文，也可以中英文对照，但不应仅使用英文。

（6）表中各栏应标明标目词，参数栏的标目词一般为量或测试项目及其单位。若表中所有参数的单位相同，单位可标注在表的右上方或表题之后（加括号或与表题间留 1 个汉字的空隙）；各栏参数的单位不同，则应将单位加括号标注在各栏标目词后或下方。表内参数同一指标保留的小数位数应相同。

（7）表中同一栏的数字应按位次上下对齐。表内不宜用"同上""同左"等类似词，应一律填入具体数字（包括"0"）或文字。表内"空白"代表无此项，若用符号代表"未测"或"未发现"，应在表格的下方以简练文字注释。统计表中应列出样本数。

（8）表中不设"备注"栏。宜将表中的符号、标记、代码以及需要说明的事项以最简练的文字作为表注附于表格的下方。出现缩略语宜在表注中注明中文名称。

（9）表宜紧置于首次引用该表的正文段落之后排印。通栏表宜排在所在页的顶部或底部。需要转页或有续表时，应在续表上注明"续表 ×"，并重复排印表头。

4．量和单位

（1）应严格执行中华人民共和国国家标准 GB 3100—1993、GB 3101—1993 及 GB 3102—1993（所有部分）中有关量、单位和符号的规定及其书写规则，具体执行可参照中华医学会杂志社编写的《法定计量单位在医学上的应用（第三版）》。

（2）各种量和单位除在无数值的叙述性文字和科普期刊中可使用中文符号外，均应使用国际符号。非物理量的单位，例如个、次、件、人、年、周等用汉字表示。

（3）单位符号用正体排印，符号后不加缩写点。来源于人名的单位符号，如"Pa"的首字母大写。"升"单独使用时用大写"L"，加词头时也可用小写"l"，如"ml"。数值与单位符号之间留 1/2 汉字空隙，但平面角的单位度（°）、分（'）和秒（"），数值和单位符号之间不留空隙。

（4）词头符号用正体排印，并与紧接其后的单个单位符号构成一个新的单位符号，且两者间不留空隙。10^6 以上的词头符号（例如 M、G、T）大写，其余小写。词头不能单独使用（如"μm"不能写作"μ"），也不能重叠使用（如"nm"不应写作"mμm"）。

（5）一般不能对单位符号进行修饰，例如加缩写点、下标、复数形式，或在组合单位符号中插入化学元素符号等，但"mm Hg""cm H₂O"例外，书写时单位符号与化学元素符号之间应留 1/2 个汉字空隙。人和动物体内压强检测值的计量单位使用 kPa（千帕斯卡），也可使用 mm Hg、cm H₂O，但在文中首次出现时应注明 mm Hg、cm H₂O 与 kPa 的换算系数。

（6）表示离心加速作用时，应以重力加速度（g）倍数的形式表达，例如：$600\times g$ 离心 10min；或者在给出离心机转速的同时给出离心半径，例如：离心半径 8cm，12 000r/min 离心 10min。

（7）图表涉及量和单位时，单位符号均应使用国际通用符号，如时间"天"用"d"、"分钟"用"min"、"秒"用"s"，长度"米"用"m"。质量用"kg"，电流"安"用"A"等。

（8）一个组合单位符号中斜线不应多于 1 条，例如：不写为"mg/kg/d"，而应写为"mg/（kg·d）"或"mg·kg⁻¹·d⁻¹"。

（9）针灸腧穴定位中常以体表骨节为主要标识折量全身各部的长度和宽度，或以被测量者手指表面的特定距离作为度量单位，分别称为"骨度折量寸"和"手指同身寸"，不同于旧市制长度单位的"寸"，不能换算成米制单位。针具规格和针刺深度用毫米（mm）表示。

（10）中药的计量单位一般用克（g）表示，但涉及古籍中的药物剂量应以原文剂量表示，如"钱""两""升"等，不可随意换算为克（g）。

（11）引用古籍文献时，应按原文中的表述方式使用汉字单位。

（12）中医论文在文字叙述中涉及数量单位时可依照中医表述习惯，如"大便二三日一行"。

5．数字用法，请参照本书第五章。

6．标点符号，请参照本书第四章。

7．统计学符号

（1）统计学符号一律采用斜体排印。

（2）医学期刊常用的统计学符号：样本的算术平均数用英文小写$\bar{x}$，中位数用大写 M；标准差用英文小写 s，标准误用英文小写 $s_{\bar{x}}$；t 检验统计值用英文小写 t；方差分析用英文大写 F；卡方检验用希文小写 X^2；相关系数用英文小写 r；自由度用希文小写 v；概率用英文大写 P。

六、文字和名词术语

1. 用字规范

（1）中医药期刊中均使用规范的简体字。严格执行《出版物汉字使用管理规定》，以 2013 年 6 月教育部、国家语言文字工作委员会组织制定的《通用规范汉字表》为准。

（2）《通用规范汉字表》已确认收录的 11 个中医药领域用字：胱（huàng）、伱（yǐ）、蔗（zhè）、朘（jùn）、胚（pēi）、痓（zhì）、劄（zhá）、敩（xiào）、軃（duǒ）、龤（xiè）、齼（chǔ）。

（3）尚未被《通用规范汉字表》收录，但在中医药专业辞书、期刊中可以使用 8 个的字：䐃（rùn）、疞（xū）、癇（xián）、槤（sù）、鍉（chí）、饐（yī）、搵（gǔn）、惸（qióng）。

（4）被《通用规范汉字表》确定为繁体字和异体字者不再使用，但简体字字意解释尚未能涵盖中医特定内涵的，或属中医专有名词的，可用其繁体字。

（5）中医古籍整理及属于医史、人物、文物等探源、考证一类的文章，或专向境外发行的期刊等，可酌情保留和使用繁体字、异体字，但不得使用自造字和其他别字。

（6）引用古籍内容时，凡异体字、俗字、通假字、有案可稽的古讹字，一律改为现行规范字；凡两字形异而义同，古籍中通用，且尚未纳入《通用规范汉字表》者，如"澼"与"癖"、"注"与"疰"之类，则保持原貌；引用古籍内容中凡因形体相似，或增笔，或缺笔，或连笔而误写，如"正"与"止"、"若"与"苦"、"己、已、巳"之类，凡明显讹误而无疑义者可径改，难以判定者，则保持原貌。

（7）凡历朝避讳字，原则上不改，文章引用时可用其原字；凡有碍文理者，引用时应回改。如"白虎汤"之方名，《医心方》卷十四引古本《千金方》作"白兽汤"，是唐代避唐高祖李渊祖父李虎之名讳。

（8）引用古籍原文时，虽用字不同，但借用既久，长期沿用而被视为正字而意义相同的通假字，一般应遵照原文。如"矢"字，本义是"箭"，由于与"屎"同音，古人常用为"屎"字，如《伤寒论》中"转矢气"之例，应保持原貌。

（9）有些字临时借用同音或音近的字，借用字的字义与本字毫无关联，应使用其本字。如《素问·生气通天论篇》"高粱之变"的"高粱"是通假字，本字为"膏粱"。"按"通"案"，引用原文时可用，在论文中不应将"医案"写成"医按"。其他如"辨"通"辩""斑"通"班""搏"通"薄"、"知"通"智""蓄"通"畜"等，应根据文义选择合适用字。

（10）文中出现难字、生僻字、异读字，可注明字音。注音方式一般在圆括号内用汉语拼音加同音字的方法。

2．中医药期刊名词术语使用原则

（1）医学名词术语应使用全国科学技术名词审定委员会公布的最新版《医学名词》和相关学科的名词。外文新名词尚无统一译名时，可自译并在首次出现时用括号注出原文。

（2）中医药学名词术语应使用全国科学技术名词审定委员会公布的最新版《中医药学名词》和相关学科的名词。暂未公布者，可使用国家标准 GB/T 20348—2006《中医基础理论术语》、GB/T 16751—1997《中医临床诊疗术语》、GB/T 30232—2013《针灸学通用术语》、GB/T 12346—2006《腧穴名称与定位》、GB/T 13734—2008《耳穴名称与定位》。英文翻译应使用全国科学技术名词审定委员会公布的《中医药学名词》和相关学科的名词，暂未公布者可参考《中医基本名词术语中英对照国际标准》。

（3）中西药名以最新版《中华人民共和国药典》和《中国药品通用名称》为准。药物名称一般不用商品名，确需使用商品名时应先注明其通用名。

3．中医名词术语

（1）中医、西医共有，但有不同含义、容易混淆的医学名词，应分析其词义加以区别使用。如"淤血"和"瘀血"。"瘀血"用于中医，"淤血"用于西医。"瘀血"内涵大，外延广泛；而"淤血"内涵小，外延局限："淤血"包括在"瘀血"之中，两者关系密切而有所交叉。又如病、症、证，应根据其具体含义选择合适用词。病，即疾病，是对机体在致病因素的作用下，邪正相争全过程病变特点的概括，如感冒、咳嗽、黄疸等；症，即单个症状、体征，如发热、口渴、尿黄、下肢肿痛等；证，即证候，是对疾病一定阶段病变本质的概括，如肝肾阴虚证、肝郁脾虚证等。"证"字还用于"适应证""禁忌证"等名词的组合。

（2）中医学对症状的描述丰富多样，存在一症多名，或多症一名等现象。如"小便不利"，在历代中医文献中有小便不利、小便涩、小便不通、小溲不利、小便不畅、小便不爽、小溲涩、溺涩、小水不利、尿涩、小溲欠利等不同的描述。现在应使用全国科学技术名词审定委员会公布的《中医药学名词》和相关学科的名词。

（3）凡文中出现古籍书名、篇名，应当写全名，一般不可写缩略名、简称或代称。书名如《针灸甲乙经》，篇名如《扁鹊仓公列传》《阴阳应象大论篇》《养生论》《与崔连州论石钟乳书》等，不可写缩略名；但少数经典古医籍也可使用其简称，如《素问》《灵枢》《伤寒论》等。

（4）文中出现的古代人名，一般应用"姓＋名"的方式，也可用其表字或别号，并加圆括号注明姓名。人名：华佗、张机、孙思邈等；表字：彦修（朱震亨）、明之（李杲）、东璧（李时珍）、鞠通（吴瑭）等；别号：抱朴子（葛洪）、启玄子（王冰）、东坡居士（苏轼）、洄溪老人（徐大椿）等。

4．中药名称及名词术语

（1）中药名称应以最新版《中华人民共和国药典》为主要依据。《中华人民共和国药典》未收载的品种可依次参照团体标准 ZGZYXH/T 1-2015《中药学基本术语》《中药大辞典》、新版全国高等中医院校统编教材《中药学》。地方及少数民族药物可遵照地方相关标准或药物的习称。

（2）中药名称的使用应根据其概念范畴使用相应的名称。中药材使用药材名称，必要时需注明拉丁学名；临床处方应使用饮片名称，若其无法定名称，论述时可使用药材名称。药材与饮片名称对照参见附录。

（3）由特定种质、产区，以及特定的生产加工技术生产的道地药材加工炮制而成的饮片，可在药材名前加产地名称作为特殊的饮片名称，如"岷当归""川厚朴"等。

（4）处方中饮片为生品者，有法定名称的遵法定名称，无法定名称且毒性较强的，用生品时，应在其药材名称前加注"生"字，以免误用，如生大黄。

（5）无法定名称的炮制品，可在其药材名称之前或之后加炮制术语炒、焦、煅、炙、盐、炭、曲等作为饮片名称，如姜炭、半夏曲等。

（6）无法定饮片名称的鲜品入药时，应在药材名前加"鲜"字，如鲜薄荷。

（7）使用特定药用部位入药的饮片，如无法定饮片名称，表述时可在其药材名称前或后加药用部位名称，如当归尾。

（8）有特殊煎煮要求的中药，应在饮片名称后加圆括号注明煎服法，如薄荷（后下）、生石膏（先煎）、三七粉（冲服）等。

（9）中成药名称以国家药典委员会《中成药通用名称》为准，暂未公布者可依次参照国家食品药品监督管理总局批准的中成药通用名、新版全国高等中医院校统编教材《方剂学》。

（10）中药学名词术语应使用全国科学技术名词审定委员会公布的《中医药学名词》和相关学科的名词。暂未公布者可依次使用团体标准ZGZYXH/T 1—2015《中药学基本术语》《中药大辞典》以及新版全国高等中医院校统编教材《中药学》。

5. 西医名词术语

（1）名词术语一般应用全称，如"人工流产"不宜简称"人流"，"先天性心脏病"不宜简称"先心病"，"慢性肝炎"不宜简称"慢肝"。若文中反复出现且全称较长，则可在首次出现时用全称，加圆括号写出简称，后文用简称。已通用的中文简称，如冠心病、房颤、乙型肝炎等，可用于文题，但在文内仍应写出全称，并注明简称。

（2）已公知公认的缩略语可不加注释直接使用，如 DNA、RNA、HBsAg 等。不常用的、尚未被公知公认的缩略语，以及原词过长在文中多次出现者，若为中文可于文中首次出现时写出全称，在圆括号内写出简称，如流行性脑脊髓膜炎（流脑）；若为外文可于文中首次出现时写出中文全称，在圆括号内写出外文全称及其缩略语，如阻塞性睡眠呼吸暂停综合征（Obstructive sleep apnea syndrome，OSAS）。不超过 4 个汉字的名词不宜使用缩略语。处方中的拉丁文缩略语，如 tid、q4h 等一般不宜在文章中应用。

（3）冠以外国人名的体征、病名、试验、综合征等，人名可以用中译文，但人名后不加"氏"（单字名除外，如福氏杆菌）；也可以用外文，但人名后不加"s"。例如：Babinski 征，可以写成巴宾斯基征，不写成 Babinski's 征，也不写成巴宾斯基氏征。

6. 其他名词术语

（1）中国地名以最新公布的行政区划名称为准，外国地名的译名以新华社公开使用的译名为准。文中出现的古代地名，应考证其具体位置，并在后面加圆括号标明，如长安（西安）、金陵（南京）、彭城（徐州）等。

（2）外国人名的译名以新华社公开使用的译名为准。

七、辅助信息

1．基金项目

（1）基金项目指论文产出的资助背景，如"国家自然科学基金""国家重点基础研究发展计划"等。

（2）获得基金资助产出的论文应在文章首页地脚或其他位置以"基金项目"字样作为标识，注明基金项目来源，并在圆括号内注明其项目编号。如果文章首页地脚同时标注作者单位，基金项目的标注应置于作者单位上方。

（3）基金项目来源应与项目任务书一致，多项基金间应以分号"；"隔开。例如：基金项目：国家自然科学基金（30271269）；国家科技支撑计划（2011BA719AI0）。同一基金连续资助而有 2 个编号时，编号之间用逗号"，"隔开，例如：国家自然科学基金（30271269，30273027）。

（4）基金资助项目的英文翻译以资助机构官方网站发布的名称为依据。

2．致谢

（1）对参加部分工作的合作者，以及对该项工作有贡献但又不宜作为作者的人，可用简短的文字表示感谢。原则上应征得被感谢人的书面同意后，方可提名感谢。

（2）致谢一般排在正文之后，参考文献之前。致谢不与正文的层次标题连续编码。

3．收稿日期

（1）每篇文章均宜注明收稿日期。

（2）收稿日期可排印在文章首页地脚，也可排印在文末。为便于读者阅读，建议排印在文末。同一期刊收稿日期标注的位置应相同。

（3）收稿日期以 YYYY-MM-DD 表示，建议以"收稿日期"或"[收稿日期]"作为标识，例如"收稿日期：2005-03-08"或"[收稿日期]2005-03-08"。

4．责任编辑署名

（1）为了体现编辑的责任和对其劳动的尊重，每篇文章均宜注明责任编辑姓名。

（2）责任编辑署名一般排在文末。同一期刊标注的位置应相同。

5．临床试验注册号

（1）为了增加临床试验信息的透明度，提高临床医学研究的质量及公众信任度，世界卫生组织于 2004 年开始积极倡导并大力推行临床试验注册制度。中医药期刊鼓励优先发表经注册的临床试验报告。

（2）临床试验注册号应是从世界卫生组织认证的一级临床试验注册中心获得的全球唯一的注册号。

（3）临床试验注册号以"临床试验注册"为标识，标明注册机构名称和注册号。

（4）临床试验注册号可排印在关键词下方，或在正文中说明，全卷统一。

6．中图分类号

（1）为从期刊文献的学科属性实现族性检索并为文章的分类统计创造条件，建议为每篇文章标注中图分类号。

（2）依据最新版《中国图书馆分类法》进行分类。

（3）文章一般标注 1 个分类号，学科交叉有多个主题的文章可标注 2 个或 3 个分类号，主分类号排在第一位，多个分类号之间用分号"；"分隔。分类号前以"中图分类号"字样作为标识，例如：中图分类号：R259.631；R259.744。

（4）论文中图分类号可排印在关键词下方或其他适当位置，全卷统一。

7．文献标识码与文章编号

（1）为便于文献的统计和期刊评价，确定文献的检索范围，提高检索结果的实用性，建议依据《中国学术期刊（光盘版）检索与评价数据规范》对每篇文章标注 1 个文献标识码。

（2）文献标识码前冠以"文献标识码"字样。文献标识码排印在中图分类号后方。文摘、简讯（补白）、文字广告不加文献标识码。

（3）为便于期刊文章的检索、查询、全文信息索取和远程传送，以及著作权管理，凡具有文献标识码的文章应标注一个数字化的文章编号。

1）文章编号由每一期刊的中国标准连续出版物号、出版年、期次及文章首页页码和页数 5 段共 20 位数字组成，其结构为：XXXX-XXXX（YYYY）NN-PPPP-CC。其中："XXXX-XXX"为文章所在期刊的国际标准连续出版物号（ISSN），"YYYY"为文章所在期刊的出版年，"NN"主章所在期刊的期次，"PPPP"为文章首页所在期刊页码，"CC"为文章页数，"-"为短横线。

2）文章编号前应冠以"文章编号"字样。文章编号排印在文献标识码后方。

8．期刊基本参数

（1）为期刊评价机构便于对某一种期刊某一期的一些参数进行统计，建议依据《中国学术藏（光盘版）检索与评价数据规范》在期刊的目次首页下方排印该期的期刊基本参数，共 11 项。

（2）期刊基本参数排列顺序及格式为：国内统一连续出版物号（CN）＊创刊年＊出版周期代码＊开本＊本期页码＊语种代码＊载体类型代码＊本期定价＊本期印数＊本期文章总篇数＊出版月。参数中若有空缺，可以用 1 个汉字空隙代替。

（3）参数前冠以"期刊基本参数"字样。

八、数字出版信息

1．文献数字对象唯一标识符

（1）为促进中医药期刊学术信息的网络传播与利用，建议注册和标注文献数字对象唯一标识（DOI）。

（2）应向国际 DOI 基金会（International DOI Foundation，IDF）正式授权的 DOI 注册机构注册 DOI。

（3）DOI 标识符由两部分组成——前缀和后缀（图 14-2）。

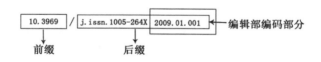

图14-2 DOI标识符组成

（4）根据 IDF 出版的 DOI 手册中规定，DOI 编码不区分大小写，"10.1234/abc"与"10.1234/ABC"是完全相同的 DOI 编码，建议使用小写字母。DOI 编码必须能被任意 DOI 系统识别。

（5）DOI 应置于文章首页适当位置，并保持全卷统一。DOI 标识符前应以"DOI："或"doi："作为标识。

2．期刊基本信息二维码与文章二维码

（1）为增强期刊标识信息化程度，建议期刊利用二维码软件制作期刊基本信息二维码和文章二维码。

（2）期刊基本信息二维码应包含主管、主办单位名称，网址，电子邮箱，编辑部电话及地址。

（3）期刊基本信息二维码可加印在封一或版权页适当位置，建议放置在期刊封一的左下或右下位置。印刷位置全卷统一。

（4）期刊基本信息二维码尺寸应适当，建议在 1.5cm×1.5cm ～ 2.0cm×2.0cm 之间。

（5）文章二维码可包含以下内容

1）文章基本信息：包括文章标题、作者、作者单位、摘要、关键词、DOI、出版信息（出版时间、卷号、期号和页码范围）、文章电子版下载地址等。

2）作者信息：包括作者照片、微博、微信等。

3）文章中图片、音频、视频链接。

（6）一些链接相关的图片、音频和视频（如实验操作方法、实验结果）的二维码，可参照图表命名原则命名，如：二维码 1　××二维码；并建议在文章中相应的位置标明"见二维码 1"字样。

（7）文章二维码推荐位置

1）文章首页的顶头，可后跟 DOI 识别符和本篇文章的网址等。

2）文章首页地脚。

3）文末。

（8）文章二维码推荐尺寸建议不小于 1.5cm×1.5cm。

（9）期刊基本信息二维码和文章二维码颜色以黑白色为宜，以保证读取效果。

3. 期刊微信公众号与音频、视频文件

（1）期刊微信公众号发布传播的内容应与期刊办刊方针和定位、服务对象等相一致，无政治性、科学性、常识性错误。文字表达应规范。

（2）资源属性中不能带有额外信息，无侵权内容。

（3）音频、视频的内容无政治性、科学性、常识性错误。

（4）音频及视频的配音无错读、漏读、误读等现象，无知识性（含文字、语法等）错误。

（5）音频及视频的配音应为标准普通话、标准英式 / 美式英语（民族方言类除外），特殊语言学习的材料除外。

（6）文章朗读音频内容与文章完全匹配；配音类音频内容需与文本一致。

（7）视频图像清晰、无马赛克（遮挡 LOGO 的马赛克除外）等现象；

视频播放流畅，声音清楚，不能有中间停顿、白屏、黑屏、绿板等现象。

（8）视频字幕的字体、大小、色彩搭配、摆放位置、停留时间、出入屏方式与其他要素（画面、解说词、音乐）配合适当，不能破坏原有画面。字幕无知识性错误。

（9）视频画面、视频中的图片无其他公司、个人、网站或组织的LOGO、水印等版权标志（引入产品除外）；无侵权人物正面肖像。

4．优先数字出版

（1）优先数字出版的内容应与印刷出版物一致。

（2）对于优先数字出版文献，在期刊印刷版该文首页地脚或其他位置注明其数字出版日期和数字出版网址，全卷统一。

九、期刊编辑伦理规范

1．为了维护学术诚信，确保期刊质量，努力满足读者和作者的需求，编辑应采取措施防止研究和出版中的不当行为，不断努力改进期刊编辑出版工作。

2．编辑应注意知识产权保护，应采取管理措施及技术措施防范抄袭、剽窃、重复发表、不当署名等侵犯知识产权及学术失范事件发生。

3．编辑应根据文章的重要性、原创性、研究的真实性及其与期刊的相关性作出接受或拒绝稿件的决定。

4．在同行评审中，编辑应尽力确保评审的公平、公正和及时，并采取措施对审稿人的身份进行保护，对评审阶段的稿件内容予以保密。

5．编辑应对作者投稿、专家审稿等出版流程中可能存在的各种利益冲突予以重视。

（1）编辑部应在稿约（投稿指南）中要求作者对与稿件相关的任何形式的利益冲突作出说明，并对所提供的利益冲突公开声明的真实性负责。

（2）为避免审稿人与作者间可能存在的利益冲突，编辑在选择审稿人时应要求审稿人在同意审稿之前公开潜在的利益冲突；对作者推荐的审稿人，编辑核查属实后方可决定采纳与否；对作者提出需要回避特定审稿专家的合理请求应予以尊重。同行审稿专家应向期刊编辑公开可能导致其对稿件评价产生偏倚的利益冲突，若认为必要，应主动回避（谢绝）对稿件的审阅。

（3）编辑在出版工作中既要关注与作者和同行审稿专家相关的利益冲突，也应重视与自身有关的利益冲突。编辑应回避与之有密切关系的作者稿件的处理与决策；编辑不应在文章发表前向外界披露文章中的内容、作者及单位；非公开审稿时，编辑不应向作者泄露评审专家的姓名及工作单位；出版流程中编辑不得为了自身利益而使用稿件中的信息。

6. 为了维护科研工作的诚信度，给读者传递正确和权威的信息，对于已经发表的存在违反科研伦理和出版伦理问题的稿件应当撤稿。

（1）应当撤稿的情况

1）论文存在数据伪造和篡改，或由于作者非主观故意的错误导致该论文所报道的发现和结果不可信。

2）论文存在学术剽窃问题。

3）论文所报道的学术研究违背医学伦理规范。

4）重复发表的论文。

（2）撤稿时应刊登撤稿声明。撤稿声明应刊登在期刊的所有版本上，包括印刷版和电子版。

（3）论文中的一小部分内容存在错误时可刊登更正声明。

第三节　科技期刊的美术编辑

一、美术编辑的概念

美术编辑，作为名词解释有两种含义，一是指在科技期刊社从事美术工作的编辑人员；二是指美术编辑技术职务，即职称系列中的编辑（美术），美术编辑技术职务分四个档次，依次为编审（美术）、副编审（美术）、编辑（美术）和助理编辑（美术）。

美术编辑作为动词解释为编辑过程，是采用美术技法，依据视觉规律，对信息元素进行选择、整理、组织、加工、记录并优化传播的编辑过程，具有艺术、技术和编辑记录三重属性。

二、美术编辑的基本素质

科技期刊作为科技成果与信息传播的媒介，要求期刊美术编辑应具有高超的符号运用和理解能力，熟练的信息处理能力以及对社会文化变迁的洞察和参与能力。

1．图像、符号的理解和运用 综合运用线条、图案、版面、格式等对科技期刊的内文甚至整个期刊的体量、形状等进行创造性的构思与设计，这是科技期刊美术编辑对期刊内容和形象的整体包装和再造。此过程包含着美术编辑的思想、智慧和美学情趣，是对科技期刊一贯性的风格把握、价值发展和形象塑造。对符号与图像的熟练运用，建立在深入细致的理解和不断学习的基础上，科技期刊美术编辑需要在编辑过程中不断加深对本专业历史传承下来的一整套图像符号体系的理解。

2．信息知识的加工和处理 美术编辑的工作就是进行信息和知识的处理，把科技期刊的内容和编辑集体的意图通过图像和符号体系表达出来。信息处理应当建立在一个更加广泛和深入的基础上，主要包括图像和符号体系、设计者以及读者。美术编辑要协调好三者之间的关系，其实就是科技期刊与读者通过图像和符号体系进行对话与交流。可以分成三个阶段：第一，是美术编辑所要表达的意义、计划和预想，是对话与交流过程的诱因；第二，就是与图像和符号体系融合在一起的编辑内容；第三，是读者的认知和接受，这是一个终端，是科技期刊的美术编辑对信息和知识进行处理的最终目的。

3．对文化变迁的洞察和参与 人的内在认知世界，会形成无数的通过各种暗喻投射过来的社会经验，这种经验并不是杂乱无章地堆放，而是以文化的基础型构的方式储存在人的潜意识中。基础型构就是人类的文化基因，也是现实社会文化变迁的根据和线索。科技期刊的美术编辑就是通过图案和符号来对这种文化基因进行管理和使用。从历史发展来讲，这个图案和符号系统是通过本专业或相关领域的领军人物、大师和名家，通过一些典范案例树立起来的；时至今日，仍有一些当代的名家在解释、塑造、延续和完善这个系列和传统。科技期刊的美术编辑应当了解甚至参与这个形成、改革和完成的过程，这样才能对科技期刊的文化底蕴和文化发展方向有深刻的理解。

三、科技期刊对美术编辑的要求

科技期刊的创新性、理论性、科学性和学术性，决定了科技期刊美术编辑不但要具备基本的职业要求，还要适应科技期刊编辑工作的特殊要求。

1．良好的政治素质和奉献精神 科技期刊的美术编辑必须具备良好的政治素质，在选择素材、编辑创作、审核校对以及印刷排版等方面，要严格执行党和国家的法律法规，遵守新闻出版的相关法规、条例。尤其是处理一些涉及有关领土和地图的表述和标示、对外问题和民族问题的阐述等敏感的图案和文字时，务必慎重对待。另外，科技期刊的美术编辑还要具备较强的敬业精神和奉献精神。

2．团队合作精神　一个团队处于一种什么样的状态直接决定了这个团队的工作效果。科技期刊的传播不是单兵作战，而是需要相互合作的团队行为。期刊美术编辑要与专业编辑、技术编辑以及作者、读者之间能够多交流、多沟通，形成一定的默契，使各自的工作能更快、更好地完成。编辑团队还要定期组织交流与学习，形成一个交流合作、协调一致、积极向上的氛围。

3．确立科技期刊的设计风格　期刊的整体设计大到标识、封面，小到目次、页眉、版心都是传达刊物个性的表现。每个期刊都要有其个性，科技类期刊更要符合其办刊的主旨。这就要求美术编辑充分了解该刊物的特点，与专业编辑们多沟通，确定好科技期刊的整体设计风格，并在今后每期的设计中都能把握住主题。

4．掌握专业基础知识　由于科技期刊有其专业的特殊性，不像社会科学期刊那样，基本上是纯文字内容的排版，它由大量技术性的公式、参数等构成，大多数文章是非专业的人士不能理解的。如果不了解专业知识，美术编辑在进行专业广告的设计、制作时就不能准确地找到广告的切入点，不利于期刊质量的提高。因此在美术编辑进入工作岗位初期，必须进行上岗培训，让其了解、掌握一定的专业基础知识，使美术编辑工作一蹴而就，稳步提高。

5．提高美术技能，掌握新技术　美术编辑要明确科技期刊既是精神产品，又是物质产品，最终进入文化市场，接受读者检验；还需了解国内外科技期刊的发展趋势和优秀装帧作品的精华之处，不断提高自己的专业技能，达到设计理念和表现手段的完美结合，使科技期刊的先进技术得到充分展现。

当今世界是一个高科技的时代，计算机技术的进入使得编辑出版领域有了一系列革命性的变革，使得科技期刊从内容到形式上都比以前大为丰富。网络化的实现使科技期刊如虎添翼，也给期刊美术编辑提出了一个新课题，需要美术编辑不停地丰富自己的各项技能，拓宽知识面，把自己塑造成为综合型的科技期刊编辑人才。

四、美术编辑的工作内容

科技期刊的美术编辑主要负责期刊的版式设计、封面设计和论文插图等。

1．参与科技期刊构思方案的创编、规划以及设计科技期刊的版面和封面。

2．对于科技期刊的装帧与插图，进行吻合原稿风格及版式要求设计、修改或编排等。

3．审核科技期刊的封面、版面和插图，并最终定稿。

4．在设计中与文字编辑合作完成期刊整体编辑任务，保证科技期刊编辑质量。

五、科技期刊的版式设计

版式设计是对科技期刊的整体构成及每个版面的设计安排，并对体现科技期刊的编辑思想、外观质量和整体艺术效果起着重要作用，同时反映出一定的思想性、逻辑性和艺术性。

1．版式设计的意义

（1）科技期刊的版式设计是期刊编辑、出版工作不可缺少的组成部分，优秀的科技期刊，仅有优秀的内容是不够的，同时还需要有与内容相适应的形式。

（2）版式设计水平的高低，是反映科技期刊的质量情况和出版事业发展程度的一个方面。随着刊载科技论文水平的提高，版式设计也应同步提高。

（3）版式设计具有相对的独立性，以形式美的独特个性，诱发读者兴趣、提高阅读效果。

2．版式设计的作用

（1）通过版式设计确定期刊形式，使论文稿件经排版、印刷、装订等过程，成为一个完整的期刊。

（2）通过版式设计使科技期刊的形式结构更加紧凑合理，便于保存和携带，使读者在阅读时感到方便、省力。

（3）通过版式设计起到表达科技期刊内容的一种艺术手段，能够提高期刊的品质，吸引读者的兴趣，帮助读者更好地理解期刊内容。

3．版式设计的基本原则　科技期刊版式设计的基本原则应符合科学性、艺术性和实用性。

（1）科学性：科技期刊的版式设计应符合国家科技期刊的编排标准，应与期刊的学术性相符，要保持学术的庄重、严肃、大方等特性，做到形式与内容的统一，并力争鲜明地表现出科技期刊的思想内容。

（2）艺术性：科技期刊在版式设计、插图绘制、表格排列等方面要符合审美规律，使科技期刊在传播科技信息的同时，尽可能满足读者视觉上的审美效果。

（3）实用性：科技期刊属于文化产品，已走向市场。在版式设计时应遵循高质量、低成本、美观实用的原则，同时兼顾社会效益、经济效益。

4. 版式设计的内容　版式设计是整个科技期刊装帧设计工作的一个组成部分。具体内容包括：

（1）确定科技期刊的装帧形式、开本。

（2）正文或附件的排版形式，应做到期刊的版式与期刊封面、插图设计的风格相一致。

（3）体现论文稿件内容和体例的特点，符合科学性和一致性，做到各级标题的层次清楚。

（4）字体、字号的选择及图表、式子、注释等安排应符合轻重、主次的结构和逻辑要求。

（5）全面审查、把好发排质量关，负责检查校样格式。

（6）确定科技期刊装帧的材料、生产方式及总体设计效果等。

六、科技期刊的封面设计

随着科技的进步、社会主义文化市场的大繁荣、大发展，人们对科技期刊的封面设计提出了更高的要求，期刊封面图形的设计要对读者具有强烈的吸引力，要激发起读者对科技期刊的阅读、购买欲望。

1. 封面设计的重要性

（1）封面设计关系到期刊的生存：我国文化体制改革进程的不断加速，科技期刊社整体改制转企，期刊业的竞争必将十分激烈。对于科技期刊来讲，第一视觉冲击和第一阅读欲望应视为期刊的生命，而期刊封面正是这两者的融合。封面在期刊读者购买行为中所起的作用越来越大，一份科技期刊，无论其刊载的内容可读性和编辑质量再强，如果在封面表现上不能从同类期刊中脱颖而出，诱导受众目光，吸引读者眼球，它将极易被人们所忽略。所以，从科技期刊的生存角度看，期刊封面设计关系到科技期刊的生存。

（2）封面设计关系到期刊的发展：随着计算机技术、网络技术的快速发展，传统期刊业正在经历着由数字技术所引发的新一轮变革，数字出版技术引发了科技期刊出版业的技术革命，催生了新的传播方式，人们的阅读习惯和阅览环境也在发生变化。科技期刊要在数字时代不断发展壮大，必须要有读者、作者、广告商等多方面的参与，封面设计阳光，品味极佳的科技期刊不仅会吸引众多的科技工作者，而且也会引起论文作者以及业内广告商的关注。科技期刊只有拥有设计精美的封面、拥有高质量的科技论文、拥有相对稳定的读者群体以及实力雄厚的广告商的支持，才会在激烈的文化市场竞争中稳步发展。

（3）封面设计关系到期刊的竞争：当今社会处于信息时代，每天社会产生的信息量是无限的，而一个人的注意力却是有限的，读者的注意力已经成为一种稀缺资源。科技期刊在文化市场上最大的目的就是让受众欣赏、让目标读者购买，要达到此目的，很大一部分是由科技期刊与读者目光首先接触的封面来完成的。国内外大量的读者调查验证，读者在购买期刊的决策过程中75%取决于封面的视觉化表现。如今，读者对科技期刊的要求越来越高，尤其是广大科技工作者文化素养的提高和艺术水平的拓展，审美意识不再是单纯地追求片面的"形式美""自然美"，而是把科技期刊的整体设计，特别是封面设计视为期刊艺术品位、内容信息的重要组成部分。因此，利用期刊封面最大限度地获取目标读者的注意力是信息时代科技期刊生存发展、竞争提升的需要。

2. 封面设计的原则　封面是科技期刊给予读者的第一感官印象，是科技期刊性质、内容及服务方向、对象的综合反映。科技期刊的封面设计既要考虑艺术性，更要讲究科学性。所以，科技期刊的封面设计应当遵循科学性、艺术性、规范性原则。

（1）科学性原则：科技期刊封面的一个主要功能是"达意"，即期刊封面的文字和图像能够概括表达期刊的性质和内容。科技期刊的"意旨"是科学，所以封面设计首先体现科学性，具体包括学术性、学科性和稳定性。

1）学术性：科技期刊的封面不应有过于繁杂的图案和特别鲜艳的色彩。要体现学术的严肃性，符合学术界读者的审美情趣。整个封面设计彰显文雅，体现出书卷气，营造一种特有的科技学术氛围。

2）学科性：每一种科技期刊都会因行业、学科以及学术层次的定位不同而拥有各自特定的读者群。为了体现与其他期刊不同的学术品味，科技期刊要依据所属学科特点确立自己独特的风格。成功的科技期刊封面设计，不仅要有别于其他类型的期刊，而且要与同类型的科技期刊有明显的不同。

3）稳定性：科学性原则的本质是严肃和稳定，科技期刊的封面设计一般不宜频繁地变化。稳定性表现在科技期刊封面构图空间上的对称与平衡性，也表现在时间顺序上的稳定性，以实现艺术与科学的稳定性。当然，科技期刊封面设计的稳定性是相对而言的，例如代表我国自然学科最高水平的"学报"类科技期刊，封面虽然以单色调为主，但每一期封面的背景色调采用深蓝、浅绿、深灰等色调进行轮换，即主体格局不变，背景色是变化的。

（2）艺术性原则：科技期刊的封面设计是通过对封面构成基本要素的排列组合并同科技期刊所蕴含的科学性特点相结合，创造出美的形态，突现科技期刊封面的艺术美。科技期刊的封面设计是一种艺术再创造的活动。

1）整体性：封面是科技期刊的外表部分，在视觉上应组成一个艺术整体，规划设计时要通盘考虑，做到封面构图的整体与局部的和谐统一。按照一定的规律和顺序对封面的各个构成要素进行排列组合，使各个要素之间达到整齐、连贯、映衬、平衡、严密、一致、规范、和谐等。空间上通过对期刊封面设计中的比例大小来反映，通常运用黄金分割来对封面的构成要素进行划分，形态上则是期刊封面所要表现的文字字体、大小以及图案、色彩的协调。图案设计避免分散凌乱、堆砌成型；要突出重点、彼此呼应。整个封面设计要给读者产生一种强烈的视觉冲击，整体效果会更好。

2）简洁性：以少少许胜多多许，是艺术创造的要旨。科技期刊封面设计的艺术性，在表达上应当讲求简洁明了，重点突出必要的有价值的信息，避免多余的无用信息，即使背景信息，也不要过多过滥。

3）装饰性：封面是科技期刊的窗口，具有美化、装饰期刊的功能，能给期刊读者以美的享受，直接肩负着提高读者文化修养的任务。从一定意义上讲，封面设计的装饰性原则体现了科技期刊的美学价值。科技期刊封面设计的装饰性亦即美化原则，主要表现为构图的层次感和注目性两个方面。

科技期刊的整个封面应体现构图的主体感和层次感。虽然封面设计是一种平面设计，但是优秀的科技期刊封面设计应该在期刊封面的平面设计中体现出层次，利用空间的相对位置和图像的虚实表现出远景、中景和近景的立体效果。

封面设计是体现科技期刊美术编辑的表现手法和注目性的一种艺术创造

活动。封面设计的注目性主要是通过突出版面主题、统一构图格调、注意配合协调、体现构成要素和谐等手段来体现。

（3）规范性原则

1）准确标注信息：科技期刊封面标注的期刊信息是识别期刊、同时区别于其他期刊的特定标志，主要包括科技期刊名称、出版年、卷、期号、中国标准连续出版物号、条形码等。科技期刊封面的期刊名称除中文刊名外，还要标注英文期刊名和汉语拼音刊名。

2）规范使用字符：科技期刊的封面设计中，文字占有十分重要的位置。文字字体的使用、字号的大小，各文字信息的位置布局等因素，对科技期刊封面设计的风格与信息传播效果均有一定的影响。刊名信息是期刊封面文字中最重要的设计要素，封面设计时要突出刊名，要以字体的造型来强调刊名。科技期刊封面的刊名字体主要有书法体、印刷体、美术体，均具有独特的魅力，各有其不同的视觉冲击力和艺术感染力，给科技期刊的封面设计增加风格多样的艺术魅力。

3．封面主要元素定位　科技期刊的封面是由刊名、图片、刊徽、中国标准连续出版物号、条形码等基本元素构成的。这些元素在有限的空间内，形成科技期刊的基本外貌。

（1）封面刊名的设计：科技期刊的刊名在封面文字中起着十分重要的作用，优秀的刊名设计，可以准确地传达科技期刊的内涵，从视觉传播上有明确、清晰的视觉重点，充分显示科技保持期刊的个性。各个科技期刊封面均有一个统一的形象，以利于读者识别和保持期刊的延续性，科技期刊的刊名字体风格常年保持一致，一般一年之内不会有变化。刊名的字体要与期刊的内容相统一，不论选用何种字体、刊名置放位置要突出，占据空间面积要大，与期刊封面其他字符形成较强的对比，产生节奏感、层次感，避免封面元素均匀、等量，部分科技期刊采用名人题写刊名，利用名人的社会效应及行业、学科内的知名度，扩大期刊的影响力，提升科技期刊的权威性和品位。英文名称、汉语拼音名称组合在一起，形成大小互补，产生节奏感。刊名设计的好、能提高期刊的整体形象，最大限度地吸引读者。

（2）封面图片的挑选：图片不受地区、国界的限制，是一种世界通用的形象语言，容易被不同的民族和种群所接受，它的表达能力比语言文字更直观、更形象。图片在一瞬间对人们的视觉吸引力是明显强于语言文字的。因此，在选择封面图片时，应挑选出完美无缺，冲击力强，且和期刊内容相关的图片。在保持科技期刊的学术性和科学性的基础上，使图片的形象与封面其他元素之间形成特有的个性。

（3）刊徽、中国标准连续出版物号、出版年卷期号、条形码等以小见大的设计：科技期刊封面还承载着刊徽、中国标准连续出版物号、出版年、卷号、期号、条形码等相关信息元素，它们虽然在期刊封面中所占位置较小，但同样能够反映科技期刊的编辑思路和期刊风格。刊徽是美术编辑或设计师深入本质、精心推敲、删繁就简，描绘的具有特定传达功能的图形艺术，主要是概括和浓缩科技期刊的主题。中国标准连续出版物号 ISSN 和 CN 号，按 GB/T 9999 规定，两者可一起印置于封面的右上角，也可仅印 ISSN。具有规律性的、重复线形的、白底黑线的条形码是科技期刊注册的计算机编码，是期刊合法身份的证明，也是一种防伪标记。条形码在期刊封面上容易吸引人的视觉，其放置位置有一定的规范要求，优先位置在封面的左下角。出版年、卷号是同种科技期刊年度的区别，同时卷号还是科技期刊生命期的记录；期号是同年同种期刊单册的标记。总之，科技期刊封面的每个元素的设计都包含着美术编辑的构思和设计理念，其最终的目的是便于广大读者识别，强化读者对科技期刊特有的艺术符号的记忆。

七、科技期刊的论文插图

文字和插图是科技期刊不可分割的两个部分，互相依存，互相衬托，形成一个整体。所以高质量和高水平的科技期刊，其科技论文插图和文字叙述具有同等重要的意义。

1. 插图的概念和分类　插图是一种形象的语言，是表达科技知识所必需的手段。在科技论文中，插图是一种辅助表达手段。插图的正确使用可以使科技论文内容的描述更加简洁、准确和清晰。因此，插图与文字都是科技论文中传播信息的重要手段，两者不能相互取代，只能相互补充，共伴共生。

科技论文的插图形式多种多样，分类也有多种方法。通常将论文插图分为线条图和照片图。照片图分黑白和彩色两种，线条图分坐标图、构成比图、示意图、地图等，而坐标图又可以分为线形图、条形图、点图等。

2. 科技论文插图的特点

（1）内容的真实性：严格忠实于科学实践，真实反映科学事实。科技论文的插图要反映事物的本质，注重科学性、严肃性，引用材料真实、可靠，严格遵守知识产权。

（2）图形的参考性：插图较为直观地表达论文的相关内容，具有示意性和参考性，不能完全用插图来指导生产实践、完成任务。

（3）制作的规范性：语言是交流的工具，插图是科技论文的形象语言，在设计和制作时要严格执行国家标准和相关的行业规定，体现论文的严肃性和规范性。

（4）修改的灵活性：科技论文插图可以是原始记录图、实物照片图和显微组织图，也可以是修改后的局部图和数据处理后的综合分析图，修改取舍范围广，选择时取决于论文内容表达，凡是文字能表达清楚的不用插图、能用局部图表达的不用整图。

3．科技论文插图的作用

（1）满足论文表述的需要：科技论文中的科技概念、数学关系和实验结果等有时需要文字表达，有时要用插图表示，有时则需要以相辅相成的方式表达，图文并茂，能给人一目了然之感。

（2）表征材料的真实性：科技论文需要表达其真实性、客观性、原发性、原始状态的情况，用合适的插图来表示可以起到表征和佐证材料的真实效果。

（3）提高科技论文的可读性：论文的插图既可表征内容，又可提高可读性。插图的使用使论文内容与形式的结合更加完美、和谐，使论文版面更加醒目、美观、活跃、清晰，大大提高论文的可读性。

4．科技期刊对插图的要求　科技论文的插图与文字叙述有着同等重要的作用，因此科技期刊对论文插图也有严格要求。

（1）论文插图的设计要合理，应符合统计学与规范化要求。

（2）插图的表述项目要齐全。插图中的符号、坐标、计量单位、线型、线距、名词术语等应符合制图方面的国家标准、行业标准和专业标准的要求。

（3）插图的文字说明应简明扼要。必要时，可借助代号或数字表示，并辅以图注说明。

（4）插图的图形要简明，能完整而清晰地表述论文主题内容，在同一期科技期刊中，插图的风格体例要一致。

（5）插图的大小要适中，原图应等于或最好大于制版后的图形。原图太小会影响制版效果，也不利于植字。

（6）照片图为原实物的翻版，应清晰真实、立体感强、视觉效果好，层次多变，反差适中。

（7）论文插图要经过精挑细选，切忌主次不清、罗列繁杂，同时避免插图与文字叙述或表格的描述重复。

5．论文插图的技术处理

（1）科技论文插图大多为线条图：任何线条图都应该线条粗细均匀、光滑，长宽比例约 7：5（或 5：7）为宜。文字符号均需植字，在一期期刊中，图的风格、体例应力求统一。原图需要调整、规范或重新绘制时，依据原图大小、图形复杂程度及期刊版面安排等确定原图的最佳缩小比例，根据缩小比例确定插图绘制的线型及使用贴字的大小。图中文字、图注在不影响表达内容的原则下尽量精简，有的放在图中，有的放在图下，要根据具体情况适当安排，做到大图不空，内容饱满；小图不挤，清晰明了。

（2）照片图：在选择时应以构图美观、主体突出、层次分明、图像清晰、反差适中、无杂乱背景和黑白斑痕为标准。宜用黑白照片，不用彩色照片。用于制版的照片宜大不宜小，通常应大于实际所占版面面积的 1 倍左右，但不宜超过 3 倍。

6．论文插图的排版　科技期刊安排插图位置的原则是图随文后。一般插图只下推，不前移。这样可方便读者阅读，使之一目了然。插图的安排有一定的伸缩性，只允许合理加以利用，绝不准为凑版面而不恰当地放大或缩小。半栏、全栏确定一定的尺寸范围，半栏图绝对不得占全栏，全栏图旁也不应不恰当地串文。并列的半栏图经适当地缩放和剪辑，要尽可能等高，并连成一块版，以免排印不齐。如图片高度悬殊，则可采取等宽竖排法，此外还可以采取坐标共同等措施，节省和美化版面。

要将期刊办好，就得图文并茂。即文字精练，版面设计合理，插图大小适宜，位置安排得当，读者阅读舒服，科技论文插图需要做到洁净、整齐、清晰、合理。

第十五章　学术期刊的DOI编码与注册规范

一、利用DOI对期刊进行识别与定位的原理

　　DOI 是国际通行的数字对象标识符，它的主要作用就是赋予各种内容资源数字化的唯一编码，并且通过 DOI 系统的作用，使 DOI 编码能够对应链接到该内容资源在网络中的网页地址（这个过程称为 DOI 解析），这样任何用户或系统都可以通过标准的解析协议直接链接到该内容资源所在的网页，实现对于内容资源的精确定位，而不必依赖任何搜索引擎或者检索系统。自1998 年 DOI 系统正式诞生以来，全世界已分配 DOI 超过 1 亿个，每个月全世界的 DOI 解析总量（即 DOI 点击量）最高超过 3 亿次，即为 DOI 注册者发布在网络中的数字内容带来每个月超过 3 亿次的访问流量。DOI 最常见的应用方法，是用来标识科技期刊论文，国外有 4 万余种科技期刊使用 DOI 标识论文，我国也有近 7000 种期刊的论文应用了 DOI，全世界科技期刊论文DOI 的总量超过 7000 万个。同时，DOI 国际标准也普遍被文献中列举的国内外参考文献著录规范、科技期刊规范等标准规范所采纳和推荐，最新发布的参考文献著录规范国家标准《GB/T 7714—2015 信息与文献 参考文献著录规则》中也将 DOI 纳入了著录项。因此可以说，DOI 已在世界范围的数字出版行业内得到了普遍的应用。在我国，由中国科技信息研究所与万方数据联合运行的中文 DOI 服务，于 2007 年得到国际 DOI 基金会（IDF）的批准正式建立和运行，并首次将 DOI 服务引入我国。经过 8 年的开发建设与运行服务，中文 DOI 已为我国 6800 余种期刊的 2000 余万篇论文注册了 DOI，并广泛开展了为核心期刊、开放获取期刊免费注册等优惠活动，为我国科技期刊的数字化发展与互联网传播提供了强有力的支持。

　　实际上，DOI 不仅可以用来标识期刊论文，还可以标识任何种类、任意颗粒度的内容资源，并可持久链接到内容资源相关的网络地址或其他信息。例如，DOI 可以标识一本书、书的章节、条目，所以在使用 DOI 标识期刊论文的同时，也同样能够使用 DOI 标识一本期刊，并将期刊的官方网站指

定为期刊 DOI 的链接地址。这样就利用 DOI 实现了对于期刊本身的永久和唯一标识,同时通过 DOI 解析过程,能够实现在网络中对于期刊的精确定位。由于 DOI 的解析过程不依赖于任何搜索引擎或检索系统,而且是安全可靠的,不可能被篡改或仿冒,所以由期刊的 DOI 链接到期刊官网是不可能被篡改或假冒的。这样就通过 DOI 实现了科技期刊在网络中的准确识别与精确定位。

二、利用DOI标识期刊并链接到期刊官方网站的方法

众所周知,所有的 DOI 都必须在 DOI 系统中进行注册,才能生效,科技期刊的 DOI 同样需要注册。作为世界最大的两个 DOI 注册服务,CrossRef 和中文 DOI 都早已在 XML 注册文件中提供了期刊 DOI 注册的数据格式,截止目前已有 17 271 个期刊 DOI 在 CrossRef 中进行了注册。而中文 DOI 新推出的期刊 DOI 快捷注册功能则更为便捷:已成为"中文 DOI"会员的期刊编辑部,可以登录"中文 DOI"会员系统,即可在期刊列表中直接对期刊 DOI 进行即时注册。还未加入"中文 DOI"服务的期刊,可以按照"中文 DOI"网站载明的方式申请成为"中文 DOI"会员,并开始为自己的期刊和论文注册 DOI 标识。

期刊 DOI 标识注册生效后就可以使用了。通过 DOI 链接到期刊官网有多种方式,如前面《中国科技期刊研究》的例子所述,最基本的方式是在浏览器地址栏中直接输入 DOI 的链接形式,即 DOI 解析服务器地址＋ DOI 号,如 http：//doi.org/10.11946/cjstp, 或 http：//dx.chinadoi.cn/10. 11946/cjstp;另外,"中文 DOI"或 IDF 网站上都提供了 DOI 解析服务器,通过"中文 DOI"与百度搜索引擎的合作,在百度中搜索"中文 DOI""中国 DOI"等,搜索结果中也嵌入了中文 DOI 解析器,将任何一个 DOI 号粘贴或输入到解析器中,同样可以实现 DOI 解析链接。而对于移动端用户而言,最方便的莫过于扫描二维码访问期刊的官网了。因此,编辑部可将期刊的 DOI 制作成二维码印刷在纸刊上或发布到网络上,方便移动端读者、作者的使用。这时需要注意的是,应使用 DOI 的链接形式(即 DOI 解析服务器地址＋ DOI 号)制作二维码,而不是使用期刊官网的 URL 地址,否则就无法获得期刊 DOI 标识的优势了。

三、利用DOI标识期刊的优势及效果

首先，期刊DOI可以作为"身份证"起到唯一识别期刊的作用，这是URL地址完全不具备的作用，因为URL只是期刊在网络上的一个地址，而不代表期刊本身。众所周知，国际、国内一般使用ISSN/CN作为期刊的唯一识别符，但ISSN/CN不是永久不变的，相反会随着刊名的改变而改变，无法作为期刊的终身标识符。因此，文献中不仅将DOI作为论文的唯一标识，同时也建议将DOI作为期刊的唯一标识符，以克服ISSN不能永久标识期刊、没有链接作用等局限。

其次，由于各种原因，URL地址是经常发生变化的，很容易造成"死链"；而DOI系统具有维护机制，DOI终身不变，但其对应的URL地址可以更改，当期刊官网的URL地址发生变化时，只要及时在DOI系统中进行更新，即可保证通过期刊DOI链接到新的官网地址。因此，使用DOI作为期刊的身份标识，可以保证期刊官网链接的持久性和稳定性。

最后，使用DOI标识期刊，脱离了期刊具体的内容载体形式限制，纸刊、web网站、移动APP、微信号等都可以通过同一个DOI号码进行统一标识并建立关联，起到多种官方传播渠道协同增效的效果。利用DOI的多重解析机制，甚至可以使用同一个DOI链接到期刊网站、微信号等多种网络渠道，并利用自动化多重解析机制，通过自动识别用户的访问设备、国家等，自动链接到合适的应用或网络渠道。如用户在手机或PAD上点击期刊的DOI或扫描期刊的DOI二维码时，可以直接链接到期刊的移动APP或微信号；国外用户在网络中点击期刊DOI时，可以直接链接到期刊的英文官网等。

第三篇　中医药图书编辑规范

第十六章　书稿的要求、标题层次

第一节　书稿的要求

作者交稿时，应该"齐、清、定"。齐，就是全部书稿的各部分齐全不缺，一次交齐，不能断断续续地补交。清，就是要誊写或打印清楚，字迹清晰，稿件不乱，利于编辑加工和校对。定，就是稿件应是最后的定稿，在校对过程中不能再对原文作大的增删、修改。

一部完整的书稿，通常由 7 ～ 11 个部分组成。

一、封面

封面的内容包括书名、主编名或主要作者名、出版者名。书名是用汉字表达的，应印上其汉语拼音（用大写字母书写）。有些特殊的书稿封面上还可附有英文书名。翻译稿的封面上，还应有原作者姓名（用汉译名），并在其姓名之前用方括号注明其国籍的简称，如〔美〕G·W·贝兰主编。

署名时要排列好作者的前后顺序，并根据编写时的实际工作，写明"著""编著""编""译"或"编译"等。

二、内封

内封的内容包括书名、全体主编和作者的姓名、出版者名。要排列好作者的顺序，写明编写工作的性质，如著、编等（其写法不能与封面上的写法矛盾）。译著还应有原作者姓名（汉译名）和国籍简称（写在方括号内）。作者姓名排列顺序，未经作者同意，编辑不得改动。

三、内容提要

一般要求 300 字左右，以生动、简练的文字，实事求是地概括介绍书稿的重点内容、特点和读者对象等。10 万字以下之书也可不要。

四、序

序通常由审者、有较高学术水平的专业人员或组织编写书稿的领导机关撰写。"序"通常侧重对书稿进行实事求是、恰如其分的评价，对作者作必要的介绍，说明该书编写、出版的目的、价值、意义等。一般书稿可以不写序。作者自己写序称为自序。

五、前言

前言通常包括下面几方面内容：①介绍写作意图、过程、资料来源；②简略介绍书的中心内容、特点、重点、读者对象、适用范围；③介绍协助编书的有关人员（如审者、绘图者等），以及必要的致谢；④书稿还有哪些需要向读者说明、解释的问题等。译著的译者前言还应侧重介绍原书的特点、国外或译者对它的评价、原作者情况等。如无特殊情况，前言的字数多少，还应考虑到便于版面安排（一般 16 开本书不超过 1200 字，32 开本书不超过 500 字，这样连标题加署名正好 1 面）。

六、目录

目录不宜列得过于简单，但也不宜过分烦琐，一般可列到节的下一层标题。以方便读者阅读为原则，具体由作者酌定。目录的书写务必严谨，目录标题与文内标题应字字相符。

七、正文

略。

八、参考文献

对于专著或大部头图书，一般要求作者列出主要的参考文献；科普类图书可不列参考文献。一般著作可只列"主要参考书目"。

九、附录

有的书稿可列有附录。附录的内容要紧紧围绕着书稿的主题，要精炼实用，切忌庞杂。附录中的数据必须准确无误。

十、索引

必要时，书稿可列索引。索引可按汉字笔画、汉语拼音字母、英文字母顺序等形式编排，要求编排严谨、精炼实用、准确无误。索引能提高图书的使用价值，甚至变一般书为工具书。

十一、图稿

插图的图稿须按规定要求整理好，或插在相应的正文内，或统一附于书后。图稿要求清晰、准确。

第二节　标题层次

一部书稿各个章节的标题层次、体例一定要前后统一。层次的设置和标题的书写要符合规定的格式。

一、层次的大小顺序

表示标题的层次由大到小的顺序：篇→章→节→一、→（一）→ 1. →（1）。

上述层次中的某一层次可以省略，但大小顺序不能颠倒。

一般主张层次简化，最多不超过上述 7 层。尤其是小部头的书稿、通俗读物，层次更应酌情精简。通常最先考虑省去的层次是"篇""（一）"、（1）"等。

二、层次标题的书写位置及格式

在书写层次标题时首先要注意 3 点：第一，篇、章、节、"一、"、"（一）"这几层必须要有明确的标题；第二，"1."、"（1）"这两层可设标题，也可不设标题，但同一节里面前后要一致；第三，各层标题最好均编上序号，不设没有序号的独立标题。这样做可以使全书大小标题的关系明确、脉络分明，并为书稿的字号安排和最后整理带来便利。

标题的格式：第 × 篇、第 × 章、第 × 节应居中写，序号和标题间空一行。

一、△△△（居中写，序号和标题间用顿号。另起一行写正文）

（一）△△△（不居中，序号和标题间无标点。另起一行写正文）

1．△△△：……（不居中，序号和标题间用圆点。标题后用冒号，接着写正文）

（1）△△△：……（不居中，序号和标题间无标点。标题后用冒号，接着写正文）

在正文的文字叙述中出现序号时，统一用①……；②……；③……的形式；不用（1）（2）（3）或1.2.3.或甲、乙、丙等。

三、标题

标题力求简明醒目，切忌题文不符、冗长繁杂或过分笼统。章、节标题一般不宜超过 20 个字，文内各类标题不超过 15 个字。

第十七章　图书和医学图书

第一节　图　书

一、图书的定义

"书"的概念是广泛的，用作动词，有记录、画图之意；用作名词，有装订成册的著作、文书、文件等含义。在古代，"书"因其记载的载体和内容不同，含义也有区别，如"著于竹帛谓之书"（《说文解字·序》），"书者，五经六籍总名也"（《尚书·序疏》）。

"图书"二字最早来源于上古的神话传说，且是分开来使用的。《易·系辞》说道："河出图，洛出书，圣人则之。""图书"一词的使用最早出现于《史记·萧相围世家》："何独先人收秦丞相御史律令图书藏之……""图书"在这里指的是地图和文书档案之义。唐代以后，"图书"一词的使用日渐频繁起来，并逐渐与档案区分开来。清朝艺术家徐康《前尘影录》一文中提及"古人以图书并称，凡有书必有图，故有'图书'一说"。

如今，图书的定义有狭义和广义之说。狭义的"图书"是指图书馆或图书情报人员在实际工作中，将其与期刊、报纸、科技报告、技术标准、视听资料、缩微制品等区别开来的出版物；广义的"图书"泛指各种类型的读物，包括甲骨文、金石拓片、手抄卷轴、当代出版的书刊、报纸、声像资料、缩微胶片（卷）及机读目录等新技术产品。

我国出版业对图书的定义为：通过一定的方法和手段将知识内容以一定的形式和符号（文字、图画、电子文件等），按照一定的体例，系统地记录于一定形态的材料之上，用于表达思想、积累经验、保存知识与传播文化的工具。

联合国教科文组织对图书的定义是：凡由出版社（商）出版的不包括封面和封底在内49页（5～48页的称为小册子）以上的印刷品，具有特定的书名和著者名，编有国际标准书号，有定价并取得版权保护的出版物称为图书。

书籍的"籍"最早指的是户口簿、登记，现泛指图书簿册之意。狭义的"书籍"指记录文字和图书纸张的集合，广义的"书籍"指一切用于传播信息的媒介。

在现代社会生活中，书、图书、书籍通常都泛指以传播知识为目的，用文字或其他信息符号记录于物质形态上，用于传播知识的工具。三者区分并不严格。

二、书籍的起源和发展

中国的书籍形式，是从竹简和木牍开始的。

1. 简策和简牍　简策始于商周时期（约公元前14世纪）。在纸张发明和推广之前，人们把竹子或木头削成细长的片，用来记录文字。用竹子削成的片称之为"简"，用木头削成的片则称之为"牍"，用绳将若干简或牍编串在一起，合称"简策"或"简牍"。简牍具有材源丰富、价廉易得、制作简单、修改简单等优点，从殷商到两汉，流行时间长达1600～1700年之久。但也因材质笨重、容量过大、携带不便，简牍逐渐被其他书写载体所替代。

2. 帛书　帛的本意为白色丝织物，帛书是指将白色绢帛作为书写记事作画的材料，起源于春秋时期。到春秋战国末期，帛已经泛指所有的丝织物。竹帛并行，同用于书写。绢帛较之简牍，其优点显而易见，如美观轻柔、书写清晰、携带轻便等。但也因当时社会生产力水平低下，其价值昂贵，仅供少数上层社会人士享用。

3. 泥版书　公元前3世纪，美索不达米亚（西亚两河流域）地区出现了人类最古老的一种图书——泥版书。苏美尔人将两河流域的黏土制成规格相同、重约一千克的软泥版，并用削尖的木制笔在软泥上刻画字符，晾干后投入火中烧烤制成泥版书。

泥版书起源于西亚，后来传至希腊克里特岛、迈锡尼等地，其制作和使用一直延续到公元1世纪。泥版书多用于记录债务清单、契约等内容。

4. 纸草书　公元前3000年，古埃及人将一种类似于芦苇的莎草科植物（盛产于尼罗河畔沼泽地）的茎部切成薄片，压平后，将若干片粘成长幅，即制成纸莎草纸。古埃及人用芦苇茎为笔在纸草上书写字符，写成后卷在木杆上形成卷轴即成纸草书。纸草书多用于礼赞圣明、记录文学、书写哲学宗教文献等重要信息，广泛流传于希腊、罗马和地中海沿岸其他国家。

5．羊皮书　"羊皮书"一词源自于拉丁文"帕加马（Parchment）"之转义，它由古代中东地区的帕加马人发明。据说在公元前197年至前159年，帕加马人因古埃及人停止供应莎草纸而不得不寻找其他书写工具，人们将动物宰杀留下来的毛皮在石灰水中洗净，晾干后绷开，用石头将其打磨平整，并用来书写。最开始人们只是以羊皮为原料，但后来也开始用牛或其他动物的皮为原料制作。

羊皮书多用于书写公文、宗教文献等重要文件，是手抄本的标准形式。因羊皮较纸草具有携带轻便、经久耐用、易于保存和折叠等优点，在4世纪取代纸草书成为欧洲各国的主要书写材料，直至15世纪被纸张印制的书籍取代。

6．贝叶经　贝叶是贝多罗树的叶子。在佛教发源地印度，佛教徒们用贝叶书写佛教经典，贝叶经的名字由此而来。人们将采集到的贝叶按一定规格裁剪，放入锅中水煮后，洗净、晒干、压平，用墨线弹成行后再用铁笔按行刻写。在书写完的贝叶上涂上油墨，待油墨晾干后，再用细绳串连装订成册。人们在写满字的贝叶上涂一次墨，用布抹擦，让墨水汁残留在刻痕内，即形成清晰印迹。因贝叶具有防潮、防蛀、防腐等特点，可流传百世，人们常将圣人的事迹及思想记录在象征光明的贝多罗树叶上，而佛教徒也将最圣洁、最有智慧的经文刻写在贝多罗树叶上。

7．蜡版书　在公元前3世纪左右的罗马时期，人们将木板中间部分挖空注入融化的蜡，在蜡未硬化前用金属或动物骨头在其上面刻写文字，再将刻写好的蜡版打孔穿绳，使用时只需将木板烤热使蜡变软即可。因蜡版书可重复使用，因此使用非常广泛，学者、诗人、僧侣、商人都用它记录信息。直到公元1世纪手抄本的出现后，蜡版书才被其他书写工具所取代。

8．纸写书　在西汉时期，人们的思想文化十分活跃，对文化知识和传播工具的需求旺盛，人们开始用大麻、苎麻为原料制作纸张用于书写。东汉时期，蔡伦在总结前人造纸经验的基础上，改进造纸方法。他将树皮、麻头、敝布、渔网等材料用水浸渍、蒸煮，捣成糨糊状，在细帘子上摊成均匀的薄片，晒干后即变成纸。这是人类在经过简、帛、泥、蜡等书写工具的漫长的演变过程后，找到的最合乎理想的书写工具——纸，并使其很快成为图书生产的主要材料，促进了图书的普及。

9．印刷书籍　纸张的出现，解决了图书生产的基质材料问题，随着经济文化的发展，手抄书已远远不能满足人们日益增长的精神文化需求。

雕版印刷——大约在唐朝（公元 618—907 年），人们从印章和拓碑中得到启发，将要印的字写好贴在雕刻的木板上，再用刀根据墨迹雕刻成阳文，在雕好的板上涂墨、铺纸、压平，然后取下便可。早期的雕版印刷大多用于印制佛经、佛画等宗教印刷品。收藏在英国伦敦博物馆的公元 868 年雕版印刷的《金刚经》，是现存最早的标有年代的雕版印刷品。

泥活字印刷——宋仁宗庆历年间（公元 1041—1048 年），毕昇在雕版印刷的基础上，改良印刷技术，用胶泥做成大小一致的小型方块，刻上反体单字，用火将其烧硬制作成泥活字。印刷时只需按内容依次拣字排列，并用黏合剂（松脂或蜡）加以固定，刷墨、铺纸、压平即可，印完的泥活字取下后仍可反复使用。这一技术很快在国内运用，并迅速流传到了国外。

铅活字印刷——15 世纪中期，即毕昇发明的泥活字传入欧洲 400 年后，德国人约翰·谷登堡对此技术进行改良，采用铅、锑、锡等合金材料来制作活字，并发明了铸字盒、冲压字模、铸造活字的铅合金、木制印刷机、印刷油墨等一整套印刷工艺。谷登堡利用压葡萄汁机改制成螺旋式手扳木质印书机，将过去的"刷印"方式改进为"压印"，为印刷机械化开辟了新道路。谷登堡的一系列发明，为他赢得了"现代印刷术创始人"的称号。

10．电子书　所谓的电子书，是指将文字、图片、声音、影像等信息内容以数字化的形式植入磁、光、电介质，并借助于特定的数码设备读取或使用的数字化出版物。电子书由 E-book 的内容、阅读器、阅读软件三部分构成。电子书的主要格式有 PDF、EXE、CHM、UMD、PDG、JAR、PDB、TXT、BRM 等。电子图书自 1967 年，在 IBM 的资助下，Andriesvan Dam 和来自布朗大学的一个团队成功开发出了世界上第一个"超文本文件编辑系统"以来，其发展正在经历着这样的历程：黑白、静态→彩色、动态→柔性（可折叠）、太阳能……随着阅读需求的不断演变，将要产生彩色动态显示技术，改进屏幕刷新速度，并将在产品可用性、无线服务能力等方面有进一步提升，具备极强实用性的彩色柔性技术也将充分整合到新型的电子阅读器上。

三、书籍编辑活动

1．书籍编辑活动的渊源

文字和书写材料的产生，是人类进入文明社会的显著标志，为了保证信息传递的正确性，与之相关的另一项活动——图书编辑便应运而生了。

早在甲骨刻辞时代，人们便将创造出来的符号进行搜集、鉴别、选择、加工、规范、定型再创造，使之成为大家共同认识、统一使用的符号，这一活动也被认为是我国早期的编辑活动。

春秋末期，孔子在整理"六经"的实践过程中，秉承"述而不作"的编辑原则、"无征不信"的编辑理念和"多闻阙疑"的编辑方法，为后世保存了比较系统的中国古代编辑历史资料，他的编辑方针及思想对后世的编辑工作产生了深远的影响。

汉成帝河平三年，刘向受命整理书籍，与任宏、尹咸、李柱国等人组成了一个书籍编辑班子，对国家收藏的图书进行大规模的整理，这是我国历史上第一次由官方组织的大规模校书活动。

魏晋南北朝时期，由于当时的社会文化背景复杂，南北两方在学术上相互批判。为统一文化思想，政府开设秘书监掌管图籍校著。此后，秘书监便一直作为中央管理图书及编纂事务的独立机构。

唐代在政治、经济、文化艺术上繁荣发展，加之图书生产技术的进步，政府的图书编纂活动十分频繁，其编辑技术和编纂机构日益完善，编辑工作成为一项重要的学术活动。

随着文化活动和科学技术的发展，编辑对象和内涵都在不断地扩大。编辑对象涉及图书、期刊、报纸、广播、影视、电子出版物等。图书编辑的内涵也由当初"顺其次第，编列简策而成书"之义，渐渐演变成当今"获得国家新闻出版机关颁发的责任编辑证书，在出版单位从事文字整理、加工、策划的工作或从事这项工作的专业人员"。

2．图书编辑活动的功能

（1）优化整合功能：所谓优化整合，是指人们通过某种决定性的方式，把各种相容的、异质的或复杂的文化要素综合成一个相互适应、和谐一致的文化模式。面对多元文化现存的社会现状，编辑要始终坚持科学的指导思想和工作态度，选择先进、积极、健康向上的信息，并对其内容进行整理、加工、优化、完善、调整和规范，使之适于复制传播，引导社会成员自觉地调整和规范自己的情感和行为。

（2）科学导向功能：书籍是人类进步的阶梯，这是社会赋予图书最重要的使命。一本好书，或可净化人的灵魂，或可指引人们前进的方向，或可教会人们掌握一种科学的方法……这些都是图书作为人类进步阶梯不可替代的伟大作用。因此，图书编辑活动正是实现图书这一伟大作用的重要环节。在编辑活动的整个过程中，只有坚持科学、严谨的态度和方法，才可能创造出导向正确、思维严谨、为广大读者喜闻乐见的优秀图书作品。

（3）组织协调功能：编辑工作是一项组织性较强的工作，其内容涉及组织选题、组织稿件、组织出版等多个环节。组织选题，就是要与书店、读者沟通，获得读者需求信息，并落实选题；组织稿件，就是要与作者沟通，获得稿源；组织出版，就是要对稿件进行编辑加工，使之通过印刷发行向社会流通。可见，组织活动贯穿图书出版的全过程。另外，编辑在作者和读者之间充当着中介的角色，是沟通作者与读者关系的枢纽，编辑既要了解读者的阅读需求，对作者提供的书稿提出意见和建议；又要从读者的实际出发，通过编辑出版的书籍，给读者以正确的引导和教育。

四、图书出版活动

1. 出版的概念

所谓出版，是指将作品编辑加工后，经过复制向公众发行。出版的概念由以下三个基本要素组成。

（1）对作品进行编辑加工：出版的目的是使作者的作品成为具有适合读者阅读消费的出版物内容。出版不是对原始信息进行开发，而是对已有的作品进行开发。接受原始信息，将其归纳成系统知识，形成知识产品的任务，主要由作者完成。已有作品的形成过程属于作者创作过程，不属于出版活动，作家写作、画家写生、音乐家谱曲等都不能叫出版，就是这个道理。

出版是对作品进行选择、优化的过程。这种选择是按照适合读者阅读消费的要求进行的，并且还要按照同样的要求，对所选作品中的知识信息进行管理、补充和完善，这就是对原作品进行编辑加工。

（2）对编辑加工好的作品进行大量复制：其目的是使作者的作品有能供读者消费的某种载体形式。无论采用何种方式将作品进行复制，出版都是一个使编辑加工好的知识信息具有能供读者消费的载体形式的过程。只有经过大量复制，作品中所含的知识信息才能向读者广泛传播。档案工作也需对文件进行编纂、整理，使分散的材料能编辑成分门别类的案卷，但档案工作不是出版，就是因为它缺少大量复制的过程。

（3）将复制的出版物进行广泛传播：通过各种方式将经过编辑加工并大量复制的作品广泛向读者传播，是出版活动的内在动机与目的。从西方语言中"出版"这一词语的演变来看，法语 publicartion 和英语 publish 均源自拉丁语 publishing，而拉丁语 publishing 的本义即是"公之于众"。所以，西方国家给出版所下的定义中，都含有"公之于众"或类似的含义。现代出版物的传播是通过出售、出租等方式向公众提供一定数量的复制件完成的。

2．出版业的形成和发展

我国出版业发展的历史进程，按出版物制作方式的不同可划分为四个时期，即手工抄写出版时期、手工印刷出版时期、机械印刷出版时期和电子出版时期。各个时期的出版业，由于受当时政治、经济、文化、科学和教育等因素的影响，而呈现出不同的特征与发展规律。

（1）手工抄写出版时期：是我国出版业的形成及初步发展时期。此期出版业的发展，还处于低水平运行状态。手工抄写出版时期从西汉末年开始，延续到公元 6 世纪雕版印刷术的出现为止，经历了 600 余年的历史。此时期出版业的发展，具有明显的早期特征。

（2）手工印刷出版时期：这一时期，从雕版印刷出现的公元 6 世纪初到 19 世纪中叶机械化印刷厂在我国建立为止，共 1300 多年。此期出版业发展中引人注目的就是雕版印刷术的发明及活字印刷术的发明与改进，特别是活字印刷术沿着古丝绸之路经波斯传入埃及，再传入欧洲。德国人谷登堡研制了铅锑锡合金活字（即铅字），使活字印刷进一步得到改进，由此使世界出版业逐步进入机械印刷新的发展时期。

（3）机械印刷出版时期：从 1844 年宁波华花圣经书房的成立直到目前，我国出版业处于机械印刷为主的时期。在这 150 多年的发展，大体分为 4 个阶段：①西方印刷术的传入与译书机构的设立；②近代民族出版业的兴起；③传播新文化的进步出版业的发展；④新中国出版业的建立和发展。据历年《中国出版年鉴》及相关资料统计，我国 1949 年、1959 年、1969 年、1979 年、1989 年、1999 年、2009 年、2016 年各年的图书出版种数分别为 8000、41 905、3964、17 212、74 973、141 831、301 719、319 147，即 2016 年出版图书种数是 1949 年的近 40 倍，是 1969 年的 80 倍。

（4）电子出版时期的到来：从 20 世纪 80 年代初期开始，以北京大学研制激光照排机并投入使用为标志，我国出版业即进入了电子出版时期。其具体表现包括下列几个方面：①计算机普遍应用于出版物生产制作领域；②电子出版物成为重要的出版产品；③网络出版活动有了快速发展。由此可见，我国电子出版时期已经到来。

电子出版时期的一个重要特征是以电子技术为核心来发展出版业。随着电子技术的不断发展，出版物的生产制作技术也不断创新。目前出版业有两个发展重点，将成为我国电子出版发展的两个重点方向，一是按需印刷的应用，二是电子书的生产。

按需印刷（PrinL on Demand，简称POD），是建立在数字式信息远距离传输和高密度存储的基础上，用计算机将数字化图书直接印制成印刷文本的技术。其操作过程是将图书内容数字化后，利用电子文件在专门的激光打印机上高速印制书页，并用专用计算机完成折页、配页、装订等工序。目前，美国、日本、德国、英国、法国等国家的一些批发商和连锁店已普遍使用此项技术。我国的一些出版单位和印制企业也已实现了技术突破，按需印刷已在我国出版界，特别是一些专业著作出版上普遍应用。

3．开展出版活动的条件

开展出版活动的条件是由构成出版概念的三个基本要素决定的，出版活动的产生，必须具备以下一些基本条件。

（1）必须具备一定的能形成出版产品的资源条件：出版资源是指与出版产品形成直接相关的各种要素的集合，由出版文化资源与物质生产资源两大类资源组成。这里所指的资源条件，主要是出版选题资源，即直接构成出版物使用价值的知识内容的来源。有了一定文化成果的积累，才可促使各类作品的大量出现；而只有大量作品的出现，才使出版活动的产生具有了前提条件。

（2）必须具备一定的能对出版产品进行加工制作的生产条件：出版具有的编辑加工与产品复制两大要素，都是通过出版工作的加工制作环节表现出来的。它实际上包括两个过程，一是知识产品的形成过程（选题、编辑加工、定稿等），二是物质产品的制作过程（制版、印刷、装订等）。

（3）必须具备广泛组织出版物公之于众的流通传播条件：将出版物公之于众，是出版内涵的重要组成部分。出版工作的发行环节，即是出版物公之于众的具体实现环节。将出版物从生产者手中转移到消费者手中，要通过一系列复杂的流通组织工作来实现。因必须具有广泛组织出版物实现公之于众的传播条件，使劳动产品能够货畅其流，出版工作的整体运行才能进入良性循环。

（4）必须具备由一定规模的消费需求构成的市场条件：消费需求是生产发展的动力，出版领域也不例外。马克思在《政治经济学批判导言》中指出：

"产品在消费中能最终完成……没有消费，也就没有生产，因为如果这样，生产就没有目的。"出版领域如果没有消费，出版产品的生产也就没有目的。正是对出版物的消费需求将出版工作与整个社会联系在一起，才使出版工作者的劳动与其他社会成员的劳动进行交换成为可能，出版产品的价值才因此得以实现。

第二节　图书构成及分类

一、图书的构成

1. 图书的形式构成

（1）书皮：又叫封面（广义），记载书名、卷、册、著者、版次、出版社、定价等信息，封面能增强图书内容的思想性和艺术性，对图书的内容具有从属性，即封面的形式要和图书的内容相关，为读者所理解并喜闻乐见。书皮分为以下 3 个部分。

1）封面（狭义）：即书皮的正面，内容包括书名、卷、册、著者、版次、出版社等信息。

2）封底：即书皮的背面，主要内容为图书定价和识别码（条形码或二维码）信息，也可包括图书内容提要、作者简介、丛书书目等信息。

3）书脊：即书的脊背，也称书背，即书的封面和封底的联结处。一般印有书名、作者名、出版单位名等。

一般图书的封面有平装或精装 2 种。平装封面即软质纸封面，一般用 200 克以上的铜版纸彩印，并覆上有光或无光（哑光）的塑料薄膜，使封面增加厚度、牢度和抗水性能。精装封面一般由纸板及软质纸或织物制成书壳，内加环衬，比平装封面考究、精致，但制作成本相对较高。

（2）书芯：是图书的主体，主要包括扉页、版权页、文前部分、正文、文后部分等。

1）扉页：是书翻开后的第一页，印有书名、作者名、出版者名，扉页有时可对封面作者的内容做出补充，如增加作者单位、职务职称等。

2）版权页：一般安排在扉页的反面，或者正文后面的空白页反面。文字处于版权页下方和翻口方面为多。图书版权页是一种行业习惯称呼，是指图书中载有版权说明内容的书页。版权页一般上部为图书在版编目数据（CIP），下部为版本记录信息。

3）文前部分：为版权页之后至图书正文开始之前的内容，一般包括：作者（编委会）名单、主要作者（主编 / 著者 / 编者）介绍、题词 / 献词 / 致谢、序言、前言、目录等。

4）正文：为图书内容的主体部分。

5）文后部分：为图书正文之后的内容部分，可有附录、参考文献、内容索引、彩色插图、后记（题跋）等内容，是对图书内容的完善和必要的补充。

2．图书的内容构成

（1）书名：即出版物名称，出现在封面、扉页、版权页上，有书眉时也会出现（一般在偶数页上）。书名是图书识别和查询的主要标志。

（2）署名：即把作者的名字写在图书上的安排，一般在封面、书脊、扉页、版权页上要署作者或主要作者（主编）的名字，集体编写的图书一般要单独加编委会名单页上，主编、副主编、编委（者）等分别署名。

（3）题词 / 致谢：一般在编委会名单页（如有）或扉页之后。题词一般是作者邀请有关领导、专家用书法笔迹的形式，对本书给予的高度的概括评价。致谢也称谢辞，说明此书是受了谁的启发或者在什么著作的基础上进一步发展。也可感谢师友同行的启发、讨论与争辩对该书问世的促进作用。谢辞并不是虚文假礼，而是学术发展在一个具体方面的真实记录，是对前人学术成果的一种必要的尊重。

（4）序言：也称书序，分为自序和他序两种，以他序为多，一般由作者邀请上级领导或专家撰写，主要是对书和作者的介绍和评述。

（5）前言：是作者对作品的引言，主要对图书、作者和创作过程做出说明，也包括对该书出版给予帮助的感谢，以及恳请读者批评指正的用意。前言可署"编者"虚名，也可署主编等具体作者姓名。

（6）目录：放置前言之后、正文之前，是全书的提纲，一般分为篇、章、节及附录、参考文献等。节后面的标题一般不加入目录。

（7）正文：为图书的主体部分，一般内容较多的科技类图书特别是医学著作都采用篇、章、节的格式撰写。科学普及类图书，因读者对象为大众群体，不一定采用篇、章、节的格式，而更多采用简单的目录格式。

（8）附录：是对图书正文的一种补充，以便于读者对正文内容加深理解或延伸阅读。附录一般要和正文内容密切相关，没有必要的附录可以不加。

（9）参考文献：是学术研究和图书写作过程中，参考、借鉴或引用过的文献资料，著录格式应符合《信息与文献 参考文献著录规则》（GB/T 7714-2015）。参考文献一般位于图书正文之后，大型著作或参考文献较多时，章或节后也可著录参考文献。

（10）后记：是指写在书籍或文章之后的文字，多用以说明写作经过或评价内容等，又称跋或书后。有时作者用后记的形式对研究问题提出引人深思的看法，让读者能够进行更深层次的思考。

对于医学专业图书来说，以上构成图书内容的 10 个部分当中，题词 /致谢、序言、附录、后记 4 个部分，是作者根据需要和可能选择采用的，即可有可无；其他 6 个部分构成了一本图书的实质内容，是不可缺少的部分。

3．图书的设计构成

（1）开本：是指图书幅面的规格大小，即一张全开的印刷用纸裁切成多少页。常用的图书开本有：16 开（787mm×1092mm 1/16），大 16 开（889mm×1194mm 1/16），小（特）16 开（710mm×1000mm 1/16），大 32开（889mm×1194mm 1/32）。

（2）印张：是一本图书印刷时所用的纸张数量的计算单位，图书中一张纸有正反两面，即 2 个页码，在开本确定的情况下，一个印张的页数与开数相同，纸张数是开数的 1/2。印张是核算印刷费用及图书定价的主要依据。

（3）图书字数：即版面字数，计算方法：总字数＝每页行数 × 每行字数 × 总页数。图书总页数包括文前和内文的全部页面。图书版面字数是计算图书容量及作者稿酬的主要依据。

（4）版式（版面）：指图书排版的式样，包括版心、排式（横排或竖排、单栏或多栏）、书眉、页码、行距、标题、字体、插图等大小格式的安排。版式代表着图书的风格，医学专业图书的版式，应以端重、大方为主，避免零乱、花哨现象。

（5）版心：指图书版面上排印的文字、图画的部分，不包括四周的白边（周空，各约 20mm）。16 开本科技图书的版心一般为 140mm×22mm。科技图书排版时，文字、表格、插图等都不能超出版心。

（6）页码：是图书每页上表明次第的数字，书中奇数页码称"单页码"（放书眉章名），偶数页码称"双页码"（放书眉书名）。图书文前部分除目录外，一般不编排页码（暗码），内文部分应顺序编码（包括篇章页的暗码）。

（7）字体和字号：字体是印刷字的体式。计算机汉字的字体有宋（宋体）、黑（黑体）、楷（楷体）、仿（仿宋体）等数十种。字号是印刷字大小的规格。汉字目前常用的字号（号数制）有 18 种（小七至特大）。字号也常用点数制（Point，P）表示。如图书中常用的 5 号字，即 10.5P。

二、图书的分类

图书分类，既是一个大众普遍应用的一个方法，又是一个十分复杂和严谨的学科课题。

图书分类的大众应用，一般是根据读者对象，将图书分为教科书、理论读物、文学书、历史书、儿童读物、科学普及读物等，实体书店一般也是根据大众习惯按这种分类摆放图书。但这种分类是相对笼统的，不适合图书管理和查询，必须有一个科学、系统、包罗万象的同属分类方法。

《中国图书馆分类法》（原称《中国图书馆图书分类法》）是新中国成立后编制出版的一部具有代表性的大型综合性图书分类法，是当今国内图书馆使用最广泛的分类法体系，简称《中图法》。《中图法》初版于 1975 年，1999 年出版了第四版，2010 年，又经修订出版了第五版。修订后的《中图法》正式改名为《中国图书馆分类法》，简称不变。新版《中图法》全面补充新主题、扩充类目体系，使分类法跟上科学技术发展的步伐。同时规范类目，完善参照系统、注释系统，调整类目体系，增修复分表，明显加强类目的扩容性和分类的准确性。

图书分类法又叫图书分类词表，是按照图书的内容、形式、体裁和读者用途等，在一定的哲学思想指导下，运用知识分类的原理，采用逻辑方法，将所有学科的图书按其学科内容分成几大类，每一大类下分许多小类，每一小类下再分子小类。最后，每一种书都可以分到某一个类目下，每一个类目都有一个类号。分类词表是层次结构的类号（字母）和类目（数字）的集合。

中图法将中国图书分做"马列主义、毛泽东思想 / 哲学 / 社会科学 / 自然科学 / 综合性图书"五大部类和如下 22 个基本大类：

A 马克思主义、列宁主义、毛泽东思想、邓小平理论

B 哲学、宗教

C 社会科学总论

D 政治、法律

E 军事

F 经济

G 文化、科学、教育、体育

H 语言、文字

I 文学

J 艺术

K 历史、地理

N 自然科学总论

O 数理科学和化学

P 天文学、地球科学

Q 生物科学

R 医药、卫生

S 农业科学

T 工业技术

U 交通运输

V 航空、航天

X 环境科学、劳动保护科学（安全科学）

Z 综合性图书

医药、卫生图书位于第 16 大类，大类号 R；其下又依次分为 20 个小类，如临床医学分在第 7 个小类，小类号 7 R4 临床医学；每个小类下又分为若干个子类，如诊断学分在第 1 个子类，子类号 1 R44 诊断学；每个子类下又分为若干个类目，如影像诊断学分在第 4 个类目，类目号 4 R445 影像诊断学；有些类目下还分有小类目，如 4 R445 影像诊断学下就分有 1 R445.1 超声波诊断等 8 个小类目。这样，最后，每一种医药、卫生图书都可以分到某一个类目下，每一个类目都有一个类号。通过网络可以便捷地查询每一本中文图书的图书分类号及同类图书。

《中国图书馆分类法》对于医药卫生工作者从事科学研究和论文、论著撰写，都有极大的帮助，通过查询、阅读权威图书馆藏相关专业及类别的图书，可以借鉴他人已经取得的研究成果，了解相关学科发展的前沿信息，从而为自己的研究和写作提供极大的帮助。

三、中医药图书分类

中医药图书分类是将中医药图书分门别类组织排列的一种手段，是中医药图书馆学的重要研究内容。图书分类在图书发行和管理中为图书的组织管理提供了科学的方法，它的目的在于方便人们管理和利用图书。

中医图书的分类始于西汉末年刘歆编著的《七略》，它是中国古代第一部综合性图书分类目录，其中《方技略》将医书分为医经、经方、房中、神仙四个大类；后晋刘昫编著的《旧唐书·经籍志》开始将医书分为七类；宋代郑樵编著的《通志·艺文略》把中医图书细分为二十六类；明代焦竑编著的《国史经籍志》将医书分为十七类；明代殷仲春编著的《医藏书目》对中医图书进行专科分类，成为中国现存第一部中医图书专科目录。但在图书分类学领域里流行最广、影响最深的是四库分类法，自《四库全书总目》成书二百余年间，它成为各家公私藏书和编纂书目进行图书分类的参证和依据，是最具权威的分类法。虽然西方的图书分类法在鸦片战争以后被介绍到中国，但绝大多数图书馆和藏书单位对中医图书的分类还是采用改良的四库分类法。

纵观1949年以前的中医药图书的分类方法，其原则基本是以书立类，辅以学科和病名作为类目名称。类目设置和名称上的变化基本上反映了中医学术发展的源流和学科分化的状况，虽然在专业化和精细化程度上不断提高，但在类目设置上仍是广度有余而深度不足。

从20世纪50年代到80年代，中医图书分类的理论和方法缺少专门研究，造成了当时中医图书分类混乱的局面，中医系统图书馆采用的分类法各不相同，主要有：《中医图书分类初表》《祖国医学分类法》《中医图书联合目录》类目、《上海中医学院中医图书目录》类目、《中国丛书综录子目分类目录》子部医家类分属、《四部总录医药编》分类法和马继兴的《中医文献学基础》中的"中医文献的主要类别"。

对于中医药图书分类而言，《中图法》第一版、第二版的贡献在于创建了科学化的中医药分类体系，为以后的中医分类法奠定了基础。1990年出版的《中图法》第三版对中医药类目进行了重大调整和修订，实现了传统中医药分类体系的重大突破，初步形成了具有社会、心理、生物医学三位一体特点的现代中医药图书分类模式。1999年出版的《中图法》第四版对中医药相关内容的修订，主要是在中医临床学类下增加了专用复分表，供临床各科子目复分，以增加文献标引深度。2010年出版的《中图法》第五版对中国医学类共计有35处修订，解决了某些类目的交叉、类名涵盖不准确等问题，加强了某些类目的横向联系。

虽然《中图法》是中国最具权威性、通用性、标准性的大型图书馆分类法，但并不能完全解决中医药图书分类的问题，如反映中医交叉学科的类目偏少；有些类目标引文献的深度不够，有待于细化；一些类目编列有交叉重复现象。中医药图书馆的研究人员对于《中图法》的完善提出了很多建设性意见，包括增加自拟类目和修改类目，这对于中医图书分类的发展和完善起到了积极的促进作用。

第三节　医学图书

一、医学图书的重要作用

医学图书，即医药、卫生图书，属于自然科学类别图书，是整个图书分类系统，特别是自然科学大类中的重要组成部分。据中国版本图书馆中国 ISBN 中心统计显示，2018 年 4 月一个月共制作图书 CIP 数据 14 862 条，自然科学图书 CIP 数据 6444 条，其中医药、卫生图书 1149 条，分别占图书总量的 7.73%，自然科学图书量的 22.5%。

医学图书对于医药卫生学科发展以及每一位医药卫生工作者的成长，都是至关重要、不可或缺的。医学科学迅猛发展，新成果、新理论、新技术不断涌现，医学信息技术的日新月异为医疗服务工作的进一步完善提供了可能，医学科研活动的进展、医学信息技术的传播与交流在新技术的帮助下取得很大的进步，临床医务人员选择医院某些重要课题和科研项目，在进行科研攻关，或在临床工作中经常会遇到一些疑难病的诊断治疗，以及手术过程中出现的异常、病例讨论、学术交流乃至新药的性能，用药剂量等，都希望获得医学图书期刊资料，了解到最新的医学信息。现代医学正是通过图书、期刊、网络、会议等信息不断交流的促进和推动下，得以快速发展。

二、医学图书发展简史

中医书籍以历史之悠久、数量之浩瀚、内容之丰富堪称人类文明史之瑰宝。《黄帝内经》是我国医学宝库中现存成书最早的一部医学典籍，与其后问世的《难经》《伤寒杂病论》《神农本草经》构成中国传统医学四大经典著作。北宋时期，政府成立"校正医书局"，该书局不仅是我国历史上最早设立的医书校正机构，也是世界上最早设立的医书出版机构。宋代校正医书局的设立及其对古医籍的校勘整理工作起到了承前启后、继往开来的历史作用。后来的元、明、清诸代均未继续成立专门的校正医书机构。因此，宋代校正医书局也是我国古代唯一专门出版医学书籍的机构。

近、现代医学图书是伴随着西医在我国的传入而发展起来的。明末清初，大量的西方传教士来到中国。他们在给中国带来基督教的同时，也把西方的近代的科学技术和医药学带到了中国。近代西方医学在我国的传入，除了表现在开设教会医院和诊所外，还包括开办学校、留学活动和编译西医书刊。我国第一本西医类图书作者是英国传教士医生合信（Hobson 1816—1873 年），他是医学硕士，英国皇家外科学会会员，毕业于伦敦大学。1839年受伦敦会派遣来到中国，曾在澳门、香港、广州从事传教与医疗活动。在1850 年编译了《全体新论》一书，原名为《解剖学和生理学大纲》，该书介绍了各种动物骨骼的比较、韧带和肌肉，描述了脑髓脊髓和神经系统及各个感觉器官、泌尿器官、生殖器官，对心脏和肺部的论述占有重要的章节，对各内脏都有说明和图解，最后根据身体组织结构做一短评。该书出版后曾经数次再版，对当时中国的医学界影响非常之大。

从 19 世纪 50 年代到辛亥革命前，有 100 多种外国人译著的西医书籍在我国流传。辛亥革命之后，我国开始由官方有组织地从事医书编译工作。从1850 年合信译《全体新论》出版，到 1935 年坎宁安的《实用解剖学》第 3卷问世，80 多年间已有 200 多种西方医学著作在我国流传。

中华人民共和国成立后，我国的医疗卫生事业得到了前所未有的发展。同时，一批专业编辑出版医药卫生类图书的医学专业出版社，以及以编辑出版医药卫生类图书为重要出版方向的科技出版社先后成立。《实用内科学》《协和内分泌和代谢学》《黄家驷外科学》《吴阶平泌尿外科学（上下卷）》《王忠诚神经外科学》《林巧稚妇科肿瘤学》《诸福棠实用儿科学（上下）》《钱礼腹部外科学》等重要医学著作的出版，既是我国近、现代医学发展成就的标志，也成为我国一代又一代医学工作者奋进前行的基石。

三、医学图书的分类

医学图书按"中图法"可分为 20 个大类，但在编辑、出版领域，为便于识别和定位，可将"中图法"的 20 个大类整合为以下五个类别：

1. 基础医学类　可将"中图法"中 R-0 一般理论、R-3 医学研究方法、

R1 预防医学、卫生学、R3 基础医学、R9 药学这 5 类图书归入基础医学图书之类，这类图书的属性以教材类图书居多，读者对象主要是医学院校师生。

2. 中医药类 "中图法"中 R2 中国医学与本类图书完全切合。中医药类图书涉及范围广泛，既包括中医古籍整理出版，也包括现代中医临证经验的总结，还包括中西医结合的理论和实践方面的研究等。

3. 临床医学类 "中图法"中有 12 类图书基本上都可以归入临床医学图书之类，包括 R4 临床医学、R5 内科学、R6 外科学、R71 妇产科学、R72 儿科学、R73 肿瘤学、R74 神经病学与精神病学、R75 皮肤病学与性病学、R76 耳鼻咽喉科学、R77 眼科学、R78 口腔科学、R8 特种医学。临床医学类图书是医学图书的最大类别。

4. 医学科普类 "中图法"中没有此类图书分类，但在编辑出版活动中，医学科普图书已成为一大类别，在 R1 预防医学、卫生学中有 R193 卫生宣传教育分类，医学科普图书似可归入此类。随着科学普及事业的发展和大众生活的需要，这类图书会有更大的发展和广阔的市场。

5. 医学辞书和年鉴类 医学辞书根据学科属性本可归入以上相关类别，但考虑到这类图书的编辑出版属性，单独列出也有必要。医学年鉴类图书应属于 R-1 现状与发展类别，主要记述卫生事业或学科发展的年度状态，如《中国卫生年鉴》《中国内科年鉴》《中国口腔医学年鉴》《中国医学装备年鉴》等。

6. 医学译著类 "中图法"也没有此图书分类，根据学科可归入相关分类，《中图法》中 R79 外国民族医学似可归入此类。随着医学科学的发展和对外交往的增多，引进版医学图书已成为医学出版市场的一个热点，一些经典西医名著，如《希氏内科学》《威廉姆斯产科学》《坎贝尔手术骨科学》等，受到读者的普遍欢迎。我国输出的医学图书大多集中在传统中医领域，输出地主要集中在华语地区，这方面随着我国"一带一路"发展战略的推进，优秀中文医学图书必将迈出"走出去"的更大步伐。

四、医学图书的出版

1. 医学图书出版机构

（1）医学图书专业出版机构：1953 年人民卫生出版社成立，标志着新中国医学图书出版事业的兴起，至今已有人民卫生出版社、中国医药科技出版社、中国中医药出版社、中医古籍出版社、新疆人民卫生出版社、中国人口出版社等多家出版社。医学图书专业出版机构是医药卫生图书出版的主力军，有作者统计，约 70% 的医药卫生图书是由医药卫生图书专业出版社出版的。

（2）科技类图书出版机构：是我国医药卫生图书出版的又一支重要力量，主要有科学出版社、中国科学技术出版社、科学技术文献出版社以及各省、自治区、直辖市的科学技术出版社等。医药卫生图书多年来在科技类图书出版占比均超过 20%，科技类图书出版机构对医药卫生图书的出版都十分重视，无论在品种和数量上，科技类出版社在医药卫生图书出版领域，都发挥着重要作用。

（3）大学出版机构：大学出版社是改革开放以后发展最快的一类出版机构，医药卫生图书当然也是医药卫生类大学主要的出版方向，如北京大学医学出版社、中国协和医科大学出版社、海军军医大学出版社、空军军医大学出版社、上海中医药大学出版社等，其他一些合并有医学院校的综合性大学出版社，也有一定数量的医学图书出版，如复旦大学出版社、浙江大学出版社、中山大学出版社、中南大学出版社、四川大学出版社等。

2．医学图书出版流程

（1）选题：是医学图书出版的最重要的环节，选题的重要性不仅关乎图书的自身销量与阅读量，更直接关系学科的发展与创新。医学图书选题一般来源于两个方面，一个是作者方面，即作者已有明确的选题方向，或已有比较成熟的书稿，向出版社投稿；二是出版社编辑方面，即出版社的策划编辑，确定了选题方向后，向作者约稿。选题确定后，才可进入出版活动的下一流程。选题确定前，还应该报出版社批准和备案。

（2）组稿：医学图书组稿的途径分为出版社向作者约稿与作者向出版社投稿两种。组稿环节主要包括约稿申请、接受约稿、接受来稿、登记来稿等，这种组稿方式现在都可以通过网络来完成，能够大幅度减少组稿时间，实现图书的更快出版。组稿作为医学图书出版流程制度中的准备阶段，它的目的是为后续的审稿环节明确处理对象。

（3）审稿：在医学图书出版流程制度中，审稿无疑是其中一项至关重要的环节，它是确保医学图书具备高质量的重要手段。医学图书必须具备新颖的选题、充足的论证论据、事实依据、文笔丰满、结论正确等要求。审稿环节共分为初审、复审、修改及终审等环节，各环节的根本目的是使书稿达到本书出版的最好水平，并将可能出现的差错降低到最低限度。

（4）加工：是由编辑对图书中的文稿表达进行审核与修改，在加工时需要确保文稿中的内容准确、语言简练、图表规范等。编辑在进行加工时，还要对文稿的结构、文献、计量单位等进行反复推敲，以此确保实现图书精益求精的目的。

（5）其他出版流程：主要包括图书排版、校对、封面设计、质量检查、定稿、图书印刷、图书发行、结算稿费、出版后审读等，这些出版流程较为简单和容易，一般由相关专业人员完成即可。在图书定稿、付印前，必须有作者或主要作者签字同意。

3．医学图书出版方式

（1）常规出版：指出版社依照方针政策和出书范围，有计划地组织出版活动，并单独核算和承担盈亏责任的方式。目前我国绝大多数出版社的大多数图书是以这种方式组织出版的。这种方式组织出版的图书，一般均由出版社总发行，由新华书店经销。出版社也可按照有关规定采取多条发行渠道、多种购销形式发行。以常规方式出版的图书一般称为本版书。

（2）联合出版：指两家或两家以上出版单位共同投资、联合组织出版图书的出版方式。这在国家之间的合作出版业务活动中尤为常见。它以签订合同方式进行。其发行由一方承担或合同各方共同承担，也可委托出版合同外的他方承担。同一种书稿用不同国家的文种出版并在各自国家发行时，应遵守各自国家的有关法规、政策。

（3）协作出版：是我国改革开放后出现的一种出版方式，又称委托出版，也称为自费出版。协作出版正常的程序是：出版社初审稿件后，认为书稿内容达到出版要求，符合本社出书范围和新闻出版管理部门规定的协作出版的图书范围，即自然科学和工程技术著作，出版社与供稿者签订协作出版合同，并按有关规定向出版社交纳管理和编审费用，出版社负责书稿编审并提供书号。协作出版的图书，主要交新华书店发行。必要时也可对口征订发行。在经营上，由协作者自负盈亏。

（4）众筹出版：是一种近年在中国出版界新颖的出版方式。原理是：握有图书内容资源的作者和出版社都觉得一本书很有出版价值，但苦于资金短缺，于是就拿到网上向读者筹资。众筹出版翻译自国外 crowdfunding 一词，作为"互联网＋"的概念，在传统的图书出版行业掀起了一股新风。众筹由三个因素构成：发起人，即有创造能力，有超值产品，但并不一定是缺乏资金的人；支持者，即对筹资者的故事和回报感兴趣的，有能力支持的人；网络平台，也就是连接发起人和支持者的互联网终端。众筹不是捐款也不是投资，支持者的参与均设有相应的回报，可能是实物，可能是服务，也可能是两者均有。所以，对一个项目的支持是典型的购买行为。众筹出版是出版业与社会化网络时代结合的新产物，改变了一般意义上的生产者和消费者位置，为出版物的生产和流通提供了更为广阔的融资渠道，同时也为我国整个出版产业带来了更多生机。

（5）按需出版：是出版单位出版图书完全依据市场需求，出版单位与作者签订供稿合同，作者需要支付一笔一次性的费用，然后按 10% ~ 20% 的版税或依据实际图书销售状况付给作者稿酬。而读者通过网站选择想要买的书，付费后出版商就会印刷、装订、出版后寄给读者。按需出版是一种全新的出版方式，它通过采用先进的数据处理技术、数字印刷和网络系统，将出版信息全部存储在计算机系统中，需要时直接印刷成书，省去制版等中间环节，真正做到一册起印，即需即印。它突破了传统模式的印数限制，印量较少时，制作成本比传统印刷大大降低；而且数字印刷系统自动化程度高，也节省大量的人工费用。

（6）网络出版：也叫互联网出版（online publishing，Internet publishing，e-publishing），是伴随着网络技术的发展而出现的一种新型的电子出版形式。根据原国家新闻出版总署《网络出版服务管理规定》，网络出版是指通过信息网络向公众提供的，具有编辑、制作、加工等出版特征的数字化作品，并通过互联网发送到用户端，供公众浏览、阅读、使用或者下载的在线传播的行为。网络出版应具有下列特点：①主体合法性；②产品数字化；③流通网络化；④交易电子化。随着网络技术的快速发展以及人们阅读习惯的改变，网络图书出版必将迎来更大的发展。

第十八章　中医药图书的出版策划

　　创新是民族的灵魂，是国家发展的不竭动力。图书出版业既是社会主义文化事业的重要组成部分，也是国民经济的重要产业之一，无论是站在建设社会主义先进文化、增强国家的软实力、实现中华民族伟大复兴的高度，还是站在做大做强文化产业，促进国民经济增长方式转变，建成新闻出版强国的高度，图书出版业都必须进行文化创新。学术出版是一个国家思想创新、科技创新、文化传承最直接的体现，学术出版的实力和水准是一个国家经济与文化发展水平的重要标志，集中反映一个国家的文化软实力和文化影响力。原创图书作为学术出版的重要组成部分，是专业图书出版单位的立社之本。数千年来，中医药为人民群众的健康发挥了重要作用。国家对于中医药的健康发展相继出台了一系列政策和文件，并从科研、医疗、教学、产业等方面给予了较大支持，中医药领域创新驱动力度加大，科研成果斐然，产生了一系列好的图书作品。当然，透过这些中医药学术专著，我们看到还有很多题，比如图书同质化现象特别严重，跟风、抄袭甚至剽窃之作也不乏其中。作为中医药编辑出版人员，如何判断作品的原创属性，出版真正有学术价值，产生良好双效益的学术出版物，将是专业出版的重中之重。本章拟从以下4个方面对中医药原创性图书选题策划编辑管理进行分析。

一、原创性学术图书的认定标准

　　原创性图书首先应能够反映本学科重大科研成果或阶段性成果，注重理论与实践、当前与长远、新技术与中医药理论的结合，致力于培育新的学科生长点，尤其是填补中医药理论研究与应用技术领域的空白，观点具有独立性或排他性，内容具有自主知识产权；其次应用新观点、新方法、新认识，提出的问题具有开拓性和启迪性，能够反映本学科学术水平和发展动向，代表本学科发展前沿；同时，在中医药医疗、教学、科研、生产等方面具有实用价值和指导意见，并已产生较大的社会效益和经济效益；此外，原创性学术图书的认定还应包括图书依托的项目情况、获奖情况、版权输出情况、内容被引用情况等。

二、选题：从源头把握学术专著的原创性

1. 培养原创性思维　培养编辑的原创性思维能够锻炼编辑的学术判断力，从而对原创性学术著作的原创价值进行比较和评估。中医药是具有自主知识产权、原创特征明显的宝贵资源，这就要求编辑对中医药学及相关学科的知识理论结构、前沿交叉学科有一个清晰的认识，寻找可能出现原创性作品的突破点；同时，对各细分领域已经在研的主要课题和已出版图书的原创性特征进行分析，主要考虑：①课题的创新性；②课题是否反映本学科重大科研成果或阶段性成果；③立论是否新颖，或者内容是否体现新观点、新技术或新方法；④是否引领本学科学术发展动向等。

2. 占领学术制高点　毫无疑问，为了使原创性选题策划能够引领学科发展，编辑必须与作者经常沟通，经常参加各种专业而权威的社群、微信群、沙龙、学术会议，掌握中医药各学科发展最前沿的理论和技术方法。

3. 紧跟时代步伐　正如同大部分出版物一样，打造中医药原创性学术专著也要紧跟时代步伐。我们都知道，大多数科研项目周期较长，学术成果的创新性会由于时间的推移而降低。图书出版物由于是对科研成果的积累和总结，本来就滞后于学术研究，由此可见，在学术研究项目启动时，就应做好学术出版的准备工作，包括资料搜集、数据处理、文献整理等基础性工作；同时，在研究中也要不断积累素材，最大限度地减少项目完成与图书出版的时间差，确保图书的新颖性，否则一旦有相关的图书先行面世，该作品的原创性将会大大降低。

三、组稿：学术专著实现原创性的关键环节

1. 选好作者有讲究　由于中医药是一门经验医学，名家大家的学术经验最好本人亲自整理为宜，或者口述请专人整理，或者后人专门整理，如果请学生或者助手代为编写，也就无法反映出名家大家原汁原味的学术思想，甚至还会使大家产生误导，无法保证作品的原创性，学术价值也大打折扣。所以我们认为：原创性图书比其他类图书更需要作者亲力亲为。要撰写中医药原创性图书，必须依靠作者本人的学术思想和经验积累。

2. 术业应有专攻　中医药学科博大精深，细分领域众多，原创性图书

集中体现了某一领域的学术创新，故而在选择主编方面，专业务必要对口。虽然大多数专业出版单位对于作者资质的审核比较严格，但是，严格并不等于专业对口，大凡有名的专家教授，其在某一学术领域必有所长，我们不能迷信权威。比如，同为中药学教授，A 可能擅长药剂学，B 可能擅长药理学，那么，在写《血管生成研究方法学》等这样的专著时，一定要请 B 参与组稿。

3．语言尽量通俗　很多作者认为：科技类原创图书无法做到语言通俗，语言通俗了，学术性、严谨性就没有了。其实不然，作者和出版单位的立场是一致的，学术专著的目的是为了使之广为流传，不断实现其传播价值和转化效应。例如英国物理学家斯蒂芬·威廉·霍金的《时间简史》，就从专业角度讲述了宇宙的起源和命运，解释了黑洞和大爆炸等天文物理学理论，但是语言通俗易懂，普通读者也能明白。

四、严格的田间管理：为原创性图书出版保驾护航

1．符合学术著作出版规范和相关规定　为了鼓励、规范和促进学术出版，原国家新闻出版总署（现国家新闻出版广电总局）于 2012 年颁布了《关于进一步加强学术著作出版规范的通知》，从学术出版的目的和意义，图书正文、引文、辅文的要求等方面进行了规范；在 2015 年 11 月中央财经领导小组第十一次会议上，习近平总书记提出了"供给侧结构性改革"概念，学术出版供给侧改革必须坚持注重原创，从选题源头进行优化、精简、精准，为读者提供高质量的优秀读物，把内容建设放在第一位，把质量放在第一位，把出好书放在第一位。围绕出版精品力作、攀登出版高峰，国家新闻出版广电总局将进一步加大出版物质量管理工作，为此，原创性学术专著必须按照学术著作出版的规范和相关规定进行田间管理。

2．规避著作权问题　不同于一般的学术著作，原创性学术著作尤应注意著作权法的相关规定。经常看到有一些书稿，内容具有创新价值，然而从参考文献的引用上，发现了不少问题。比如：某些章节引用文献多达数百条，试问这部分的内容，有多少原创成分？而且很容易产生著作权纠纷。作者应冷静地分析各部分的内容，要有自己原创的、独立的观点和视角，或者拓宽写作思路，或者另辟蹊径，或者改变形式，从根源上避免侵权嫌疑。

3．建立相应的保障体系

（1）沟通联系机制：原创性图书创作难度较大，对作者和编辑提出了较高的要求。应充分利用现代化的媒体手段，加强编辑与作者之间的联系沟

通。我们在编写每一部原创性图书时，都会建立一个微信群，大家在群里积极探讨编写内容、分享编写经验、共享重要文件和资料等，有问必答；同时，为了解决具体问题，统一编写风格，每部图书的编委会按照进度表，定期召开主编会、编写会和审定稿会，及时解决编写中遇到的各种问题，编读渠道畅通高效，有力地保证了编写质量。

（2）质量控制体系：中医药学术专著从选题论证开始，就应将原创性作为重要指标，并给予较大权重，从源头上保证编写出版质量。人民卫生出版社在国家新闻出版广电总局有关质量管理规定的基础上，结合 60 多年医药卫生图书编辑出版工作的实际，积极创新和完善出版物质量管理，形成了出版物质量管理要求和控制的顶层设计框架—"九三一"质量控制体系。对于原创性图书的选题策划和管理要求做到：选题的"三次策划"，"三级论证"，编写团队的"三级遴选"，主编会、编写会、定稿会的三次会议等。

（3）图书审读体系：原创性图书在三审三校的基础上，还应做到精审精校。即除了对书稿的标题层次、体例规范、名词术语等进行审读外，重点对作品的立意、新颖性、特色等进行审核，确保全书重点突出，从而反映出作者独特的学术观点和创新价值。

第十九章　中医药教材类图书的编写

　　教育与民族的振兴、社会的进步密切相关，高等教育更是一个国家教育发展的标志。高等中医药教育是我国高等医学教育的重要组成部分，教育部和国家中医药管理局在《关于中医药教育改革和发展的若干意见》中提出了提高办学质量，适应新世纪高等医学教育发展趋势，服务中医药人才培养综合发展需求的要求。教材作为课程的"蓝本"直接决定了中医药教育的基本质量和人才专业能力结构。如何编写出体现医学教育发展态势，符合学生认知规律的高质量中医药教材值得进一步深入思考。

一、中医药教育发展与教材发展的需求

　　1. 现代教育思想和教学方法的呼唤　　教材作为课程的载体，直接反映学科教学过程所体现的教学理论和教学方法。纵观目前较为著名的高等医学院校规划教材，从第一版到目前不同的版次之间除了学科教学内容的与时俱进，更重要的是教育理念的变化与进步。目前，第三代医学教育改革已从传统的授受式教学模式发展为以转化式学习为特征的教学。教材的开发与编写需要紧贴教学改革的发展、进步，真正融入现代教育思想和教学方法。根据学科发展对原有教学内容进行再筛选与补充，调整教学体系，充分培养学生的探索精神、创造精神，将探究教学法、案例教学法等新型教学方法和新教学技术手段更多地引入教材。

　　2. 医学教育的社会责任关联性需求　　现代医学教育模式与全球卫生服务发展需求紧密衔接，这一医学教育的社会责任关联性要求教材的选题必须立足"拓宽口径、加强基础、注重素质、整体优化、面向社会"的原则，加强学生终身学习能力、批判性思维和创新能力的培养。教材作为课程的基本大纲是探索将职业素养内化为学生自觉行为的有效途径，确立合理的教材选题有助于中医药院校建设创新、批判性思维和中国优秀传统文化精神为目标的校本课程体系。当前中医药教材的选题需要紧密围绕教育部质量工程和专

业综合改革的要求，突出中医药专业学生职业基本能力的养成，积极探索课程的创新与发展，重点建设专业基础特色示范课程、通识类选修课程、国外引进示范课程、PBL 等教学法配套课程、双语 / 全英语示范课程等类别教材。通过建设，使得中医药教育课程教材形成一个较为前卫、完善的教材门类。

3．教材的医、教、研协调发展需要　教材的基本内容是学科知识内容的外在表现形式，无法脱离单一学科界限而独立存在。因而，需要通过教材反映日常教学，强化学生医、教、研协调发展的职业发展需求。首先，就科研而言，教材必须反映当代科研最新成果，以科研引领教材的时代性和创新性，重视科学研究与教材的结合对学生创新思维的培育。教材内容的选择就是引导教师树立"教学就是研究"的理念，促进科研引领教学、科研反哺教学。其次，就医疗而言，中医药教材永远无法脱离临床一线的实践，更需要强化内容与编写的临床思维，形成面向临床实务、产学研结合、前后融通的开放式体系格局；充分应用现代教育技术出版一批符合临床实际特点的电子版教材或与纸质教材配套的教学软件，满足学生个性化自主学习的需要，提高教学效果。

4．中医药教材的文化传承功能　教材除了作为课程与学科内容的基本载体功能以外，还具有传承和发展中医药文化核心价值的作用。中医药文化所蕴含的"以人为本、医乃仁术、天人合一、调和致中、大医精诚"核心价值观也是中医药教材必须弘扬的价值理念。教材建设对于卓越中医药人才培养的促进作用不仅仅体现于专业学科知识能力的传播，也是彰显中国文化软实力的重要渠道。在保证专业性的前提下，强化中医药教材的文化传承性有助于实现学生人文与科学的协调发展，培养其健全而又富有中医药传统文化精神的人格，也有利于陶冶和提升教师的情操和素养。

二、正确处理中医药教材建设的几个问题

1．教材基础性作用与学生终身发展的关系　教材的内容与结构主要围绕基础理论、基本知识、基本技能三个方面展开，体现专业发展的"三基"属性。作为学科知识体系的载体，教材的知识结构相对于学科的后续发展处于稳定的状态中。基础性知识具有广泛的迁移力和强劲的学术生命力，是获取其他知识的元认知"知识"。因此，中医药教材的编写应该遵循学科知识认知的基本规律，进行认真的系统梳理，突出基本知识结构，帮助学生掌握基础性知识和技能。同时，也必须面向学生的发展，强化其创新与批判性思

维培养，把学科的发展演变脉络交代清楚，促进学生更好地了解中医药学科创新发展的基本路径和模式，包括缺陷和弯路。教材的观点应保证成熟和确切，准确把握学科进展性内容的深度和广度，把中医药学科的严谨性与启发性教学结合起来，调动学生学习的积极性和主动性。

2. 教材的滞后性和知识前沿性的关系　教材的开发与建设有一定的时代背景和周期。教材的滞后性与知识的与时俱进形成了一对矛盾。因此，中医药教材的开发需要在强化教材基础特性的同时，保证学科知识的前沿性与有效性。特别是中医药学科作为生命科学类别的知识需要能够适应时代发展的基本要求，关注学科的前沿和进展，捕捉和发现国际学科前沿的新证据，更新学科特别是临床治疗路径的过时知识。在编写与开发过程中，需要以批判的方式去克服传统纸面教材的局限性，利用网络等开放课程及时补充或更新知识，以弥补教材基础性知识滞后的局限性。

3. 中医药教材发展的国际视野与中国特色关系　作为现代医学教育的组成部分，中医药教育需要遵循一定的医学教育规律，因而，其教学理念、教学内容和教学方法等方面均需要跟随国际医学教育发展趋势不断地进行改进和优化。中医药教材的"全球意识"需要在对国内外同类教材比较研究的基础上分析、借鉴全球高质量教材的基本特色，增强教材的国际交流水平。国际视野的最终目标是编写出具有中国特色的"精品中医药教材"，体现中医药文化的传统文化精髓，重视教材的人文性和社会性，真正反映中国特色和中国文化。

三、中医药教材编写与开发的基本原则

1. 高质量教材是培养高素质人才的重要环节　教育的实质是培养人才。十年树木，百年树人，要实现培养人才的目标，世界发达国家都在积极探索和确立实现这一目标的方法和途径，我国学者提出"通识教育与个性发展相结合"的培养模式，强调培养具备好奇心、想象力和批判性思维能力的人才，培养具有人类文明的核心知识和相关专业知识的人才。这些知识和能力的获得，需要多环节多渠道达到，除了教师、教育理念、教学模式以外，高质量的教材是学生获取知识和能力的保证。因此，组织一流教师编写高质量教材是培养高素质人才的重要环节。

2. 高质量的中医药教材，是培养高素质中医药人才的重要保障　中医药学植根于中国传统文化，历史悠久，呈现了学术自由、百花齐放的格局。

历代医家多在继承前人成果和经验的基础上，吸收某些方面、某些领域的观点、经验和见解，并通过传统的师承教育培养了一代又一代的名医。而中医前辈殚精竭虑编写的历版中医药教材，更培养造就了成千上万的中医药卓越人才报效于中医药事业。21世纪需要的中医药人才，除了必须具备较强的思维创新能力外，还应该具备坚实的专业基础和人文素养，能与时俱进，适应社会发展的需要，成为熟谙古今、学贯中西的人才。要达到这个目的，高质量的中医药教材的编写是必不可少的。21世纪，我们所面临的学生掌握的信息量大，知识面广，但是在独立思考、批判性思维能力方面存在不足；教育模式也从传统的师承教育转换成了院校教育模式，教材成为学生学习中医药知识的主要载体，因此教材的编写必须深入研究和分析中医药学科的特点，适应新世纪的发展，处理好继承和创新的"度"。编写的教材除了让学生掌握知识外，还能启发学生的思维，培养学生的创新能力。

所以说，高质量的中医药教材编写，是培养高素质中医药人才的重要保障。

3. 确立正确的编写原则是编好中医药教材的前提　中医药学是中国传统文化的组成部分，是几千年来医家临床实践经验的总结，整体观是其思维方法的内涵，有自身的学术和学科特色，确立正确的编写原则是编好中医类教材的前提。

首先，中医药教材的编写要与国家对中医药人才的培养目标相一致，要在吸取以往各版教材编写经验的基础上，注意充分反映中医药专业教学改革与研究成果，结合中医药专业教学实际，注重思想性和实用性。

其次，要发扬中医特色，从高等中医药教育改革与发展的实际和未来出发，强调精品意识，充分体现"三基"和"六性"（科学性、继承性、公认性、时代性、简明性、适用性），以保持中医药学科的科学性、系统性、完整性。

再次，教材内容需注意各版本之间的相互联系、继承与发展，不断吸收成熟的、公认的新技术、新进展、新成就，提示学科发展方向，以利学生了解中医药学的研究现状，加强学生创新意识与创新能力的培养，为今后进一步研究中医药学，成为中医药高素质人才奠定基础。

4. 注重编写特点和细节，是编好中医药教材的保证

（1）中医药各科教材的特点：中医药教材分为中医药基础课程教材、中医临床课程教材和经典课程教材。各科教材的起点要适合学生进校时的实际知识基础，难点要分散，止点应适合于相关教材之间的衔接和配合，充分考

虑到学生的学习特点和理解能力。要充分兼顾基础、临床和经典教材的不同特色，认真处理好理论与实践的关系。

1）中医药基础理论课程教材：包括中医基础理论、中医诊断学、中药学、方剂学等。这类教材的编写必须体现清晰性、易读性，着重在中医药基本知识和技能的掌握。因为入门课程的学习对于培养刚刚跨入中医药高等学府学生的专业兴趣、巩固他们的专业思想尤其重要，对经典著作深入浅出的描述，对经典中医药理论的简化，能让初步接触到中医药的学生在学习中既不感到晦涩难懂，又不觉得枯燥乏味。

2）中医临床课程教材：包括中医内科学、中医妇科学、中医儿科学、中医外科学和针灸学等。学习这些教材时，学生已经具备中医的基本知识，这类教材的编写必须体现系统性，在总结前人大量宝贵经验的基础上，充实和加强与临床密切相关的基本知识和技能，增加一些临床上的应用实例，体现出临床学科鲜明的特色，并联系西医相关学科的相关内容。

3）经典课程教材：包括《内经》《伤寒论》《金匮要略》《温病学》等。这部分教材是中医学科的特色，在中医药学形成、继承和发展过程中起到了重要的奠基和支撑作用。这类教材的编写要在保留原文的风格，让不同时代的学生去"读"经典，读出新思想、新思维，以培养他们在临床上运用中医理论的能力和中医临床思维方法。

（2）教材编写中应该注重的问题

1）保证教材的科学性：编写教师除需要良好的专业知识，还需要具备强烈的责任心和使命感。保证概念的准确性、统一性，不出现概念错误和编校质量问题；注意语句精炼通顺，意思表达完整清晰。

2）保证教材的简明性、适用性：严格掌握课程设置的区别，让教材内容精练，给教师和学生留出教和学的空间，让教师好教，学生好学，临床好用。

3）保证教材的新颖性：充分利用示意图、表格形式来展现内容，替换大块的文字堆积，以免使学生产生枯燥感。

四、总结

总之，中医药教材的编写任重道远，如何编写出精品的教材，对中医药人才的培养、中医药事业的发展至关重要。目前比较有特色的教材如二版中医教材，强调理论联系实际，更加重视临床，从而能够更好地指导临床实践，以提高医疗质量，极大地拓展与增强了中医药教材的内涵与实用性，可谓是当今各版教材之"祖版"。又如五版教材，首次采用个人作为主编人员，以突出中医药传统和特色，对本学科的基础理论、基本知识和基本技能进行了较全面的阐述，同时又尽可能减少了各学科间教材内容不必要的重复和某些脱节。因此，这些教材的编写思路也值得我们不断学习。

第二十章　中医药医案类图书的编写

一、中医药医案类图书编辑的意义

中医临证医案即相当于西医的临床病例。医案，又称诊籍、脉案、方案、病案，是中医临床医师实施辨证论治过程的文字记录，是保存、查核、考评乃至研究具体诊疗活动的档案资料。特别是名老中医经验的整理和挖掘研究类医案，对于传承其有效的临床疾病的诊疗经验意义重大。正如清末民初著名思想家、学者章太炎先生所言"医之成绩，医案最著"，高度评价了医案在中医领域中的重要地位。这些名老中医的经典医案，多由所在单位的国家或省名老中医学术经验传承工作室协助整理，经名老中医亲自审定，系统总结了名老中医的学术理论、学术思想、临床经验等，为中医临证医案类图书的出版积累了宝贵的经验。

医案、医话类图书作为中医药类学术图书的重要组成部分，历来受到中医药名家和出版界的重视。早在20世纪五六十年代，《蒲辅周医案》等一批著名中医的医案著作都经由周恩来总理亲自过问，由人民卫生出版社出版。2010年始，国家中医药管理局开展了全国名老中医药专家传承工作室建设项目和全国基层名老中医药专家传承工作室建设项目，历时近十年，取得了巨大成就，也出版了一大批名老中医临证医案著作，如中国中医药报社出版社出版的"名老中医经验辑要"系列图书，化学工业出版社出版的"名老中医临证备忘录"系列图书，学苑出版社出版的"全国名老中医药专家临证验案精华丛书"系列图书。可以说，医案、医话类图书的大量出版有力配合了国家名老中医传承工作室项目的健康开展，为繁荣和发展我国独具特色的中医药事业做出了有益的贡献。

二、名老中医临证医案类图书的编写

1. 临证医案撰写原则

（1）科学性原则：坚持以中医药基本理论为主导，从需求分析到方案形成，从采集、编撰到后续挖掘，所有资源和理论支撑的研究结果必须体现三个"真是"：真是中医的，真是中医临证的，真是名老中医临证的。排除一切干扰、混淆、阉割、掩盖名老中医临证特点的设计思路与方法。

（2）创新性原则：名老中医的每个医案要有各自的特色和借鉴意义，有自己的创新亮点。这就要求编写者博览群书，研究其他名老中医的经典医案和写作特点，并设计出不同于他人的临证医案，特别是具有地方特色的诊疗方法，这对读者的学习和借鉴会有很大的帮助。

（3）个性化原则：中医医案的个性化是每例医案自身学术价值存在的立足点。因此，不能强求整齐划一。尤其是内容不能强求各医案的一致，在治疗方法、临床路径、临床用药、临证心得等方面，不可强求过分之统一，一定要有各自不同的学术观点，甚至是允许相左方向的学术观点存在或有违常规的观点存在，只有这样，才能促进学术争鸣和学科进展。

（4）规范化原则：中医医案的规范化应该是中医临证医案的最基础也是最重要的原则，尤其是在医案的体例和格式方面应该严格遵守规范化。在编写时应注意：①医案的基本要点要全面；②医案的基本构成要素要完整，严防中医医案病历化或异化为西医医案（病历）。

2. 临证医案撰写要求

（1）临证医案的构成

1）病证名：以中医病证名称为主，可参照《中医临床诊疗术语》（朱文峰，王永炎，唐由之等．中医临床诊疗术语 [M]．北京：中国标准出版社，2004．）中的标准，个别无法找到合适中医病证名称者，以主要症状为名。有西医明确诊断者，西医病名附后。

2）病证概述：主诊者对本病证的独特认识、基本方（有相对固定的处方或协定处方者）及其加减。

3）临床资料：包括患者的一般情况（性别、年龄、婚姻状况、职业、居处环境），一诊、复诊（含二诊、三诊等）的主诉，就诊时间，主要症状，体征，中西医诊断结果，主诊者的治则治法、处方，及用药注意事项、煎服方法、特殊医嘱等。

4）按语（医案分析）：重点分析立法处方的思想和用药的独到之处，如药味加减的变化、剂量的变化，或煎煮法的变化及加用其他治法的特别用意。

（2）临证医案的信息要点：为了能够全面、准确、详细地了解诊治时患者及主诊者的诊治信息，通常在医案编写时，一般要注意采集患者以下的信息要点和主诊信息要点。

1）性别：男女性别不同，其个体差异不同，因此用药不同、组方配伍不同。

2）年龄：年龄关系到后人对处方用药的理解，相对而言，年老、年少者因其气已衰或气未盛而用药宜轻。

3）婚姻状况：特别是独身、离异与鳏居的患者。

4）职业：特别要考虑采矿、地质、建筑、装饰、演艺、计算机、海洋作业等职业是否与致病因素相关。

5）居处环境：特别考虑移居、驻地的气候和环境与籍贯、民族、生活习惯的关系。

6）发病时令：与疾病的发生、转归、预后密切相关。

7）主诉及舌脉：主要症状及持续时间、病程及舌象、脉象情况。

8）诊断、治疗情况：初诊、复诊的中医诊断、治疗情况、疾病变化和转归情况。附加西医诊疗信息，如果患者病症的变化是由服用西药或使用现代疗法（如放疗、化疗等）引起的，更要明确记录。

9）诊断、立法和处方：中医诊断的病名、证名，西医诊断；中医治疗法则的确立和处方的组成。

10）其他：用药注意事项、煎服方法、饮食起居的医嘱（有特别之处，则详细记录。属常规使用者，从略）。

11）师承特点：是体现师承的关键所在，但必须与本案相关。

12）经典诠释：是本案中必须联系、融入的经典原文。

13）思辨要点：主诊者见病、识病、断病、治病的思路及其思辨的重点，是按语构成的要素，要与医案整体信息一致，而又具有特点，这是全案精华所在。

3．临证医案的撰写内容

临证医案的撰写分为标题、提要、案体、按语4个部分。

（1）标题：以中医病证名称为标题。

（2）提要：简单介绍本病的发生、发展的一般情况、治疗效果，重点介绍主诊者对本病的认识、基本学术观点，主诊者的治疗特色和主诊者所用的代表方剂（有协定处方者列出）。主要包括：患者姓名（姓＋某某）、性别、年龄、职业、籍贯、主诉、脉象、舌象、实验室检查结果、诊断、主要治疗措施、疗效等，以及本案临证思辨特点等。简而言之，提要即本案的导读，要求简明扼要，重点是概括出诊断、治疗（主方）、疗效和临证思辨特点，要对读者有吸引力，必须特点突出，简明扼要，一针见血，不展开阐释。

（3）案体：是陈述性的，应注重层次清晰、内容具体、叙述简洁、数据可靠。包括诊断、立法和处方。诊断以中医诊断为主，附列西医诊断，突出辨证论治的思辨过程及其特点；立法中要突出主诊者的治则治法特点和治疗重点；处方要采用规范的药物名称和计量单位，即尽量使用药典、教材使用的药名，尽量避免使用别名或民间习用的药名，处方剂量要清楚，特殊用法需要详细说明，有特殊医嘱者要一一列出。换而言之，案体是主诊者临证经验的提炼与升华，不仅要求资料翔实，而且要求具有中医药文化的品位（特色特点），有理、有法、有方、有药、有依据、有引文、有文采，但又必须做到要言不烦。撰写者必须精雕细刻，力争做到字字珠玑，给人启迪。初诊要求四诊资料齐全、辨证论治明确、理法方药严谨；复诊要求描述病情变化的实况，阐明临证思辨的方法，理清治疗方案调整的关键。

（4）按语：是医案撰写中最重要、最精彩的部分，也是最难写的部分，要熟练、准确地把握对疾病的辨证论治，方解要对所选用药物的功能和彼此配伍分析精准。要求与初诊、复诊所述紧密吻合，必须切中肯綮。如如何取舍四诊资料（舍脉从证、舍证从脉等）、如何切入辨证纲领、如何把握病机、如何确定治则治法、如何组方用药等，应将处方用药和患者病证、病机、发病有机结合起来，分析主诊者综合运用理、法、方、药的特点，要侧重病因病机分析、方解、病情演变分析、调整方案分析、疗效分析，突出特点、重点即可，关键是归结本案临证思辨特点，如实体现主诊者的临证经验和独家心法，提示后人可思、可学之处，给读者临证以启迪。

三、有关医案书写的几个问题

中医之有医案，发源很早，前汉时代名医淳于意（仓公）就开始有了诊籍——也就是最早的医案记载，在《史记·扁鹊仓公列传》里，留下了仓公的诊籍二十五则。后世历代名医，大多数都把他们的临床经验写成了医案，一直流传到现在。

古代的医案，内容是较简单的，其后不断发展，乃日趋完善。明代韩懋（著《韩氏医通》）和明末清初喻嘉言（著《医门法律》等）对医案的书写方法做了非常细致的讨论，认为在医案中不仅要记录病情、病机、立法和处方，而且对患者的姓名、年龄、住址、职业以及家族中有何疾病，过去曾患何病等，也要问清楚写详细。这样从列举项目上来比较，和现代病历的内容几乎没有多大的区别。不过他们这个倡议，并没有被人重视，就是他们自己也做得不够。

历代医案的内容除了详略之别外，在书写的形式方面，随着时代的发展，还有些不同的演变。大概在清代以前，多数医案是一病治疗之后总结式的记录，目的是为了留作自己参考，或传之子孙，或教育门人。清代以后，则大多数是诊治当时写出来的，我们称之为交代式医案，一方面交给病家，一方面由门人记录下来。内容除了病情及诊断治法的意见外，还要加上对病家的嘱咐，如护理方面的注意事项、本病的预后等。每诊察一次换一次方，就必须在处方前面写上一篇医案。这种医案，仍旧具有它的优点，不仅没有失去总结式医案的特点，相反更为细致，书写技巧较前更高，文字形式较前更趋美化。这个促进发展的因素，可能和业务竞争有关。清代医案的书写技巧，总的说来是胜于前代的，是我们今天写医案的典范。当然，我们书写的目的和它并不相同，我们的目的是为了充分反映辨证论治的精神，以利于总结经验和临床教学。

金元四大家以至清初的喻嘉言，大都是撰写总结式的医案，喻嘉言的《寓意草》，更是其中较著名的一种。它的写法，以下面一个例子可见一斑。

喻嘉言徐国祯案："徐国祯伤寒六七日，身热目赤，索水到前，复置不饮，异常大躁，将门牖洞启，身卧地上，辗转不快，更求入井。一医急以承气与服。余诊其脉洪大无伦，重按无力，谓曰：此用人参附子干姜之证，奈何认为下证耶？医曰：身热目赤，有余之邪，躁急若此，再以人参附子干姜服之，逾垣上屋矣。余曰：阳欲暴脱，外显假热，内有其寒，以姜、附投之，尚恐不胜回阳之任，况敢纯阴之药，重劫其阳乎。现其得水不欲咽，情已大露，岂水尚不欲咽，而反可咽大黄芒硝乎。天气燠蒸，必有大雨。此证顷刻一身大汗，不可救矣。且既认大热为阳证，则下之，必成结胸，更可虑也。惟用姜、附，可谓补中有发，并可以散邪退热。吾在此久坐，如有差错，吾任其咎。于是以附子、干姜各五钱，人参三钱，甘草二钱，煎成冷服。服后寒战，戛齿有声，以重绵和头覆之，缩手不肯与诊，阳微之状始著。再与前药一剂，微汗热退而安。"

从这个医案中，我们可以看出它的优点是对一个病的治疗全程，概念明确，说理透彻，文字写得生动。但是，不足之处是不够细致，立法方药也太简略。还必须指出，这类医案中，对前医的治疗，每每加以讽刺攻击词句，今天我们写医案，是不宜采用这种方式的。

清代叶天士的《临证指南医案》，是最早较典型的交代式医案。以后，到了晚清乃至近百年间，这种写法最多，如张韦青、王旭高、王九峰、丁甘仁、王仲奇等的医案，都是较著名的。

古人医案的写法，虽然有这些演变，但主要内容大致相同，在一个医案中都包括了病情、病机、立法和处方四个方面，但和一般病历有不同之处，一般病历是分项填写的，而医案是将这些项目联系在一起写的，每个项目之前或之后加以申述理由，经过这些申述文字的联系，因而把这些项目形成了一个整体。所以在医案中，不仅可以看到这个患者的一般病情，同时可以看到这些病情发生的机制，不仅可以看到这些病机诊断的结果，而且可以看到诊断和立法的关系。由于这个特点，而使古人的医案写法形成了多样化，而不是像现代病历表格式那样机械。归纳一下，古人医案的写法，主要有如下几种方式。

1. 先病情后病机立法式　这种书写方式，是较普遍的一种，优点是条理井然，是我们今天写医案比较容易学习的一种形式。如上海中医学院（今上海中医药大学）编写的《实习医案选辑》中所载的医案，大部是属于这种形式的。举例如下。

（1）丁仲安医案：壮热 10 日，初起咳呛胸痛，痰黏不爽。神昏不醒，已 10 余日，项强气粗，痰声辘辘，脉弦滑数，舌干绛而裂。此系风湿邪热犯肺，失于清泄，加之年高体弱，阴津劫烁，逆传心包，逼乱神明，症势危重。法宜大剂豁痰开窍，清热生津（方略）。

（2）俞国芳医案：久咳不止，痰中带血，乍有乍无，谷食不多，神疲乏力，脉弦滑，舌光滑。肺阴不足，清肃失司，血络破损，血从上逆。拟滋养肺气，摄血归经（方略）。

2. 先病机后病情立法式　这种书写方式，在古今医案中，也是不少见的，但书写难度较大，举例如下。

（1）丁甘仁医案：伤寒两感，扶滞交阻，太阳少阴同病。恶寒发热，头痛无汗，胸闷，腹痛拒按，泛恶不能饮食，腰酸骨楚，苔白腻，脉象沉细而迟。病因经后房劳而得，下焦有蓄瘀也。虑其传经增剧，拟麻黄附子细辛汤加味。温经达邪，去瘀导滞。

（2）上海龚国梁医案：木火刑金，金属肺，肺络暗损，血从外溢。咳呛咯血颇多，神志模糊，舌红苔黄，脉形弦数。虚体防其喘脱，拟平肝清肺。

3．病情病机立法夹叙式　这是医案中较难写的一种形式，必须具有较高的理论基础、丰富的临床经验和精湛的文字水平，方能写好。近代如丁甘仁、王仲奇等名医，都是善用这种方式来书写的。举例如下。

（1）丁甘仁医案：肺虚则咳嗽寒热，脾虚则纳少便溏，心虚则脉细神疲，肾虚则遗泄，肝虚则头眩。五虚俱见，非易图功，惟宜培土生金，益肾养肝。苟能泄泻止，谷食增，寒热除，咳嗽减，则虚者可治。

（2）王仲奇医案：吴姓，男，胃脘右肋下痛，因肝脉贯膈布胁肋，两胁皆属于肝，肝体实属右，不过气运升降引诸左耳。若大便秘结，嗳腐吞酸，无非肝气倒行逆施，迫令胃气不得下行。痛本不通之意，至于腰痛，非胃肾相关之故耶。今病逾半载，谷食全不能进，而菜肉又禁不予食，胃气残极矣。又以胃气为本，中焦之精液气血渐涸，肌肉筋骨，何以赖以养，稍进饮食，胸脘即胀闷欠适，是中焦之腐熟水谷呆钝。大便秘，小溲少，应出不出，甚则呕酸，则应纳而反出矣。腹虽绷，按之则软而不坚，定非有形之积滞，了无疑义。诊脉百至虽有弦象，幸不刚动。舌光无苔，胃气消乏，大抵如此。久病色夺，亦属寻常。惟肌肉消瘦大甚，形羸不能服药，扁仓以难耳。

医案的书写方式，除了以上3种主要的以外，还有先谈治疗立法，以后再谈病情病机的。也有只谈病机病情而立法缺少，似乎立法已包括在方药之中而不写出。甚至还有些残缺不全的医案，如只有病情和方药，或只有病机和方药等。这些方法都不符合我们的要求，姑置勿论。

至于如何才能写好一个医案，应该注意如下四个方面：①叙述病情要简洁：医案中叙述的病情，不等于一般病历中的病史记录，医案中的病情，是病机和立法的指征，因此它必须经过精炼加工，一般情况与辨证无关的，可以不记，而只是将其中主要的加以精炼的叙述。古人在这一方面是很讲究的，如清代马之仪下痢一案：下利呃逆，两足彻冷，两脉虚微，此火衰于下，土衰于中，因之升降失常，而输泄无度。饮食所生之津液，不能四布，而反下泄矣。当大剂温补，以恢复元气，拟桂附理中汤。本案中叙述病情，只有三句话，并非本病症状只有三个，而是医者根据临床经验之推断本病病机，抓住了其中的主要矛盾是"火衰于中，土衰于下"的特征，同时又是"大剂温补"的临床依据。如此取舍十分恰当，确可仿效。②病机立法要准确：中医诊断，重病机而不重病名，柯韵伯曾有"不在病名上寻枝节"之语。当然，在今天来说，我们并不是在临床上要废除病名。但在辨证论治角度来看，病名确是次要的问题。因为中医的立法处方，主要是依据病机而不是依据病名来决定的。同一病名，有多种不同的病机，因而也就有多种不同治法。在临床上对病机的诊断能准确，那么立法才能恰到好处，这也就是中医辨证论治的精神。例如，证属气虚，绝不能诊断为阳虚，虽然"气即阳也"，而在临床上，气和阳有深浅之分，立法处方更不能丝毫含糊。助气药多属甘温，如党参、黄芪。温阳药多属辛温，如附子、肉桂。应该服参、芪的，就不能用桂、附，若误服之，反能伤气。应该服附、桂的，也不能仅用参、芪。若仅用参芪，则回不了阳也救不了逆。③申述理由要精辟：中医医案中的病情、病机和立法，必须紧密联系，同时所处的方药，更必须和立法符合，这四者之间是不允许有矛盾存在的。这种联系现在一般把它称为"四对头"，正确的医案是不允许"四不对头"的。但从表面上看，这并不能算是中医的特点，因为西医写病历虽然没有"四对头"的说法，而这种精神仍然是一样的。如把一个疟疾患者诊断成肺炎，把治疗肺炎的药物开给了疟疾患者，也是犯错误的。但西医的病原检查根据比较明确。诊断及治疗意见不需要在病历上加以理由的申述。而中医却不然，由于中医是病机诊断，情况比较复杂，一种病情有多种病机的见解存在，立法更是千变万化。因此，必须加以理论根据的理由申述。这种在医案中申述理由，正是中医的一个特殊风格，这种申述文字必须简单而明确，假如拖泥带水，就不像医案了。④医案文字要精炼：书写医案的文字，是具有较特殊风格的，总的来说，以简洁流利为上，切忌笼统烦琐。因此，写医案的文字，大多数都是采用了文言文，而用语体文的亦日益增加，虽然如此，但也不必过分追求文采和辞藻之华丽，切防华而不实，浮而无物，更应杜绝在书写医案时做文字游戏。如清代医案中，有些文字写得很美，甚至还用四夫韵文来写医案，薛生白的虚损一案，就是一个例子："骨小肉脆，定非松柏之姿，脉数经停，已现虚劳之候。先在既弱而水亏，壮火复炽而金燥。岁气一周一损，岂容再损。秋风乍荐已伤，难免重伤。证具如前，药惟补北。不敢说梦，聊以解嘲。"像这种写法，美虽美，但一般不易使人看懂。趋于追求文字色彩和句语情趣，必然会导致辨证的笼统而损疗效。这是"华而不实"的写法，我们不可学习。

第二十一章　中医药科普类图书的编写

中医中药是中国的国粹，这类的健康科普图书种类繁多，很受读者欢迎，有疾病防治的，也有养生保健的，还有食补药膳的，以及介绍中医文化的，如《体质的中医学解读：个体化养生与疾病治疗》（宋红普等主编，上海科学技术出版社，2015）、《中医治未病解读》（王琦主编，中国中医药出版社，2007）、《中医药知识普及读本》（曹东义，中国中医药出版社，2007）、《中医药膳食疗》（范文昌等主编，化学工业出版社，2017）、《走近中医———对生命和疾病的全新探讨》（唐云，广西师范大学出版社，2004）、《图解刮痧疗法》（李戈主编，化学工业出版社，2017）、《对症拔罐祛百病》（范斌主编，军事医学科学出版社，2015）、《一两味中药祛顽疾》（刘有缘编著，山西科学技术出版社，2016）等。这类图书一般内容比较浅，主要面向普通百姓。现在业余学习中医的人越来越多，特别是老年同志，他们退休后参加各种学习班或老年大学，很多人选择中医课程，以了解更多的保健养生知识。因此，中医药健康科普图书的开发潜力依然很大。

第一节　中医科普图书创作的原则

中医科普作品创作不仅关系到能否产生积极的传播效果，其作品形式和语言表达都直接关系到受传者的接受和喜爱的程度。一篇好的中医科普文章，不仅能够起到普及中医药知识的作用，而且能够引人入胜，读之欲罢不休。因此，在创作中医科普作品时要注意保持作品的科学性、思想性、通俗性、艺术性、知识性；同时，还要根据内容选择诗歌、散文、小说、议论文、说明文等适宜的文体形式。

一、科学性

科学性是所有科技作品的生命，中医科普作品也不例外。科学揭示事物的本质和客观规律，探求客观真理，作为认识世界和改造世界的指南。中医科普作品则担负着向大众普及中医科学知识、弘扬中医药文化的重任，更应坚持科学性原则。失去科学性的中医科普作品也就失去了存在的价值。因此，对于中医科普作品的创作者而言，应尽力发掘自己的专业所长，从自己熟悉的领域开始，用全面发展的观点，把成熟的、切实可行的中医药知识介绍给广大读者。

二、思想性

在中医作品的思想性方面，必须有内容、有高度，而不是宣传那些低级趣味的东西。科普是科学技术与社会生活之间的一座桥梁。它在向读者传授知识的同时，也使读者受到科学思想、科学精神、科学态度和科学作风的熏陶，宣传着科学的世界观和方法论，以提高人们的科学素质和思想素质。因此，中医科普作品要通过普及介绍中医科学知识，让人们深刻地理解中医的世界观和方法论，即中医的辨证思维和抽象思维。这就是中医科普作品思想性的体现。当然，中医科普创作的思想性是内在的，是从作品中自然表现出来的，不是贴上一些空洞的或泛政治的标签。

三、通俗性

通俗性，就是要用明白晓畅的文字介绍中医药知识，使之生动易懂，要让广大读者能看得懂、听得进去。如果过多使用枯燥、艰涩、难以理解的专业词汇，同行嫌内容浅而民众觉得内容深，谁都不愿意看，这样的作品就没有影响力和生命力。因此，我们必须通俗地把中医药知识非常流畅地表达出来，让读者容易理解，努力发挥科普创作的作用。中医科普创作可以运用多种方法使科普作品通俗化。如用文艺形式创作，使之生动有趣，引人入胜。但这不是唯一的方法，中医科普作品，只要简明扼要，深入浅出，通俗易懂地表达清楚，同人们的实际生活和工作联系起来，就能达到通俗化。但切忌简单化、庸俗化，或简单得残缺不全，只在抽象的概念中兜圈子；或堆砌资料，照搬照抄；或把通俗化变成庸俗化，迎合低级趣味。这些都应在中医科普创作中杜绝。

四、艺术性

艺术性是指必须适当运用一定手法对中医科普作品进行艺术修饰。艺术性是由通俗性派生的一个特点，中医科普作品的通俗性常常运用大众喜闻乐见的文艺形式来介绍科技知识，可采用多种表现手法使之通俗易懂，引人入胜。具体的表达方法有托物言志、写景抒情、叙事抒情、直抒胸臆、顺叙、倒叙、插叙、对比、衬托、卒章显志、象征、想象、联想、照应、寓情于景、反衬、烘托、托物起兴、美景衬哀情、渲染、虚实结合、侧面描写、正面描写、直接抒情、间接抒情等，还有修辞、比喻、拟人等。在创作过程中，不仅要使用逻辑思维来达到以理服人的效果，同时还要运用形象思维来以情动人。

在中医科普作品的创作中，还可以采用比衬、比喻、虚拟、曲笔、白描等技巧。例如，采用比喻手法，将两种有相似之处的对象，通过打比方的方式，形象地以某一事物的特点去表示另一事物所具有的相同或相似的特点。通常是用具体形象的事物比喻一般的抽象道理，用熟知的事物比喻陌生的事物，用浅显的道理比喻高深的道理。如把中药大黄拟为将军、将甘草喻为国老、将不治之症形容为病入膏肓等。

五、知识性

中医药科普作品必须要有知识点，使人读后能够增长知识，提升人们对中医药学的理解和认识水平。如果一篇中医科普作品让人读后觉得漫无边际、泛泛而谈，没有明确的知识点，没有对人们产生启迪和教益的效用，那么这样的中医科普文章是不成功的。

要做到上述"五性"，必须具备较高的科学素养、正确的科普创作理念和熟练的语言表达能力。中医科普作品的标题制作方式丰富多彩：有直叙式，如"谈谈虚不受补"；疑问式，如"怎样打通任督二脉"；警句式，如"要警惕劣质中药"；故事式，如"从《李时珍》谈到中药的分类方法"；比喻式，如"植物的'医生'——啄木鸟"。此外，还有寓意式、启迪式、成语式等多种命题方法。中医科普作品的开头、结尾也要有技巧，如开头要有吸引力和震撼力，让人欲罢不能；结尾也能像文学创作一样令人回味无穷、受益匪浅。

第二节　中医药科普图书的评价标准

社会对中医药科普知识的需求越来越大，但却长期缺乏对中医药科普作品的正确评判，以致假冒伪劣养生图书泛滥，严重影响了中医药科普事业的正常发展。对中医药科普作品进行客观评价，不仅有利于提高中医药科普创作的水平，也有利于引导大众进行健康的文化消费，选择和阅读优质的中医药科普作品。在此，我们从目的价值、内容质量、文化创意、社会反响等方面提出了中医药科普作品的评价标准。

一、目的价值

第一，中医药科普作品必须姓"中"。中医药科普作品虽然可能会涉及一些西医内容，但应限于一些西医病名和常规检查结论的陈述，在医学思想观念、临床思路和治疗技术手段上则必须是中医药内容，或以中医药为主，否则失去了中医药主体性，就不能称其为中医药科普作品。

第二，中医药科普作品必须具备鲜明的主题和明确的目的。无论是推广普及中医药防病治病的临床知识，还是反映中医药对人类的身心健康与疾病、大自然和社会的认识、观察和思考，都应围绕中医药学的思想观念、认知思维模式、行为准则等中医药文化核心价值体系来进行。

第三，中医药科普作品必须具备通俗的阅读价值。要让受众通过接受中医药科普作品所传递的知识信息给他们带来健康实惠，甚至还能带来一些思考，或产生立即进行体验和行动的冲动。

二、内容质量

中医药科普作品在内容上必须强调科学性。科学性是中医药科普作品必须遵循的首要原则，也是评价中医药科普作品优劣的重要标准。评价其是否具有科学性，首先必须清楚什么是科学。我们认为，科学就是在一定时期内相对正确的知识或知识体系，也可以认为是具有一定理论化的知识或知识体系。科学并非只有一种表述方式和一种逻辑形式。无论是古代的还是现代的知识，只要它认识到了客观世界发生发展的规律，具有可验证性、可重复性和真实有效性就具有科学性。

中医药科普作品传播的内容必须要以公认的、已具有实践基础的中医药学理论、学术思想及真实的临床实践事实和结论为依据，不能随意歪曲事实，也不能背离基本的常识和原则，将一些尚未成熟、尚未定性、尚未被公认及科学幻想、科学假说作为科学内容进行宣扬。同时也要坚决反对鼓吹神秘的、迷信的和反科学的思想和观点。

中医药学不同于西方医学知识体系，强调从宏观整体认识人体健康和疾病，中医药科普作品所传播的信息知识必须以事实为依据、真实可靠、准确无误、符合客观实际，要在作品中充分展示中医药在学术和临床上的特色和优势，决不能信口开河、胡编乱造，更不能将道听途说的内容改编成科普作品。在内容筛选上还要注意保证具有一定的知识点和信息量。

三、文化创意

中医药科普作品要从最新的科技成果中寻找创作线索和创作灵感，然后根据内容选择恰当的作品表现形式。在语言表达方式和文体风格上可以带有一定的文学艺术色彩，而且还应当进行独特的、新颖的文化创意。但必须注意的是，它毕竟不是纯粹的文学作品，不能像文学作品那样不必也不能完全忠实于现实。中医药科普作品在中医药学术和临床成果的基础上进行创作时，必须忠实于客观事实，要对复杂问题进行简洁化、通俗化、生动化处理，具有鲜明的观点、准确的描述和肯定的结论。

要通过文化创意来提高中医药科普作品的可读性。要将高深的中医药理论和专业术语，转化为一种大众化的说理方式，能够深入浅出，适当使用一些生动的比喻，尽量避免抽象的概念和模糊的叙述。

要将高深的中医药理论和学术观点进行大众化、通俗化、普及化，可以借鉴古文今译的"信""达""雅"三原则进行创意："信"就是要忠实于科技成果的真实认知和水平，不能任意夸张，并使用恰当的现代语言进行转换；"达"就是使用文字语句要流畅通达；"雅"就是要优美生动自然，能够吸引受众阅读或欣赏。同时，还要避免为追求发行量、收视率、点击率与回复量，而过分夸张地使用吸引眼球的文字语言和视觉表达，必须避免和杜绝将严肃的中医药学术不恰当地通俗化，甚至庸俗化、娱乐化、扭曲化的错误倾向。

在语言文字表达方面要力求通俗易懂，条理清晰，语句简洁生动，段落短小有层次，使受众能够在感受文字和段落之美的阅读氛围中，轻松愉快地获得知识和信息。表达意思要尽量进行直接的描述，避免句中套句和冗长的倒装句等句式。对于难以用一句话完整表达的意思，可以使用分句分层次地描述，不宜进行过度的反复描述，将简单问题复杂化。

中医药科普作品必须生动有趣，这是引起受众有兴趣阅读的关键要素。趣味是能够使人感到愉快并能引起兴趣的特性。中医药科普作品是在中医药学术和临床实践的学术成果基础上进行的再创作，必须依附于内容而存在，可以说是为枯燥的学术内容穿上了漂亮有趣的衣服。否则，即使编了一个搞笑的故事也只能是哗众取宠。

在中医药科普创作中可以适当地加入一些文学艺术色彩和生活幽默元素，让受众在轻松愉快的气氛中完成阅读和获得知识。这就要求中医药科普作者不仅要有广博的知识基础、一定的文学功底、较强的语言表达能力和丰富的想象力，而且还必须注意在日常生活中积累难忘的生活经历、乐观的生活态度、有趣的故事。只有在这样坚实的基础上进行的中医药科普创作，才能使中医药科普作品的表达形式更加多样化、生活化、形象化和艺术化，以增强中医药科普作品的亲和力和可读性。

中医药科普作品的趣味性还可以从作品的形式上进行多种探索。例如，可以适当运用图片、卡通、漫画、游戏、小说、影视及讲故事等多种方式进行创作。

四、社会反响

中医药科普作品要实现与受众的互动性，首先就必须实现通俗化和大众化，最后才能实现与受众之间的有效互动，即在影响受众后获得受众的信息反馈，构成一个良性的信息传播环。

在前信息时代的科普传播一般都是单向的传播，缺乏对有效传播的认识和把握。在进入信息时代后，中医药科普作品必须重视在传播全过程中的有效性和互动性，要深入研究中医药科普作品传播后，到底有多少受众接收了信息，接收后产生了什么反应，导致了什么样的行为发生，这些都是评价中医药科普作品必须重视和必备的要素。当然，从这个角度上来看，有必要将发行量、收视率、点击率与回复量等数据纳入考评之中。

第二十二章　中医药图书编写注意事项

中医药图书是科技图书的一个分类，由于中医药学科具有与众不同的专业特点，相应的，中医药图书也有特殊的编辑加工要求，具体来说，主要应关注以下八个方面。

一、注意学科的规范

中医药学由最初的"神农尝百草"，到如今的中医、中药学科，虽然经历了几千年的发展，但其学科的系统性仍然不是很规范；同时，由于各种疾病情况都在不断地发生变化，而中医理论又鲜有重大突破，中医药类书稿中出现以古代的中医药理论来解释现代疾病的情况时有发生。这种情况造成了编辑在加工中医药类书稿的过程中存在着对其科学性难以进一步甄别的难点。中医学不同于现代西医学，后者具有条分缕析的学科分支和现代科学技术的支撑。中医药书稿在论述现时疾病时，往往只能溯源于中国古代的医学文献，有的是将古人的观点直接作为论点、论据，而随着时代的发展，古代医学文献上的某些结论和古人的某些认识早已为现代科学证实是错误的或是不科学的。例如，有书稿以《神农本草经》中将中药分为"上品、中品、下品"为依据，将现代人可以药食两用的中药品种加以详析，指导现代人如何养生。实际上，由于《神农本草经》成书年代久远（大约公元 2 世纪），当时人们的认识水平有限，甚至有错，为了追求长生不老而崇尚炼丹，将砒霜、朱砂等有毒的中药也列为上品。假如编辑没有具备一定的专业知识，而是一味地迷信权威、一味地认为古人的东西都是久经考验的，而忽视对书稿内容进行规范，不假思索、不加考辨地编辑加工，不仅会影响图书的科学性、可信度，甚至对读者的生命、健康造成威胁。再如，有编辑见到书稿中有"肝气升于左"的论述，根据现代解剖学"肝脏位于人体的右侧腹腔"的事实，就想当然地改为"肝气升于右"。这实际上是对中医药学的学科内容理解不透彻，"肝气升于左"为中医脏腑理论的一种学说，不应改动。因此，中医药类书稿的加工编辑不仅要具备一定的学科专业知识，而且还要随时掌握学科前沿的动向，不断更新知识储备，提高甄别真伪和遵循学科规范的能力。

二、注意引用文献的规范

中医药书稿引经据典是十分常见的，编辑在加工书稿时应注意书稿引文的规范问题。引文不规范常常有以下几种情况：①同一引文从多处转引；②不使用原文的语言、文字；③引用或介绍古代处方时，数字使用混乱；④注明出处时使用缩写。比如，在一部书稿中有关于金银花的多处引文："一切风湿气，及诸肿毒、痈疽疥癣、杨梅诸恶疮"（《本草纲目》），"一切风湿气，诸热毒"（《本草纲目拾遗》），而实际上《本草纲目拾遗》是引自《本草纲目》，所以两处引文应一致，并且应以原始的文献为准。又如，"肌肉瞤动"一词中的"瞤"字为中医特有用字，表示"微微颤动"的意思，若改成"肌肉颤动"则失去了原文的意义。另外，数字以引文出现时，若不使用汉字，而用阿拉伯数字，如"当归3钱"，就使文稿的风格显得不伦不类。在注明引文出处时，使用缩写有可能引起歧义。如引文说明引自《千金方》，就不清楚到底指的是《备急千金要方》还是《千金翼方》。针对中医药书稿在引用文献时存在的问题，编辑应该注意以下几点：①遇到引文时不要怕麻烦，要与原文仔细核对；②在核对时要注意版本的权威性，一般而言，中药类书稿的处方用药以《中华人民共和国药典》（化工出版社，2005）为准，中医类名词以《中医药学名词》（科学出版社，2005）为准，若两者均未收载，则以《中华本草》及原书正名为准；③以引文出现者，不可擅自以简化字改变原书文字；④介绍古代处方时，要使用原书数字和计量单位，如"当归三钱"而非"当归3钱"；⑤中医药书稿引用书名或注明文献出处时，一般不使用缩写、简写。如要使用缩写、简写，则在第一次出现时予以注明，或在前言、参考文献中说明。

三、注意中医药名词术语的使用规范

由于中医的疾病名称往往是根据症状命名的，就导致了同一种疾病存在多个病名的情况。至于中药的名称，就更为复杂——既有一药多个别名的情况（不同地区的叫法不同），又有一药多个来源的情况。同时，由于中医药学的学科发展还有待完善，有些名词、术语没有统一的标准，造成了中医药

的名词术语在某些方面应用混乱。对中医药的名词术语进行规范、统一，也是中医药书稿审读加工的难点之一。例如："水肿"又叫作"风水""皮水""臌胀"；"金银花"又叫作"银花""二花""双花"；"麝香"又叫作"当门子""元寸"等。另外，一些老中医作者有自己的临床用药及书写习惯，如"山药"写成"淮山药"、"木香"写成"川木香"等。

作为一名中医药类图书编辑，担负着通过中医药图书向广大读者传播科学的中医药学知识的任务，对一些似是而非的名词术语要加以规范。编辑除要掌握扎实的专业知识以外，还要在平时的工作中做个有心人，经常总结工作中遇到的各种问题，发现书稿中常见错误的规律，为以后工作创造"事半功倍"的条件。

四、注意与现代医学概念和术语区别

在中医药类书稿中，常常出现拿西医的名词、术语套用中医的概念、术语的现象。如何规范、清晰地表达作者的写作意图，这也是审读中医药书稿的一个难点。比如，"病证""症状""征象"三个中医药常用名词就极易出现混乱。在中医的概念中，"证"表示与某种病因、病机有关联的症状群，是对疾病某一阶段病因、病机的总结、概括，与现代医学中"病症"表示疾病名称的概念是不同的。因此，在中医药的书稿中要用"病证"，而不是"病症"。"症状"则为具体的一个个疾病的表现，以前中医将这个概念用"证"来统称，并无"症状"一词，后来中医借用西医的说法以求更准确地表达，所以"症状"在中、西医书稿中均可使用。"征"往往指疾病的外在的表现，"征象""指征"时用"征"，而不是"证"或"症"，只要表达的概念相同，"征"在中、西医学书稿均可使用。中医药类书稿的加工编辑如果能做到不仅能准确理解中医药学的各种概念，还具备一定的西医学的专业基础知识，那么在面对这类问题时，就能有备无患，游刃有余。

五、注意计量单位使用的规范

在中医药书稿中，涉及计量单位的用法较多，而且用法混乱，换算时难度较大。比如，古代文献记载用药量为"一方寸匕""梧桐籽大""三钱"等，换算成现代规范的计量单位时，不仅没有统一的公式直接换算，而且即使是同一种单位，还要根据不同的历史年代采用不同的换算方法。比如，中药用量中的"两"在不同的历史年代代表不同的重量，如魏晋时期的一两相当于现在的 0.225g（0.45 两），而明清时期的一两相当于现在的 56g（1.12 两）。现在我国统一中药的计量单位，均采用国际单位制（公制），即 1kg ＝ 1000g。编辑加工中医药书稿时，要在具备一些历史学知识的基础上，统一中药的计量单位。

六、注意中医药学中特殊汉字使用的规范

中医药书稿中特有的字很多，排版时需要造字的情况时有发生，这就增加了这类书稿出现错别字的机会。常见的出错情况主要有：①作者在写稿时常以符号代替需要造的字，如"髃""髎"用"■""●"等代替，若代替符号出现过多，会造成后期排版校对出错概率增加。需要指出的是，类似"髃""髎"等不太常用的字，用 word 系统可以打出来，而在 photoshop 等作图系统里则需造字；②以发音相近的字代替，如"鲠"和"哽"、"喎"和"歪"、"瘈"和"酸"、"藏象"和"脏象"、"旋覆花"和"旋复花"等；③以字形相近的字代替，这类情况最具有隐蔽性，在编辑加工时往往被"漏网"，比如，"癥瘕"和"症瘕"、"紫菀"和"紫苑"、"疱疹"和"泡疹"等。编辑在加工中医药书稿时，要熟悉现代常用的计算机办公软件的输入方法，克服不同输入法常有的缺点，如微软全拼、清华大学紫光、智能全拼方法易出现音同字不同的错误，如"编辑"和"边际"；使用王码、五笔等输入方法易出现字形相近的错误，如"瓜蒌"和"瓜蒌"。针对在排版中需要造的字，则在整部书稿加工完毕后，编以序号，另附说明。

七、注意医家名号的规范

古代的医家往往字、号俱备，这就容易造成一部书稿中，虽然指同一个人，但是却时而用名，时而用字或号的混乱情况。一般来说，在书稿中出现医家时，应该使用医家的名字。比如，"金元四大家"之一的朱震亨，字彦修，号丹溪，在同一部书稿中应该统一用朱震亨。有些医家的字或号甚至别名更广为人所知，这就需要编辑在加工时区别对待。比如，提起"医圣张仲景"几乎妇孺皆知，然而他的名字"张机"却只有专业人士才知道。再如，同是"金元四大家"之一的刘完素，字守真，号通元处士，因其是金时河间人，被后人称为"刘河间"，"刘河间"的称呼流传甚广。因而，在加工中医药书稿遇到医家人名时，可以采取专业书稿使用名字、科普书稿使用"通用名"的做法，但同一部书稿要统一称呼。

八、注意语体风格的规范

中医药类书稿与古代汉语的联系比较密切，或多或少地保留了文言词语和句式，如"乃""系""则""具""尚""故"等，这些文言词语或句式已经为广大的读者所接受，并且也不会引起阅读的困难，为了突出其简练、严谨的特点可以保留。需要注意的是，若在整个书稿行文中，多处出现文、白夹杂的"之乎者也"的情况，则不仅会造成表达的艰涩、古奥，而且会令读者产生阅读障碍，进而出现理解困难。因此，编辑在加工书稿时要严格把握语言简练的标准，适度使用文言词语和固定句式，为广大读者提供更多的通俗易懂的中医药读物。

第四篇　中医药翻译编辑规范

第二十三章　中医药翻译的意义和作用

一、中医英语翻译的目的

实质上以英语翻译中医学目的，便是为让更多民众都能了解和接受中医，其主要服务对象和功能就是用英语表达并交流中医学。笔者以为中医翻译不能仅限于对中医词句直译的定位，不能是单一的翻译中医，更重要的是要表达中医，所以要高度重视意译，要清晰准确的表达解说其意蕴和内涵，促使学者领悟其真正本质就是中医翻译的目的，不然实际翻译出的东西只会让人啼笑皆非。比如将中医中表示生命力的生气翻译为发怒、关节肿痛的白虎历节翻译成在奔跑的白色老虎、五脏六腑翻译成五个创库六个宫殿等都是错误的。要避免这些错译现象，确保中医英语翻译达成根本目的，需注意这两方面：一方面要能用现代汉语正确解读中医理论；另一方面要能用地道的英语进行表述，准确地表达出中医的思想。原本英汉语的行文风格差异就颇大，若是将其直接译为英语，就是以汉语思维方式组织英语，其英语自然不够准确，更别说美感了。所以，中医英语翻译工作者要能准确理解中医知识，在此基础上精准的用英语表达中医。

二、中医药文化国际传播的优势

1. 中医药文化底蕴深厚和内容广博　作为中国传统文化精髓之一，中医药文化以中国古代哲学思想和思维方式为理论基础，底蕴深厚，内容广博。首先，中医药文化融合了儒家、道家、佛家等文化精华。如道家"重人贵生"思想与中医的养生观观点一致。同时，对中医理论体系的形成和发展产生了深远影响的五行学说、阴阳学说及元气论等，蕴含着深奥的哲学辨证思维。如阴阳学说认为"阴平阳秘，精神乃治；阴阳离决，精气乃绝。"，这是对人体生理的正常状态进行辩证的概括。其中，"阴"和"阳"是相互对立、互相统一的关系，可互相制约和转化。此外，中医药文化融合了中华民族几千年的传统优秀文化，蕴含着大量的人文内容和浓厚的古典文学色彩。许多中医学名词术语被沿袭至今，其本身蕴含着几千年历史的古代汉语，如"木克土""心主神"等术语。可见，中医药文化作为中国传统文化的重要内容，是中国传统文化的精髓和结晶，这为其在世界上广泛传播提供了可行性。

2. 中医药文化国际传播趋于现代化　当代中医药文化借助计算机网络技术在全球范围内面向受众，实现了跨文化交流与传播。随着科学技术高度的发展和应用，计算机网络技术提高了中医药文化国际传播的效率，西方社会能够更加直观、快速地扫除语言障碍了解中医、学习中医知识进而研究中医、使用中医。在全球范围内，中医药文化的传播主体呈现多元化，不仅有国家，还有社会团体、个人等主体；传播层次愈加丰富，涵盖社会文化、民间交往、个体活动等方面。例如，在大多数国家针灸已取得了合法的地位，在一些国家中医药也已合法化；在国际上，中医药研究机构和民间学术组织有千余个，学术交流活动非常活跃。同时，受众的范围已扩大到普通读者，读者数量也在增加。不同的社会背景往往会产生不同的文化，进而出现语用失语现象，因而，跨文化传播在中医药文化走向世界的道路上发挥了重要作用。

3. 世界对中医药文化的需求迫切　近年来，西医的局限性日益明显，如西医往往把人当成单纯的生物体，针对病位进行对抗性治疗，有时会损伤人体的健康部位、引起了药源性疾病。很明显，西医解决不了健康领域的所有问题。然而，中医药文化蕴含着的浓厚的中国古代哲学思想和整体性思维方式，以及中药天然药物的特色和在治疗疑难杂症方面的突破，日益显现出中医药文化的优势。如用药上重视药的性味归经，中医学主张治病、养生、养性、养心的辩证治疗法等，都被现代医学证明是科学的、有效的。可见，中医药文化已建立起完整而独特的治疗系统，并得到世界的认可和接受。此外，我国经济步入了稳步发展的时期，综合国力也在不断地上升，这就逐步增强了中医药文化在国际上的影响力和地位，从而为其国际化传播提供了良好的机遇。全球化和一体化的趋势有利于中医药文化在世界范围共享。目前，中国在国际舞台上越来越重要的角色以及构建和谐社会所取的巨大成就都为中医药文化走向世界提供了良好的传播环境。总之，作为中华民族的瑰宝，中医药文化将日益被世界各民族接受，并为人类的健康事业发挥重要作用。然而，东西方文化的差异，包括语言上的障碍与思维方式的不同，成为了阻碍中医药文化迈向世界的最大绊脚石。因此，中医药文化要实现国际化，更好地服务于全世界的人民，发挥其独特优势，就必须加强翻译工作。

三、中医翻译的重要性

在我国，中医翻译研究取得了令人可喜的成绩。首先，中医翻译吸引了包括高校中医类教师和外语教师等从事中医翻译研究。随着中医翻译研究的发展，中医翻译已纳入高校中医类以及语言类专业的课程设置。目前，国内有不少中医院校设置了英语专业或研究方向，而且，以中医翻译为研究方向的硕士点也已建立，成为培养和输送高层次、高质量中医翻译领域研究和教学人才的重要基地。其次，在学术成就方面，中医类期刊和外语类期刊等国内期刊中都涉及了中医翻译的研究。有的期刊还专门开辟了"中医翻译研究"的专栏，出现了大批有关中医翻译的论文、专著、教材和词典等。此外，中医翻译的学者对中医英语翻译的理论、对中医名词术语翻译的标准化、中医经典著作翻译的深度和广度及研究等问题进行了深入的研究与探讨，发表了一系列的论文，出版了部分研究著作，对中医特色的翻译理论和方法的构建，以及中医名词术语的英语翻译问题的多角度定位具有极大的帮助和指导意义。然而，由于文化传统与文字表达上的差异，以及中医英语翻译研究起步较晚，中医翻译仍旧存在着一些不足。比如，中医翻译理论研究还不够系统，缺乏宏观理论建构的研究，涉及具体方面的微观研究较多，缺乏自成一体的理论体系。同时，在中医翻译研究中所采取的方法一般是借鉴语言学和翻译的研究方法，还没有形成更加系统的研究方法。并且，学科定位不明确、缺乏有力的学科共同体等方面也是值得关注的问题。为了向越来越多对中医药文化感兴趣的外国友人传播中医药文化知识，引导他们进一步体验和感受中医药在防病治病和养生方面的独特功效，必须重视中医翻译工作。这样既能把中医推向世界，更好地提升我国中医药在世界医学领域的地位和影响力，又能切实促进国际文化的合作与交流。同时，中医翻译工作对中医药文化的国际传播也具有至关重要的作用。然而，中医的特殊性和古典性为翻译工作设置了障碍，译者必须在通晓中医药文化知识的基础上进行翻译，以开放、动态的视角去考虑翻译的方法、译文读者等因素。因此，要使中医走向世界、为世界人民服务，就必须提高中医翻译水平，以推动中医翻译健康发展。

第二十四章　中医药翻译的基本原则

第一节　中医药英语翻译原则

一、能中时绝不西

在将中医语言、理论翻译为英文时，保持中医特色译出中医味道，是弘扬中国传统医学的关键。由于中西文化背景差异巨大，很多中国人认为平常的内容，在西方人眼中却是不明就里。以食物而言，其属性有寒热温凉之分，表述口渴症状有喜饮和不喜饮等，这些皆为中国特色。另外，还有中医学的术语如气血、寒热、阴阳、表里等属于中医学核心内容，经常出现在各类中医学的教材和著作中。以上这些中医术语都颇具中国典型的文化特色，不管直译、意译恐怕都不足以准确的再现其内涵，因此为体现其整体观和辨证思维模式，将气血阴阳翻译成 qi and blood、yinyang 比较贴切。

二、尽量保持中医特色

由于受到中国古代心理学、气象学、养生学、哲学、天文学、逻辑学和文化、宗教的影响，以及这些学科的内容，中医语言的抽象概念居多，不少中医术语除专业性外，还有极为重要的隐喻形象，对这些术语的理解决定着人们对中医理论的接受程度。这些术语是具体社会观念和可认知现实环境的反映，在进行中医翻译时要想贴近其原文信息与内心感受形象，绝不能忽视其与社会生活的关联性，比如指肝脏病影响到脾胃功能的木克土，被译为 The liver restricts the spleen 即肝克脾，这种翻译没有保留下也没有体现出五行的隐喻含义与五脏的关系，所以将其译为 Wood restricts earth 较佳。

三、能同时绝不异

因为历史演变的因素，中医学的派系众多，各家学说并不能一统，或是名词术语相同却表达方式不同，比如子宫有女子胞、胞宫、子处等，风邪有邪风、虚邪、贼风等，这些表达方式虽然不同但词义却是相同的，不过这一现象却为中医英语翻译增加难度，导致读者无所适从无法达成交流的效果。所以，翻译前要准确把握这些语言的含义，并针对含义相同或相近的中医术语，翻译时尽可能用同一词素或词组，比如子宫、胞宫等均可翻译成 uterus，风邪、邪风等翻译成 pathogen，这种翻译与科技英语习惯、规范能够吻合。还有，针对相同或相近意义的词组也需坚持此原则，比如脾虚、脾胃虚弱、脾胃不足均可翻译成 spleen deficiency。

第二节　中医药汉译英翻译工作应遵守的原则

一、前人提出的翻译标准概述

谈到中医药汉译英翻译应遵循的原则，首先应了解翻译标准（Translation norm，Translation criteria，Translation standard）这一基本问题。它作为翻译的原则和要求，对翻译活动起着指导作用，是翻译活动必须遵循的准则，同时也是衡量译文质量的尺度和翻译工作者要努力达到的目标。翻译的标准历来被人们认为是翻译理论的核心问题。国内外翻译家对此做了大量的研究和探讨，提出了各种各样的标准或原则。但这一问题尚未得到彻底解决，至今还争论不止。建立科学的翻译标准，对翻译理论的形成与发展、指导翻译实践，有着重要的意义。

翻译事业源远流长，迄今已有 2000 多年的历史。在长期的翻译实践中，翻译标准——这一翻译中的根本性问题——是翻译家们自然不能回避的。因此，各种各样的翻译标准被提了出来。

早在我国的三国时期，支谦就提出了"寻本旨，不加文饰"的译经原则。唐代的玄奘则提出"既须求真，又须喻俗"。然而，影响最大、代表性最强的当属近代著名翻译家严复在 19 世纪末提出的"信、达、雅"三原则或三字标准。虽然严复本人未给"信、达、雅"三字以详尽和具体的解释。但一般认为，"信"是指译文（Translation）忠实于原文的内容，"达"则指译文通顺，"雅"则指译文的风格优雅或文雅。之后，又有人提出"忠实、通顺、优美"、"正确、通顺、易懂"、"正确、易懂、得体"等原则。但这些只不过是"信、达、雅"三字标准的变体或不同的表达形式而已。严复的三字翻译标准在我国的翻译史上起到了极为重要的作用，但同时也引发了一系列的争论，特别是对三字中的"雅"字，由于理解不同，因而众说纷纭。有人认为"雅"字标准不能适用于所有题材或风格的文章，应当加以修正。刘重德先生提出以"信、达、切"三字原则代替严复的"信、达、雅"三字原则，就是具有代表性的例子。刘先生对"信、达、切"三字的解释分别为：信——信于内容；达——达如其分；切——切合风格。

除"信、达、雅"标准外，朱生豪的"神韵说"、傅雷的"神似说"、钱钟书的"化境说"、鲁迅的"风姿说"，以及许渊冲的"三美说"均有一定的影响。

在国外，英国的 A.F.Tytler（18 世纪英国爱丁堡大学教授）于 18 世纪末提出了他的翻译三原则。其内容为：①翻译应该是原著思想内容的完整再现；②风格和手法应该和原著属于同一性质；③翻译应该具备原著所具有的通顺。不难看出，Tytler 的三原则与严复的三原则具有很大程度的相似之处。在此之后。影响较大的翻译理论有苏联翻译家费道罗夫的"等值论"。该理论认为"翻译的等值就是表达原文的思想内容的完全准确性和作用上与原文的完全一致"。方梦之先生认为。费氏等值论中的"思想内容的完全准确性"就是"信"。而"作用上、修辞上与原文的完全一致"包含着"达、雅"的成分。美国翻译家尤金·奈达（Eugene A．Nida）提出的等效论，又称动态对等说（Dynamic equivalence）或功能对等论（Functional equivalence），则是西方另一具有代表性的翻译标准理论。该理论中的动态对等系指最接近原文的、自然的信息对等，其中"信息"不仅包括思想内容，而且包括语言形式。

另有一些人，对"忠实"或"等效"的翻译标准持有完全否定的态度，认为"忠实"之说只不过是一种漂亮的提法，是不能实现的，因而认为是荒谬的，同时提出"最佳近似值"标准。

二、中医药汉译英翻译工作应遵守的原则

中医药汉译英翻译属于科技翻译的范畴，所应遵循的翻译原则应是严复早已提出的"信、达"，其次是兼顾到"雅"。中医语言如同中医理论一样，既古老又复杂，给翻译工作带来了很大的困难。在进行中医药汉译英翻译时，首先必须认真研究中医的语言，正确理解中医医理，才能准确地将中医

语言的含义转达到英语译文中。

1. 中医汉译英翻译工作者应具备的条件　郭沫若先生早在 1923 年就在《理想的翻译之我见》一文中提出要实现理想的翻译，译者必须具备四个条件：①译者的语言学知识要丰富；②对原书内容要有理解；③对于作者要有研究；④对于本国语言要有自由操纵的能力。

美国当代翻译理论家尤金·奈达在《翻译理论与实践》（The Theory and Practice of Translation）一书中指出，一个称职的翻译工作者应具备以下几方面的条件：①精通一门语言同具备专业知识并不是一码事；②必须具备"移情"本领；③具备语言表达的才华和丰富的文学想象力。

上述大家提出的对于翻译工作者的各项要求，明确地说明了中医汉译英翻译工作者应具备的条件，同时也说明译者的个人因素常与其对于原文理解的深度与广度、译文表达得贴切与准确有较大的影响。

"工欲善其事，必先利其器"。所以，一个合格的中医汉译英的翻译工作者应具备下列条件：

（1）精通英语：中医汉译英翻译的过程是把中医语言所提供的信息用英语语言表达出来，是完全、忠实地转达，还是基本转达，甚至是误传，与译者翻译时所使用的英语语言专业水平是直接相关的。如果译者的英语水平较高、英语基本功扎实，对英文遣词、造句、语法结构、修辞等有广泛的知识和具备熟练的翻译技巧，所译出的译文的语言就会流畅、顺达，阅读者就能清楚、明了地获得中医原文所提供的信息。

（2）一定的翻译学及语言学知识：中医汉译英翻译工作者应力求以翻译理论指导自己的翻译实践，并应具有一定的语言学知识。

翻译理论家费道罗夫认为："翻译理论是语言学的一个分支，任何一种翻译，无论是应用文、新闻报道、科技、政治、历史、口语或文艺翻译，他们都要靠两种语言的对比，翻译的问题只能在语言学的领域内求得解决。"因此，从语言学角度研究翻译，较之从其他角度研究翻译，有更大的优越性。

就中医汉译英的翻译来讲，由于英语中没有现成的中医对应语，因此，翻译者应对中医语言和英语语言进行细致的比较，以便能从英语中几个，甚至十几个同义词中选择最贴切的一个来翻译相应的中医术语，这就需要译者具有一定的语言学知识，尤其是对比语言学（Contrastive linguistics）知识，以便能比较和发现中医语言与英语语言之间的各种相近与相异之处，为忠实地再现中医语言的原有信息提供保障。

（3）掌握中医基本理论：中医学是一门古老的学科，在几千年的临床实践中，中医学逐渐形成了一套完整的、独特的理论体系，包括以阴阳五行、脏象、经络为认识论与方法论的理论基础，望、闻、问、切的诊断技能，六淫七情等病因病机学说，以及综合以上内容的疾病防治学（包括治则与治法），从而形成了严密的、科学的、独特的理论体系。

但是，正因为中医学是一门古老的学科，如果不深谙其理，便不能理解其意，而有些中医的概念则往往得根据上下文来决定。这就要求中医汉译英翻译工作者必须掌握中医理、法、方、药的要旨，并熟悉中医的经典著作，只有如此才能正确地理解中医语言的实质内涵，才能用英语语言忠实地再现汉语语言所承载的中医学的实质信息，避免误译、乱译的现象发生。

此外，中医汉译英翻译工作者要具有一定的临床实践经验，或者对中医的临床实践有深刻的认识。这是确保中医译文质量相当重要的一个环节。

（4）应具备较好的汉语水平：中医汉译英翻译工作犹如为国内外中医学界的学术交流，尤其是为中医走向世界架设桥梁，其重要性是不言而喻的。要想把中文所承载的中医信息转换为英文，让英语使用者毫无偏差地理解并接受中医学的信息，翻译者一定要具备较高的汉语语言水平。因为中医学是一门历史悠久的学科，其基础理论和中医典籍是历代中国人民在与大自然和睦相处中逐渐积累起来的丰富经验的高度概括。中医经典著作都是用古文写成的，现代中医语言中保留着大量古文词汇。因此，正确理解古汉语语言是中医汉译英翻译工作的一个前提，否则就无法进行这项工作。所以，中医汉译英翻译工作者只有具备较好的汉语语言和古汉语知识，在正确地理解中医原文的基础上，才能用英语语言再现汉语原文所承载的全部信息。

2．中医汉译英翻译工作经常使用的工具书　中医汉译英翻译工作者在从事翻译工作的实践中，毫无疑问地要使用一些相关的翻译工具书——必备的词典和参考书籍。熟知它们各自的特点和熟练地使用这些工具书的能力与翻译工作者能否得心应手地顺利开展翻译工作有直接关系。下面就有关中医汉译英翻译常用的几种工具书作一简要介绍。

目前，国内常见的适用于中医汉译英翻译工作的工具书有：《新英汉词典》（上海译文出版社）、《牛津高阶英汉双解词典》（商务印书馆、牛津大学出版社）、《新时代汉英大词典》（商务印书馆）、《汉英医学大辞典》（人民卫生出版社）、《汉英中医学词典》（河南大学出版社）、《中华人民共和国药典》

（化学工业出版社）、《中药大辞典》（上海科学技术出版社）。

这几部词典中，《新时代汉英大词典》是一部综合性工具书，收词较多，覆盖面广。《汉英医学大辞典》是专业类词典，属于医学专业词典，包括西医、中医两部分，是医学专业汉译英翻译工作不可或缺的一部工具书。《新英汉词典》和《牛津高阶英汉双解词典》是英汉词典，在汉译英翻译工作中需要确定英语词汇的词义或选择英语用词时可与前述的两部词典相互印证，确定翻译时所选用的准确词汇。《汉英中医学词典》是一部中医专业的汉英翻译词典，收集中医专业词汇 8500 多条。正文以阴阳五行、脏腑、气血、经络、身体部位、针灸、腧穴、病理、生理、诊法、辨证、治则、治法、气功、病症、病因、医史、中医相关词汇的分类进行排列。附录部分实用性强，吸收和反映了中医翻译学术界最新的研究成果，包括：附录 1．二十四节气；附录 2．天干地支；附录 3．历代名医录；附录 4．中药方剂名称；附录 5．针灸穴位名称；附录 6．罗马数字。该词典是一部不可多得的中医汉译英的专业词典，与前述 4 部词典相比，其专业性、针对性较强，携带方便，且价格便宜，已成为中医汉译英的翻译工作者的案头必备工具书之一。《中华人民共和国药典》是我国国家药典委员会编撰的一部权威性药典，分为子部。在其一部中收载药材及饮片、植物油脂和提取物、成方制剂和单味制剂等，品种达 1146 种，附有药物的英文植物名，是中医汉译英翻译工作首选的药学词典。此外，《中药大辞典》收载药物 6008 味，附有药物的英文植物名。

第三节　中医名词术语翻译的原则与特点

一、中医名词术语翻译的原则

中医用语英译国际标准化（International Standard Nomenclature of Traditional Chinese Medicine 的首字母缩写，以下简称 ISNTCM）的研究虽已取得很大进展，但仍存在着难以统一、难以规范、难以推广等问题。造成这些问题的原因是多方面的，但究其根本，恐怕与人们对标准化的原则缺乏统一认识有直接的关系。原则问题无法确定或确定不妥，必然导致实践中无章可循的混乱状态。

根据中医翻译的特点及其在国内外的发展，将中医英语按照以下原则进行翻译。

1. 自然性原则 所谓"自然性原则"，自然对应顺理成章，具体指的是翻译的中医用语应是英语中自然的对应语，即在翻译时既要考虑中医语言的固有特点，也要考虑自然科学的共性之处。所以对一些与西医相同或相近的中医概念，可采用相应的西医术语予以翻译。这不但使译语具有科学性，而且具有自然性。因为这样的译语才是英语中最自然的对应语。

比如"牛皮癣"曾被译为"oxhide（牛皮）lichen（苔藓）"，"带下医"曾被译作"doctor under neath the skirt"。从字面上看好像原语与译语一一对应，但在内涵上却已南辕北辙。所谓"牛皮癣"，就是现代医学上的"银屑病"，即 psoriasis。有现成的 psoriasis，何必硬译为"oxhide lichen"呢？所谓"带下医"，就是现代医学上的"妇科医生"，即 gynecologist。译作"doctor underneath the skin"实为费解。psoriasis 和 gynecologist 不但是"牛皮癣"和"带下医"在英语中最自然的对应语，而且是现代医学上的专用术语。对于类似的中医用语，完全可以采用对应的西医术语进行翻译，不必逐字对译，生搬硬套。

2. 简洁性原则 所谓"简洁性原则"，简洁明了，方便交流，中医用语的突出特点是简明扼要，在制订其翻译国际标准时，理应保持这一特点。但从目前的翻译实践来看，许多中医用语的翻译冗长复杂，很不实用。如"如水伤心"曾被译为"person immersed in water when sweating, heart being affected"。与原文相比，这个译文过于冗长，已非翻译，实属解释。合理的做法应是先将其译为较为简洁的术语"damage of heart by water"，然后再加注解"（If a person immerses himself in water when sweating, his heart will inevitably be damaged）"，以利读者理解。这就是"简洁性原则"的基本要求。

翻译科技名词术语，除了注意其准确性外，还要注意其信息密度。所谓信息密度，指的是一单位信息从发送者到接收者所需要的时间越少，运载这一单位信息的词的信息密度就越高。在制订 ISNTCM 时，信息密度也是一个不可忽视的问题。由于中西语言的差异，我们在翻译时虽无法做到信息密度的绝对一致，但至少应努力将其差距控制在最低限度。

3. 民族性原则 民族特色应当保持。提出"民族性原则"，主要是为了保持中医的固有特色。中医学虽然与现代医学有着相同的社会功能和认识客体，但因其具有特殊的认识体系，在思想原则、概念范畴等方面都有自身独到的规定性；在理论系统与操作程序方面，都与现代医学有着强烈的不可通约性。所以就文化特征而言，中医学还只是中华民族特有的医学体系，因而具有鲜明的民族性。这一点在名词术语的翻译上应予以充分体现。

虽然"语言同情学"认为，世界上任何一种语言中的绝大多数词语在别国的语言中都能找到相应的词汇，这些词汇反映了世界各民族共有的事物和现象，是人类语言的"共核"。但实际上一种语言中总有一些反映该民族特有的事物、思想和观念的词语。如中国儒家信奉的"礼"，中医的"阴""阳""气"等。这类词汇在一国语言中所占比例虽然较小，作用却极为重要，是一种文化区别于另一种文化的象征。

从广义上讲，大部分中医用语也都处于人类语言的"共核"之中，但也有一部分是汉语或中医所特有的。一般来说，这类词语反映着中医基本理论的核心及辨证论治的要旨，无论直译还是意译，均无法准确揭示其实际内涵。所以在制订 ISNTCM 时，这部分具有浓郁中国文化特色的中医用语宜用音译法加以处理。

4. 回译性原则　所谓"回译性原则"，强调回译减少损益，具体指的是翻译的中医名词术语在结构上应与中文形式相近。这样在中医的国际交流中，就能较好地实现信息的双向传递。如将"肺气不足"译为"insufficiency of lung qi"，将"活血化瘀"译为"activating blood to resolve stasis"，将"湿热"译为"damp-heat"等，翻译的中医术语与原文相比，在结构上和字面意义上都比较接近，因而具有一定的回译性。这样的翻译称为回译性翻译。

在中医名词术语的翻译上为什么要强调回译性呢？原因有三：一是便于国外中医师学习和掌握中医基本理论；二是减少翻译过程中对信息的损益；三是限制滥译。

首先，在目前中医翻译发展尚不太成熟，在中医人员外语水平有待提高及国际中医工作者业务能力较为有限的条件下，具有回译性的译语有利于翻译人员准确传递信息，有利于中国中医人员能较快、较好地掌握中医英语。同时，也有利于国际中医工作者学习和掌握中医医理并有效地进行业务交流。

其次，具有回译性的译语能较为准确地再现原文所含信息，减少翻译过程中对信息的损益。由于中西文化差异较大，而中医又纯属中国特有的文化现象，因此强调译语的回译性有利于中医走向世界并保持其固有特色。

最后，强调译语的回译性，有利于提高翻译质量，限制滥译。

当然，对回译性的追求以不影响信息的再现为前提。例如：将"受盛之腑"译作"hollow organ in charge of reception"，将"传导之官"译作"official in charge of transportation"，虽有一定的回译性，但却有碍于读者理解。况且"受盛之腑"（即小肠）和"传导之官"（即大肠）在英语中都有自然对等语，更无须为求回译而弃易从难。再如："开鬼门"指通过发汗以解除表邪的方法，如译作"opening the ghost door"，回译性固然有了，但却词不达意。其实按照"自然性原则"，"开鬼门"泽作"diaphoresis"或"sweating therapy"，无疑是较为恰当的。

5. 规定性原则　所谓"规定性原则"，具体指的是翻译的中医用语在内涵上须加限定，不能别作他解。由于英语中缺乏中医对应语，所以英译的中医名词术语常常使人觉得"言不尽意"。因此，有人认为中医的基本概念是不可译的。这个观点当然是片面的。因为语言只是传情表意的符号，其外壳与内容之间的关系是任意的，约定俗成的，而不是已然的或必然的事实。

以"辨证"为例，对这个词的翻译一直颇有争议，因为中医的"证"与英语的"syndrome"不尽相同。但是，如果我们从"名"与"实"的辩证关系出发将"syndrome differentiation"加以规定，规定其只能表达中医"辨证"这个概念。在约定俗成力量的作用下，这一规定便可逐渐被人们接受。

所以在翻译中医名词术语时，我们可以对其译语的内涵加以规定。这样既可以保证释义的一致性，又能消除种种误解。

二、中医术语翻译的特点

传统中医不同于现代西医，它源远流长，不仅仅局限于自然科学，同时也涉及了传统的中国文化、哲学和宗教。鉴于中西医学文化和语言表达的差异，英译中医术语时，如果将中医术语一一对应到现有的西医术语是不可行的，这是中医术语翻译的特点与难点。

1. 中医哲学观　在传统中医术语中常常蕴含着非常深刻的中国哲学思想，传统中医的中心思想和中国哲学的中心思想不谋而合。如中医中的"阴""阳"和"五行"的概念就是源自玄学。除此之外，许多传统中医中的概念也源自《周易》和道教，而"阴阳"则来自本体论。中国古代玄学家认为世间万物皆分阴阳，这是整个玄学理论的基础，而这一概念也贯穿中医理论的始终。中医诊治疾病最终追求的也就是阴阳调和。从"阴阳"中衍生出了许多中医术语，如"表里""寒热""升降""敛散"和"纳宣"等，处方考量的第一要义都是围绕这"阴阳"理论。除此之外，"五行"也被广泛地运用于中医理论中。古人认为，世间万物皆有属性，分别是"金""木""水""火""土"。而中医正是仰仗这一理论将人的五脏六腑进行了分类，每一个属性都有其对应的器官，如肝属木、心属火、脾属土、肾属水以及肺属金；而五行相生又相克，如木克土、土克水、水克火、火克金而金又克土，如此循环往复。在有了这样的背景认知之后才有了中医"心克肺"的结论，而如果我们将"心克肺"直译成英语，那么没有任何中医知识背景的读者将会一头雾水，可将其翻译为 Heart has the characteristic of wet，which restricts lung with metal feature。

中医的一大特点是大量运用中国哲学思想，这也反映了中国哲学思想发展对中医进程的深刻影响。除了哲学思想外，我们也可以在中医理论中找到儒家、佛家和道家等宗教思想的影子，而这些思想在西方鲜为人知。因此中医术语翻译的首要难题就是解决这些哲学理论影响下的术语翻译，如果没有处理好，那么译文将很难为读者所理解并接受。

2. 中医整体观 中医术语翻译的第二个特点是中医的整体观，即每一个术语都相互联系而非独立的存在。在庞杂的中医体系中，术语之间相互联结、互有共通，因此这也给术语翻译带来了一定的难度，因为简单的字面翻译并不能将术语间的联系表现出来。传统中医强调整体观，认为人的躯体虽然可以划分出五脏六腑、四肢九孔，但是他们却是连接成一体，是不可分割的。因此，译者需要充分了解它们之间的内在联系，并选择相应的翻译策略来进行翻译。在必要时，译者需要给予读者更多的解释来帮助读者完成理解。如"六腑"中的三焦，它是主气固水的所在，但传统中医对位置存在争议，具体只能根据中医的经验和个人体质不同进行甄别。而三焦在现代西方医学中也并不存在，这就给翻译带来很大的难度。而由三焦衍生出的上焦、中焦和下焦对于源语读者来说都很难理解，更不要说在目标语中找出相应的词语进行翻译了。译者只有在先对三焦进行完整解释翻译后，才能进一步翻译上焦、中焦和下焦，这就是中医术语翻译过程中整体性的重要性。在世界卫生组织传统医学国际分类东京会议上，经过中方专家的提议，"三焦"已被统一翻译为 sanjiao。

3. 中医定性观 除了上述两大特点之外，定性观也出现在众多中医术语中。简单来说，许多中医术语都是采用定性的描述，而鲜少使用定量的描述，这也是一直被西方精准医学所诟病的一点，但无论其是否合理，定性观一直存在于中医术语中是无可否认的一个事实，同时也是翻译术语中可能会遇到的一个难点。例如在对咳喘描述时，西医认为其是由"多种细胞及细胞组分参与的慢性气道炎症"，翻译为 Asthma 即可。而中医往往会采用"实喘""虚喘""热哮"和"冷哮"这类的术语。这种对症状看似模糊但又突出特点的描述便体现了中医中的定性观。在翻译该类术语时，译者可以根据实际文本需求选用侧重点不同的翻译策略。例如可以将某些术语稍稍量化后进行翻译，以求读者可以理解。

第二十五章　中医药翻译的规范

第一节　中医药汉译英常用的翻译方法

中医药学博大精深，在几千年的发展过程中，中医药学深受历朝历代社会、经济、文化、科技的影响，既有丰富的古代文化知识，又富含深奥的哲学原理。因此，中医语言多内涵丰富，但却艰涩难懂，翻译时更需仔细推敲，以保持原作学术性的准确和完整。正如西奥•赫曼斯（Theo Hermans）教授在《翻译的再现》中谈到的"译本绝不可能是原作内容的翻版，因为译本所使用的文字不同，语言和文化体系既不对称又不同形"。因此，在中医药汉译英的翻译过程中，不仅要认真推敲汉、英两种语言字词之内涵，同时还要仔细分析汉、英两种语言的句法特点，掌握汉、英两种语言含义基本相对应的句法形式。进行汉译英翻译，才能最大限度地保证中医药学英译文学术性的准确和完整。

中医药汉译英翻译实践中比较常用的句式翻译方法归结起来有七种，它们分别是：语序调整法、词性转换法、语态变换法、正反对译法、增译法、减译法和分合组句法。下面分别举例说明这些翻译方法的用法。

一、语序调整法

语序调整法是在英译中医药文章时，对中医药原文的句子成分和词语的先后顺序，按照英语语言的语序表达习惯重新排列。汉英两种语言在思维方式和语言表达方式上均有区别，比如：定语和状语的位置、叙事和表态的先后顺序以及一系列表示时间、地点、方式的状语的先后顺序等。所以，在翻译时必须考虑到英语读者的思维习惯，适当地将译文的语序进行调整。

例1：教授们亲自动手，达到了治疗的目的。

By using their own hands the professors have attained the objective of treatment.

例 2：可用的治疗方法包括药物干扰甲状腺素的产生。

The treatment available includes the medical interference with the production of thyroid hormone.

例 3：血液具有营养和滋润的生理作用。

The physiological functions of blood are to nourish and moisten the body.

二、词性转换法

词性转换法是汉译英中重要的手法之一。在中医药翻译实践中，为了最大限度地实现信度等值转换并符合译文的语言规范，把原文中属于某种词性的词在译文中变换为另一种词性。比如，汉语中的动词转换成英语的名词、形容词、副词、介词或介词词组，汉语中的名词转换成英语的动词，汉语中的副词或形容词转换成英语中的名词等，从而使中医药的译文通顺流畅。

例 1："消"与"长"相互交替，周而复始，形成一种动态的阴阳平衡。

Alternation and repetition of wane and wax maintain a dynamic balance between yin and yang.

例 2：在结构上，人体以心、肝、脾、肺、肾五脏为中心。

In structure，the body centers round the five viscera，namely，the heart，the liver，the spleen，the lung and the kidney.

三、语态变换法

语态变换法是在翻译过程中，汉、英两种语言之间的主动式与被动式的互换。我们知道，在汉语语言中被动式使用较少，我们叙述一种行为的时候，常用主动式。英语语言则不然，大量的及物动词可以用被动式，不少相当于及物动词的短语也可以用被动式。所以，语态变换法也是中医药翻译实践中最常用的方法之一。

例 1：中西医在治疗类风湿关节炎（RA）方面均取得较大的成就。

A great achievement had been made in RA treatment by traditional Chinese medicine and Western medicine respectively.

四、正反对译法

英译中医药类的文章时，用正说与反说互相对译的现象很多。比如：有时在汉语中以否定说法表达的意思在英语中却要以肯定说法表达，在汉语中以肯定说法表达的意思在英语中却要以否定说法表达。这样做主要是因为汉英两种语言的表达方式、习惯用法不同，利用正反对译法可以更加确切地表达原文含义，有时也是为了加强语气以便获得较好的修辞效果。

例1：问诊的重要性远不只是获得病史和收集医疗依据。

The importance of interrogation is beyond the obtainment of medical history or the gathering of medical facts.

五、增译法

汉英两种语言由于用词造句的规律不同，所以在翻译时按意义上或句法上的需要增补一些原文中没有的词语，使原文的思想内容能够表达得更加明确、忠实和通顺。常用的增词技巧有：增加代词、连词、介词、冠词，或者增加一些必要的概括性词语和注释性词语等。

例1：《扁鹊仓公传》

Biographies of Bian Que and Cang Gong，the Two Famous Ancient Physicians.

例2：《运气略》

Synopsis of Five Circuits and Six Qi.

六、减译法

减译法与增译法是相对的，指的是原文中有些词语在译文中可以省略，不必译出来。省略词语一般要遵循以下三点原则：①在译文中看来是可有可无的，或是多余的；②其意思已经包含在上下文里；③其含义在译文中是不言而喻的。

例1：中药心安宁滴鼻剂是一种比较理想的可用于防治房颤的药物。

Xin Anning Dibiji，Nose Drops for Tranquilizing Heart，a kind of Chinese medicine，is ideal in preventing a trial fibrillation.

七、分合组句法

分合组句法主要是指在英译汉语句子时，把汉语句子进行分译或合译。分译，即把原文的一个简单句译成两个或两个以上的英文句子；合译，是把原文两个或两个以上的句子在译文中用一个句子来表达。它的使用原则就是要达到译文意思更清晰，结构更清楚，符合英语语言的表达习惯。

分译多用于字数较多、结构较复杂、含有多层意思的长句。若汉语的长句内含有以下句式则可以分译：①含有疑问句、感叹句或反诘句；②含有比喻句；③含有概括句；④含有对立句；⑤含有阐述句；⑥句中含有多层次的意思。

合译多用于主题显著、意义连贯、逻辑清晰的两个或两个以上的句子，有时甚至可以是两段话。中医药学的语言逻辑性强、推理性强、浓缩性强，在翻译时要讲究方法，否则就难以准确清晰地传达原文的各层意思。

例1："本"是和"标"相对而言的，两者是一组相对的概念。在不同的范围内使用，"本"与"标"具有不同的含义。

"Root（cause）" and "tip" are two relatively opposite concepts with varied connotations in different cases.

第二节　中医方剂名称的英译方法

一、常见中医方剂剂型的英译形式

英译中医方剂剂型在中医药汉译英工作中是经常遇到的，经过多年来的实践和探索，已基本上形成了中医药界认可的中医方剂剂型的英译形式。常见的中医方剂剂型的英译形式如下：

剂型：preparation form

汤剂：decoction

散剂：powder preparation

丸剂：pill preparation

蜜丸：honeyed pill

糊丸：pasted pill

蜡丸：waxed pill

膏剂：paste preparation

流膏：fluid paste

浸膏：extract

软膏：ointment

膏药：plaster

丹剂：pellet

酒剂，药酒：medicated wine

茶剂：medicated tea

锭剂：lozenge

条剂：medicinal strip

药线：medicated thread

糖浆剂：syrup

片剂：tablet

饮片：decocting pieces

冲剂，颗粒剂 soluble granules

针剂：injection

栓剂，坐药 suppository

胶囊剂：capsule

搽剂，擦剂 liniment

滴剂：drop

吸入剂：inhalation

洗剂，洗液：lotion

二、常见中医方剂名称的翻译方法

1. 中医方剂名称英译的基本原则　中医方剂名称的构成方式多种多样，国内中医药翻译界对于中医方剂名称的英译长期以来一直存在着争议。但是，经过多年的探索和实践，目前对于中医方剂名称英译的基本原则已为中医药英译界普遍接受，即简洁性、信息性和回译性。

简洁性——中医用语的突出特点之一是简明扼要，用字少而表意深，方剂名称的英译也不例外。

信息性——中医方剂名称一般都承载有一定的信息，对其所指代的方剂的组成或功效具有直接或间接的说明作用，英译时应忠实地表达出其所承载的信息。

回译性——英译的方剂名称在形式结构上能尽量与其中文形式相近，有助于实现信息的双向传递作用，有利于中医药走向世界并保持其固有的特色。

2. 中医方剂名称的英译方法　根据上述英译中医方剂名称的基本原则，中医方剂名称的英译常采用直译法、音译法和汉语拼音法。

（1）直译法：一般适合下述几种方剂名称的英译。

1）以方中主药命名的方剂

英译形式：主药名＋剂型名

例1：黄芩汤：Scutellaria Decoction

例2：橘核丸：Tangerine Seed Pill

2）以主治病症命名的方剂

英译形式：病症名＋剂型名

例1：疝气汤：Hernia Decoction

例2：宫外孕汤：Extrauterine Pregnancy Decoction

3）以动物名称命名的方剂

英译形式：动物名＋剂型名

例1：白虎汤：White Tiger Decoction

例2：黄龙汤：Yellow Dragon Decoction

4）以功效命名的方剂

英译形式：功效＋剂型名

例1：温脾汤：Spleen-warming Decoction

例2：败毒散：Antiphlogistic Powder

5）以主药加功效命名的方剂

英译形式：主药＋剂型名＋ for ＋功效

例1：朱砂安神丸：Cinnabaris Pill for Tranquilization

例2：人参败毒散：Ginseng Powder for Antipholgistics

6）以颜色命名的方剂

英译形式：颜色＋剂型名

例1：紫雪丹：Purple-snow Pellet

7）以方中所含主药命名的方剂

英译形式：剂型名＋of＋主药

例1：半夏厚朴汤：Decoction of Pinellia and Magnolia Bark

例2：桂枝人参汤：Decoction of Cinnamon Twig with Ginseng

8）以方中所含主药数加功效命名的方剂

英译形式：功效＋剂型名＋of＋含药数

例如：五味消毒汤：Antiphlogistic Decoction of Five Herbs

（2）音译法：一般适合下述几种方剂名称的英译。

1）以方中所含多味药物命名的方剂

英译形式：诸药物汉语拼音名＋剂型名

或：剂型名＋of＋诸药物汉语拼音名

例1：甘草干姜茯苓白术汤：Gancao Ganjiang Fuling Baizhu Decoction 或：Decoction of Gancao Ganjiang Fuling Baizhu

例2：半夏白术天麻汤：Banxia Baizhu Tianma Decoction 或：Decoction of Banxia Baizhu Tianma

2）以比喻、传说或与五行配设相关的方剂名称

英译形式：比喻、传说或与五行配设名＋剂型名

例1：真人养脏汤：Zhenren Yangzang Decoction

例2：真武汤：Zhenwu Decoction

采用音译法需要注意的几个问题：①在英译中医方剂名称时：应首先考虑直译，如直译行不通，再采用音译；②不能有英语冠词；③音译时要以名词为一单词，不能一个字一个字地译。如："半夏"应英译为"Banxia"而不能译成"Ban Xia"。

注意：以药物的简称名（单个字）组成的方剂名，则需一个字一个字地翻译。

例1：乌附麻辛桂姜汤：Wu Fu Ma Xin Gui Jiang Decoction

例2：苓桂术甘汤：Ling Gui Zhu Gan Decoction

（3）汉语拼音法：适合任何一种方剂名称。一般与直译法和音译法所译出的方剂名称同时出现在同一个中医方剂英译名称中。

例1：防己茯苓汤：Fangji Fuling Tang，Tetrandra and Poria Decoction

例2：桂枝加厚朴杏子汤：Guizhi Jia Houpo XingziTang Decoction of Cinnamon Twig with Magnolia and Apricot Kernel

注意：以名词为一拼音词，不能一个字一个字地拼写。但是，以药物的

简称名（单个字）组成的方剂名，则需一个字一个字地翻译。

例如：乌附麻辛桂姜汤：Wu Fu Ma Xin Gui Jiang Tang

第三节　中成药说明书翻译规范

在全球化背景下，随着中医药文化不断"走出去"，中成药说明书翻译显得越发重要。翻译的一般要求是"语义显豁，质朴平易，求新求异，符合习惯"，非处方中成药是消费者直接从药店自行购买的药品，其说明书用于指导患者自行用药方法，因此内容是否简要而切中药效，表述是否流畅易懂，格式是否符合西方文化等直接影响了中成药在海外市场的销售。本文对比新加坡绿叶猴枣散、余仁生猴枣散、怡安堂猴枣散等非处方中成药英文说明书，探讨制约中成药说明书翻译活动的规律，为人们思考和解决中成药"走出去"过程中遇到的难题提供可能性视角及方案。

一、中成药说明书翻译

1. 中成药名称翻译比较　中成药名称承载着中医药文化和医理意义。根据 2006《中成药非处方药说明书规范细则》，药品名称必须标明与药典一致的通用名称和汉语拼音。李照国认为，中药名称的翻译必须采取汉语拼音的形式，拉丁语和英文只能作为辅助说明之用。好的药品名称英译能抓住消费者眼球，打动其购买心理。以枇杷膏为例：白云山牌和潘高寿牌蛇胆川贝枇杷膏的外包装上配有英文说明，但药品名称仅有汉语拼音。香港出品的出口装念慈菴枇杷膏在广东话拼音 Nin Jiom Pei Pa Koa 下方注解了英语 Traditional chi-nese herbal coughs syrup（中药咳嗽糖浆），便于西方消费者理解。

猴枣散是中医治疗小儿科疾病的传统中成药，是著名的除痰定惊散剂，有安神消积、清热化痰的功效，古时被称为治疗热痰之圣剂。猴枣是猕猴胆囊内的结石，其性寒凉。1997 年"猴枣散"被国家中医药管理局列入全国中医急诊科必备药，临床主要用于高热、支气管炎、肺炎、哮喘等有里热症状者。新加坡绿叶猴枣散、香港余仁生猴枣散、香港怡安堂猴枣散、广东天黄猴枣散具有高度相似的成分和功效。新加坡绿叶猴枣散药名译为 Pearl and

Amber Powder for Infantile，意为"婴儿用珍珠琥珀粉"，突出了应用对象和主要成分，迎合了西方消费者认可珍珠粉和琥珀粉是珍贵安全中药材的认知心理。余仁生猴枣散英文名称为 Infant's Cough Powder，译法简洁，突出了产品的功效与作用。怡安堂和羊城猴枣散则采用广东话发音音译 Hou Tsao sAN。因为历史原因，广东话发音在世界华人社区曾比普通话有更广的接受程度，许多美国人在 1979 年以前甚至以为唐人街广东人讲的粤语就是标准的中国官方语言。怡安堂药品主要面向东南亚及世界各地市场；羊城猴枣散是 20 世纪 50 年代产品，其说明书延续了以前特色，因此采用音译法，并采用了更为消费者市场接受的广东话发音。天黄猴枣散名称为汉语拼音。

2. 中成药功效翻译比较 药品的功能与主治介绍是中成药说明书的重要组成部分。功效语以中医学理论和传统哲学体系为背景，具有一词多义、隐喻频现等模糊性语言特点，必须进行深层次思考而不能仅着眼于文字表面进行翻译。比如出口装的同仁堂感冒止咳冲剂将"用于外感风热所致的感冒"省译为 Relief the symptoms of influenza；将"清热解表，止咳化痰，症见发热恶风、头痛鼻塞、咽喉肿痛、咳嗽、周身不适"处理成：在 Indications 部分删除"清热解表，止咳化痰"的主治功能，仅罗列 colds and fever，headache and stuffy nose，cough，aching throat 等适应症状。对比新加坡绿叶猴枣散、余仁生猴枣散、怡安堂猴枣散、羊城猴枣散说明书功效部分英译，发现四个版本的译文主要在"惊风""通窍"几条上有差异。新加坡版省译"解热通窍"，以 morbid night crying，reatleaaneaa 指"夜啼""烦热"的概念。余仁生版省译"闭肺痰稠"，用"chest discomfort"加以概括。这两个版本简洁明了，易被西方读者理解。怡安堂将"除痰定惊"译为 It can removing phlegm，在 can 后面接动名词，存在明显句法问题。另外，怡安堂版和羊城版采用拉丁文表述"珍珠、牛黄、琥珀、麝香"，本意要强调药材珍贵，但词汇艰涩难懂，令人困惑。

3. 中成药说明书文本结构比较 四个版本的猴枣散说明书译文都用加粗方式强调功能、主治、服法、用量及储存信息，但区别有二。首先，新加坡版更细致地在外包装上用红色突出标注"根据向当局提呈的资料允许作为中成药销售。谨慎选择。"下方标明译文 Allowed for sale as a Chinese Pro-prietary Medicine based on information sub-muted to the Authority.Consume discretion is advised。从而显著提升药品的权威性与安全感。另外，在服法与用量一栏，除了按照婴儿年龄段分成两种服法外，还特别提请消费者"或遵医嘱"under the guidance of TCM practitioner。同样，余仁生版也特别指出"如病情持续，需遵医嘱"Please consult physrcian if symptoms persist。这样的处理方式给消费者留下值得信任的印象，怡安堂和羊城版则没有这些信息。其二，怡安堂和羊城版译文将成分、功能、主治混合在一起，另将服法用量处理为一个段落。而新加坡版译文将功能与主治合为一段，服法与用量合为一段，避免了简短段落频繁分段打乱叙述节奏的弊端。这样的文本结构将过于频繁的分段整合为一，令译文叙述流畅，增加了译文的可读性。

二、中成药说明书翻译规范探讨

翻译是一种社会化行为，受到社会意识形态和社会习俗的制约。图里、切斯特曼、诺德、赫曼斯等学者是翻译规范理论的代表学者。虽然他们对翻译规范的界定不尽相同，但都对翻译规范进行了系统阐述。不过真正促使翻译规范成为翻译研究重要议题的是以色列学者图里，他提出以译语为导向（target oriented），从行为主义的角度来探讨翻译规范。他认为，处于规则（rule）与特性（idiosyncrasies）之间的社会约束就是规范（norms）。规范作为一种社会文化习得，是明辨社会行为是否得体的标准。翻译规范是译者在理论上拥有的翻译能力和译者在各种制约因素影响下的翻译实际行动之间的中介。

译者受到三类规范的制约：预备规范（preliminary norms）、初始规范（initial norms）和操作规范（operational norms）。预备规范是对翻译政策的选择，如特定历史时期内，翻译、模仿、改写等的区别等。初始规范十分重要，是译者在翻译上的总体倾向，决定其选择遵循源语还是译语文化的语言规范。对于译语文化而言，较少牺牲源语文化的翻译是一种充分翻译（adequate translation），而保留较多译语文化规范的翻译是种可接受翻译（acceptable translation）。大部分翻译作品都介于"充分性"和"可接受性"之间。操作规范是指译者在实际翻译活动中的实际抉择，最终影响着译本语言的风格与特点。操作规范包括模板规范（metrical norms）和文本语言规范（textual-linguistic norms），影响着语言材料宏观结构模式和微观层次的文本实际表达。

根据中成药说明书的翻译语境，翻译规范可分为三类，即动机规范、过程规范和产品规范。动机规范涉及中成药说明书翻译的根本目的，直接影响着过程规范和产品规范。过程规范包括参与翻译的个人以及物质性的生产与组织过程。产品规范包括选择什么样的文本翻译和怎样翻译。

1．动机规范　中医药文化体现了中华民族的认知方式、价值取向和审美情趣，也是国家文化软实力的代表。据国家中医药管理局发布的《关于印发中医药文化建设"十二五"规划》的通知，应扩大中医药文化对外传播与交流，提高中医药国际影响力，加快中医药走向世界的进程。鉴于中成药说明书的宣传目的，说明书翻译的初始规范是译者在翻译上的总体倾向，直接影响译者选择遵循源语还是译语文化的语言规范。"应将实现译者的个性化和提升译文读者的接受度视为制定合理的翻译规范的一个基本条件"。完全忠实于原文的翻译规范基于霸权主义语境，是对译者主体性和创造性的不合理歧视。我们要用现代的科学通用语言对中药的功能做一个阐释。出于促进中成药被消费者接受的营销目的考虑，其翻译规范应略偏向保留较多译语文化规范的可接受翻译。

2．过程规范　目前我国急需完善前瞻性翻译政策。只有在翻译行业建立相关法律法规，才能从根本上规范翻译市场，提高翻译质量，保证翻译行业的健康可持续发展。为规范翻译市场的准入机制，我国于2003年推出了全国翻译专业资格（水平）考试（CATTI），2008年又推出了全国外语翻译证书考试（NAETI），2003年出台了《翻译服务规范》和《翻译服务译文质量要求》。但目前国内翻译市场缺乏有力有效的监管机制，中成药说明书的翻译作为其中的一个分支，鱼龙混杂，错译、乱译现象严重。尽管在实际翻译过程中，规范的广泛性很难被界定，译或不译原文中某些词语，以及到底如何翻译，很难用明确的规范来约束。但是在宏观层面，需要建设中成药说明书翻译基础，如中成药翻译质量评估标准及流程、译名的统一、市场的规范等。在微观层面，需要解决与中成药翻译相关的问题，如翻译项目基金的设立等。

3．产品规范　首先，选择什么样的文本来翻译意味着什么样的中成药适合向外推广。美国《食用补充品健康与教育法》明确将中草药列为"食用补充品"（DIETARY SUPPMMENT）。推动中草药剂走向国际市场的选择标准有四点：①疗效肯定的中药制剂；②其剂型易于为国际接受；③组方比较简单；④制剂工艺比较先进；⑤处方中单位中药的化学成分基本清楚，无有毒成分，易于进行质量控制和稳定性研究。符合国际规范的产品，其说明书译本被译入语读者接受起来才有事半功倍之效。符合国际规范的中成药，其说明书译文更易被译入语读者接受。操作规范指译者在实际翻译活动中的实际抉择。除了文本实际表达，向外推介的非处方中成药作为他国民众在药店自行选购的药物及保健品，说明书原文结构模式还有很大完善空间。美国联邦公告于 1999 年发表了适用所有非处方药的标签格式最终法规。要求规范如下：标题为 Drug Facts（药品说明），需标明 Drug Facts（continued）；Active Ingredients（有效成分）；Purpose（目的）；Directions（用法）；Use（用途）；Warnings（警告）；Other information（其他信息）；Irractive Ingredients（非有效成分）；Questions or Comments（问题或问答）。我国《中成药非处方药说明书规范细则》要求为：标题为×××（药品的通用名称）说明书；成分中必须列出全部处方组成和辅料；药品外观、气味；规格；用量用法；不良反应；禁忌。"与美国药品说明书相比，中成药说明书中药理病毒、药代动力学，药物相互作用、临床研究等项目缺失严重；注意事项、禁忌等项目内容不完善，表述缺乏理论研究基础。"说明书译者作为连接东西文化的使者，应遵循适当的翻译操作规范，根据具体情况进行调整，促进推动"走出去"过程中中成药说明书项目内容的完善。

　　通过对比以猴枣散为代表的"一方多版"海内外中成药说明书译本，发现中（港）、美、新四地的中成药说明书翻译策略存在明显差异。首先，海外中成药药名译文多采用意译，国内则以汉语拼音为主；其次，海外中成药功能主治译文版本简洁明了，易被西方读者理解，国内产品较多采用拉丁翻译主要成分，用词相对晦涩难懂；最后，海外中成药说明书附有英文警示说明，结构灵活清晰，国内中成药说明书缺乏这类信息，结构拘泥中文版本。上乘的中成药名称译文要能抓住接收方消费者的眼球，打动其购买心理；功能主治译文应以译入语文化为导向，让消费者看懂说明书，了解产品功效，激发购买欲望；还应注意对比说明书原文本和译入语文本结构之间的差异，遵循适当的翻译规范，进行适当调整。中成药产品说明书的翻译对于推进中医药"走出去"具有举足轻重的作用。中成药能否被西方消费者接受，除了产品特性的核心因素外，很大程度上取决于接收方对说明书译文的选择性阐释和接受。如果译本与接受方读者的期待视野产生偏差或冲突，很可能给药品销售带来负面影响。面对译本复杂的接受语境，发出方单从控制译文质量入手还远远不够。中成药的对外译介，不仅要考虑医药品种、营销策略、翻译方法等，更要注意目标语文化系统内部的语境。中成药说明书译文的根本目的是促进产品在海外的销售，因此翻译规范应略偏向保留较多译语经济、文化规范的可接受翻译。译者应尽量贴近译入语读者的文化观念和语言习惯，增加译文的可读性。只有这样，才能更有效地推动中成药"走出去"。

第四节　中医药名词英译规范民族性原则与拼音的使用

中医药名词的规范工作目前进入了崭新的阶段，其国际标准化工作，因日、韩等国的参与而遭遇巨大挑战。在中医药中英文名词规范过程中，一直强调要保持中医特色，但由于多种原因早期并未列为专门原则。全国科学技术名词审定委员会（以下简称全国科技名词委）把民族性原则列入科学技术名词定名原则，中医药名词委员会随之也把民族性列入名词规范原则，成为指导中医药名词中英双语规范工作的重要依据。

一、民族性原则

全国科技名词委对"民族性原则"的描述是："定名时，应考虑我国文化特色和中文科技名词特性。要尽量采用具有我国特色的科技名词。外来科技名词进入汉语，意译为主，适当采用音译，尽量不造新字。"中医药名词规范虽然是在规范中文名基础上进行外译（主要是英译），但同样也必须遵循民族性原则。当然，中医药名词的本土性与其他大多数科技名词的外来性不同，由于中医药名词固有的特色，在民族性原则的具体实施方面也产生差异。

在对应性、系统性、简洁性、同一性、回译性、民族性、约定俗成等七条中医药名词英译原则中，对应性居于首位，其他原则排序视具体情况而定。

虽然民族性原则包括汉语拼音的使用不是第一位的，但却是非常必要的。由于各国历史、文化、民族、思维方式、社会形态等方面的差异，很多具有中国特色的中医药名词同时具有自然学科和社会人文学科的双重属性，如阴阳、五行、相生、相克、膏肓、髓海、春温等，承载着我国特有历史、文化、科学、思维模式等内涵，成为文化承载词，很难在目的语（如英语）

中找到功能对等词。若不考虑其真正内涵而在英语中勉强寻找已有近义词作为对等词，很容易造成词不达意、内涵缺失或曲解。这类术语是真正需要翻译的术语，需要照顾多方面因素，在不同传播阶段，采取适宜策略，同时保证其科学性和人文性。除自然对等词，如部分解剖、症状、疾病、治法等名词，多数术语在英语中没有对等词。在翻译时既要保证中医药术语作为医学科学术语的准确性，又要照顾其社会人文科学的历史性、人文性。因此，将民族性作为中医药名词英译规范原则之一，它的意蕴应该是"选择规范译名时，应考虑中医药名词的中国文化特色和中文科技名词特性，尽量采用具有中医特色的英译名"。

二、贯彻时采取的策略

在英译中医药专有名词、文化承载词的实践中，适宜应用音译、双译或多译法是贯彻民族性原则所采取的策略。

一是音译专有名词。专有名词如中药名、方剂名、中成药名、针灸腧穴名、人名、地名，采用音译，以汉语拼音为依据；还有部分书名基础名词及病名，也采用音译；在双译或多译中，音译作为复合标准之一。

二是采用双译法或多译法。为了尽量反映中医药名词的人文特色，不少术语采用双译（音译、意译，直译、意译）法，如气瘤（qi tumor；subcutaneous neurofibroma）、髓海（marrow sea；brain）。中药采取多译法（拼音名、拉丁名、英文名），如白芷［Bai Zhi；Angelicae Dahuricae Radix（拉）；dahurian angelica root］。总之，以上策略的目的是力求既能方便双向信息交流，又能较为准确传达中医药原意，尽量达到功能对等，使外国人能从自然科学和社会人文科学角度全方位地了解和学习中医药学。

三、拼音的使用

1. 拼音的形式

（1）威氏拼音：是英国威妥玛（Sir Thomas Wade）以罗马字母为汉字注音而创立的一套汉字拼音系统。由翟理斯（H. A. Giles）修订，即威妥玛—翟理斯式拼音，合称 WG 威氏拼音法（Wade-Giles System）。此法被广泛应用于汉语书名、人名、地名的英译，影响较大。随着中国国力逐渐强大，汉语拼音在国外的影响也越来越大，威氏拼音影响逐渐缩小。在英译的时候，基本采用汉语拼音英译。但应注意英文中仍在使用威氏拼音翻译人名、书名，如《易经》（I Ching）、《黄帝内经》（Huang Ti Nei Ching）。对于著名的医家和书名，须注意西方威氏拼音的使用情况，描述性术语工作应该收集其威氏拼音用法。

（2）汉语拼音拉丁化方案：中医药名词的英译经过多年的争论和磨合，目前呈现出专有名词达成用拉丁化汉语拼音作为第一标准的趋势。这些专有名词主要是中药名、方剂名、中成药名、腧穴名称、人名、书名。在使用拉丁化汉语拼音的时候，从事中医药术语国际标准化的英译专家接受国际上相关专家的意见，建议每个汉字拼音单独列出，以便外国人拼读，这也是国际上中医教育、中药材贸易、标准化工作等领域人士的希望。自 2005 年以来，中医术语国际交流日益增多，外国人学习、使用中医术语的信息反馈表明，他们更乐于接受带有汉语拼音的中医术语，而且每个汉字分开注音。因此，笔者所在的研究团队经过多次讨论，认为对于没有任何汉语基础的外国人来说，使用汉语拼音，且分开拼写，更方便外国人拼读，更容易被准确掌握。如《黄帝内经》译为 Huang Di Nei Jing，而不是 Huangdi Neijing，白芷译为 bai zhi，而不是 baizhi。最近国家颁布的《汉语拼音正词法基本规则》中的变通规则指出，"根据识字需要（如小学低年级和幼儿汉语识字读物），可按字注音"，允许每个汉字的拉丁化拼音分开标注。

虽然还没有考虑到中医外传的特殊情况，但是对于没有汉语基础的外国人来说，不妨视同幼儿识字，援引此条变通规则也是合理的。在全国科技名词委支持下，我们在 2011 年出版的《中医药学名词：内科学妇科学儿科学》中就采用汉语拼音对中医名词每个汉字进行逐个注音，受到国外学者的欢迎。

2. 拼音在国际标准中的使用　如前所述，每个汉字的拼音分开拼写更符合国际需要。2013 年 5 月，ISO/TC 249 第四次全会在南非德班召开。新项目提案《中医术语第一部分中药材》（ISO/NP 18662-1），经分组会议（WG5）及全会讨论获得通过，并已进入第二阶段（工作草案阶段，ISO/WG 18662-1）。该标准草案的基本特点是将中文名、汉语拼音名、拉丁名并列作为中药材术语国际标准，英文名为最常用的地方名称（local name）。根据多数专家建议，每个汉字的拼音应独立拼写，以便外国人拼读；拼音均为小写字母，不标四声以利推广实用及计算机输入。其标准格式（草案）举例如下：

白附子

Pinyin name：bai fu zi

Latin name：Typhonii Rhizoma

English name：giant typhonium rhizome

3．需要音译的名词　除了专有名词，需要音译的名词还包括部分内涵复杂难以找到英文对应词的基础名词和病名。基础名词，如气 qi、阴 yin、阳 yang、脏 zang-organ、腑 fu-organ。极少数病名，如疳 gan、痧 sha、痹 bi、疔 ding。其中，已经被西方词典收录的正体拼写，如 yin、yang，没有被西方词典收录的斜体拼写，如上面提到的 gan、sha 等。

四、双译法与多译法

从多年的中医药双语名词工作经验看，双译法与多译法是解决准确性与民族性、异化与归化、中西医疾病命名矛盾的有效方式，也充分体现了民族性原则在实践中的应用。下面将双译法、多译法的使用分类进行介绍。

1．双译法

（1）拉丁化拼音＋编号双译法：用于穴位名称的英译，1991 年《针灸穴名国际标准》发布，采用汉语拼音＋穴位编号，其汉语拼音为连写。例如，ST36 zúsānlǐ 足三里，2006 年的国标 GB/T 12346—2006《腧穴名称与定位》和 2009 年出版的《世界卫生组织标准针灸经穴定位（西太平洋地区）》（修订版）与之前的区别为开头的拼音改为大写字母。例如，足三里 Zúsānlǐ（ST36）。为了汉语拼音标注的统一，且更实用，更易被掌握，穴位汉语拼音的标注根据出版需要，为足三里 zú sān lǐ 或 zú 足 sān 三 lǐ 里，英译时可使用拉丁化拼音加穴位编号，足三里 zu san li，ST36。

（2）拉丁化拼音＋意译/直译双译法：用于方剂名和书名的翻译，使用意译还是直译需视具体情况而定。方剂名和书名的规范已经有相关研究，但是未形成系统，需专门开展规范工作。《中华人民共和国药典》2005 英文版中，方剂名和中成药名这类专有名词，除剂型名英译外，其余均用汉语拼音，不易为外国人接受。中医方剂的命名有深刻的内涵，使用双译法，既能保证它的准确性，又能在目标语中传达中医药特有内涵。采用英译公式：拉丁化汉语拼音＋方名。例如，四君子汤（Si Jun Zi Tang；Four Gentlemen Decoction）、冰硼散（Bing Peng San；Borneol and Borax Powder）、补中益气丸（Bu Zhong Yi Qi Wan；Middle Tonifying and Qi Benefiting Pill）、白带丸（Bai Dai Wan；Pill for Leucorrhea）。

书名英译的规范研究需要专门讨论，目前学术观点不同，英译有所区别，还没有统一标准，现在使用的公式为：拉丁化汉语拼音＋英译书名。例如，《黄帝内经》（Huang Di Nei Jing；Inner Canon of Huangdi）、《仲景全书》（Zhong Jing Quan Shu；［Zhang］Zhongjing's Complete Book）。

（3）直译＋意译双译法：主要用于一些与解剖和疾病名词的英译。解剖名词的例子如：白睛（white of eye；sclera）、髓海（marrow sea；brain）。如果中医病名只对应一个西医病名，为了在跨文化传播中不丢掉中医特色，可采用"双译法"：中医病名在前，西医病名在后，两者并列，用分号分隔。例如，肠覃（female abdominal mass；ovalian cyst）、脏躁（visceral agitation；hysteria）。

2. 多译法　中草药英译名，采用拉丁化拼音＋拉丁药名＋英文药名三译法。以拉丁化汉语拼音作为第一标准，以保证准确性；以该药学名与药用部分（即药材）的拉丁文为第二标准。矿物药亦以拉丁文为准，少数无拉丁文对应药材名的用英文暂代，所有中草药名均附英文。凡已载入英文版《中华人民共和国药典》者以药典为据，未载入药典者按与其他名词相同的原则和方法进行翻译。根据2010版《中华人民共和国药典》，除少数矿物药、动物药外，中草药拉丁名称均将药用部位后置，以方便检索。公式：拉丁化汉语拼音＋拉丁药名及用药部位＋英文名。例如，白芷 Bai Zhi；Angelicae Dahuricae Radix（拉）；dahurian angelica root，白附子 Bai Fu Zhi；Typhonii Rhizoma（拉）；giant typhonium rhizome。

国际上，支持音译作为专有名词第一标准的声音越来越多。汉语拼音的使用，结合双译法、多译法是民族性的体现。穴位名称和中药材名称使用拼音作为国际标准中的并列标准已经达成共识，这是非常有效的一种模式。世界其他主要传统医学如伊斯兰医学、印度的阿输吠陀医学，其药名、方名、书名、人名等一些专有名称的翻译，也采用音译与意译的方法，以求准确。这里所讨论的民族性，仅从中医药术语工作的特殊性出发。中医药的国际标准必定要使用英文，既然是中医标准，不是印度医学，不是汉方医学，不是韩医学，那么中医源自中国，服务于全人类，为确保翻译质量及准确传达中医药术语内涵，民族性虽然不是第一位的，但却是非常必要的。

第二十六章　中医对外出版现状

中共中央办公厅、国务院办公厅印发的《关于加强和改进中外人文交流工作的若干意见》指出，要推动中外广播影视、出版机构、新闻媒体的相互补充和良性互动，打造具有国际影响力的全媒体和文化传播机构，传播中国文化，重点支持中华传统文化代表性项目（如中医药等）"走出去"。出版业是中外人文交流的重要主体。登录联机计算机图书馆中心（Online Computer Library Center，OCLC），输入检索词 Chinese Medicine，可以发现海外中医药图书的出版量呈逐年上涨的趋势。在了解国际受众需求的基础上，把"我们想要出版的"与"海外受众希望了解的"结合起来，从文化传播和构建国家文化软实力的角度，做好中长期规划，这是出版业在中华文化对外传播中履行重要职责的有效路径。

近年来，我国制定了文化"走出去"的整体发展战略。继"中国图书对外推广计划"之后，自 2009 年起全面推行了"中国文化著作翻译出版工程"，以资助系列产品为主，既资助翻译费用，也资助出版及推广费用。中医是中国文化中传承最系统的部分，中医药"走出去"是中国文化"走出去"的最佳切入点。当前，全球"中医热"正在兴起，据不完全统计，目前美国共有7000 多个中医针灸诊所，遍及美国 49 个州，持有中医针灸执照的医师近 3万人；全欧洲从事中医针灸专业人员有 12 万之多，中医药教学机构 300 多所，中医药供应商 300 多家。因此，中医临床、中医普及以及中医教育等各个方面的外文版中医图书都会有很大的市场需求。

一、中医对外出版现状

1. 国内外文中医图书出版现状　据不完全统计，国内出版的外文版包括英汉对照中医图书现有 100 多种。其中，以外文出版社出版的中医图书最多，也较有影响力，现有 40 种左右，如《本草纲目》《中国针灸学》《针灸临床应用》《头针》《太极拳》等，内容主要以针灸和科普书籍为主。其次，上海中医药大学出版社出版的中医图书也较有特色，该社图书以《（英汉对照）新编实用中医文库》为代表，包括《中医基础理论》《中医诊断学》《中药学》《方剂学》《中医内科学》《中医外科学》等 14 种。此外，上海科技出版社、中国中医药出版社、学苑出版社、海豚出版社、新世界出版社、高等教育出版社等多家出版社也有一定规模的图书出版。除英文版外，国内还有少量的西班牙文、法文、德文版中医图书出版。总体上看，国内现有外文中医图书在全世界已经出版的外文版中医图书中所占的份额还比较小，所出品种体系不完善，操作模式基本上是挑选本出版社已经出版的优秀中文版中医图书，或者购买国内其他专业医学出版社出版的优秀中文版中医图书的外文版权，组织国内外专家进行翻译、改编，在内容上则存在着文化、语言的隔阂问题，国外读者接受程度不强。更重要的是，这些出版社的发行力量基本在国内，其外文版中医图书的发行主要通过国内的几家图书进出口公司在海外销售，因此，在海外市场销售量较少而不成规模，对海外中医图书市场影响不大。

2. 国外外文中医图书出版概况　外文版中医图书出版历史悠久，早在 1707 年，英国医学家芙罗伊尔（Sir. John FIoyer）就针对王叔和的《脉经》，出版了《医生诊脉（*The Physician's Pulse-Watch*）》一书。发展至今，全球外文中医出版物累计数千种，品种多以普及和介绍中医及中医文化为主，出版商主要有荷兰的爱思唯尔（Elsevier）、德国的替玛（Thieme）和美国的东域（Eastland）、标登（Paradigm）、蓝罂粟（Blue Poppy）、七星（Seven Star）等数家出版公司。总体上看来，其出版物品种比较单一，学术水平也较一般，在内容上也常有不妥或错误。有些出版社通过购买中国国内已出版中文图书的外文翻译版权，重组或重新编排内容，翻译成书。有些则通过收集国内资料（多直接来自于国内出版社出版的图书），将其内容按照西方读者容易理解的方式进行剪辑和整理、翻译即告成书。这些出版社出版的图书的优势在于将现有中文图书的内容根据西方可接受的方式重新编排，并增加一些说明和解释，外文语言纯正，西方读者容易理解，即内容和语言的本土化。另外，在销售方式上也灵活多样，采用网络、学校直销和向中医从业者直接发目录等多种形式，有一定的市场销售优势。

二、国内现有外文中医图书存在的主要问题

国内外文版中医图书的优势在于对中医本质的理解纯正，内容完整而成

体系，学术水平较高，且种类齐全，但因为主要面向的是来华留学生和外文学习者，因而在考虑国际化程度上比较欠缺，还存在以下几个方面的主要问题。

1. 文化差异因素的忽略，造成国外读者对内容的理解困难　中医包含了丰富的中国传统文化内涵，在翻译的过程中如何把这些文化内涵与字面意义一起表达出来，直接关系到读者对中医和中国文化的理解，但国内中医对外图书多习惯于"字对字"的翻译，拘泥于字面的意思，忽略了文化差异因素和内容的实质，在文化差异上给予的解释和传达明显不足，以至于国外读者常常反复揣摩而不得其意。

2. 术语翻译的不规范影响市场认可度　术语是中医药学的重要组成部分，对其翻译的成功与否是中医翻译规范化的关键所在，国内对中医术语的翻译尚欠缺统一的标准，影响了对外出版图书的市场认可度。

3. 出版物整体设计和国际需求有很大差距　国内出版物大多沿袭中文图书的版式设计和排版习惯，以长篇累牍的纯文字解释为主，版式死板，为避免编辑方面的麻烦，普遍不做索引，这与西方人图文并茂、列表概括、习惯索引的阅读方式背道而驰，与国外高端市场的需求差距较大。

4. 市场开发推广力度不够　国内中医对外出版产业化程度普遍不高，市场地域化较明显，销售方式单一，缺少国际运作的能力与经验。

三、对外出版传播是中国文化"走出去"的重要平台

出版物是文化传承最重要的载体，具有无可比拟的权威性。以文字为主要传播媒介的出版物，易于抽象编码，易于触及人的深层思维，有利于文化价值观和意识形态的传播；而且，以出版物的形式保存下来的文化资源，避免了媒体转换时传播内容可能会受到的误读和遗漏。在实际传播过程中，出版是各种其他媒体的"母体"，是意识形态和文化传播最基础、最重要、最权威的传播渠道。在中国文化"走出去"的时代背景下，出版传播是对外文化传播的重要方式，是国际话语体系形成的最基础平台。

我国的出版业具有鲜明的中国视角、广阔的世界眼光，通过向国际社会展示中国悠久的历史文化和改革开放以来取得的巨大发展成就，促进多层次的中外交流合作。2018年全国新闻出版广播影视工作会议指出，要深化国际传播，要把中国精神、中国价值、中国力量有机融入对外传播中，增强国际话语权和影响力。作为文化"走出去"的纽带，我国的对外出版业要找准世

界舆论的热点和脉搏，有针对性地讲好中国故事，传播中国文化，增加世界公众对中国文化的认同，实现中国文化海外建构的历史使命。

四、中医药是最具代表性的中国文化元素

中国外文局对外传播研究中心开展第五次中国国家形象全球调查，数据显示有 47% 的海外受访者认为"中医药"是最具代表性的中国文化元素。中医药已经传播到世界 183 个国家和地区，但"传"而不"通"的现象依然存在，部分原因归咎于中医药自身发展的欠缺（如中医药标准化不足、精准度不够等），但究其根本，是对文化认知的问题。中、西医为异质文化，在基本概念、思维规则、思维方式、研究方法上都存在着很多差异。中医学不是纯粹的自然科学，在其理论体系的构建过程中，不断借鉴、吸取、融合"中国古代丰富的哲学、文学、地理、天文、佛学、道学、儒学以及诸子百家学说的精华"，是中国传统文化的重要组成部分。"本不固者，勿丰其末"。如果在对外传播中，中医药理论和文化内涵不能得到最有效的挖掘和传播，势必减损国际社会对中医药科学内涵、地位和作用的广泛理解和认可，从而无法在更高层次和更宽领域展开深入的世界性医学交流。

作为中华传统文化的瑰宝，作为世界传统医学舞台上耀眼的中国元素，作为"一带一路"古丝绸之路上的重要组成部分，中医药文化是对外传播交流的重要内容。文化传播的三种模式呈现出跨文化交流的递进发展：包括 Cross-cultural Communication，即对他者文化进行初级了解和认识的单向传播模式；Inter-cultural Communication，即关注不同文化内部深层差异的双向传播模式；Trans-cultural Communication，即尝试打破物理的和文化现实的疆界限制，在异中求同，以宏观的视野、贯通的思路来看待、思考和促进异质文化的共生共长。中、西医学是世界医药传播活动中的不同主体，各有长短，都不是完整意义上的医学，应以贯通的思路为指导，互通有无，彼此借鉴，共同为人类的健康事业服务。中医药正在走向世界，在新的时代背景下，作为外向型的重要传播平台和媒介，出版业应推动中医药（文化）图书的对外出版发行，通过展示中、西医两种认知力量的共享文化区域，如对"生物—心理—社会医学"模式的转变，对"回归自然"潮流和健康哲学思想的崇尚等，促进中外医学文化的交流和汇通，助力扩大异质医学文化主体间的"共文化"，形成多元医学文化"求同存异"、和谐共存、共同发展的良好态势，逐步提升中医药在世界医学体系中的影响力和话语权。

出版"走出去"是中医药海外传播的核心路径之一。以中医药主题类对外出版物为重要抓手，传播好中国声音，展示好中国形象，提高国家文化软实力，这是我国出版业履行的国家使命。

五、强化中医药文化对外出版传播的主要策略

1. 内容为本

（1）要树立精品意识，发挥工匠精神，提升典籍译本的学术性、专业性和文化性：中医药典籍《黄帝内经》《金匮要略》《难经》等，是中华民族深邃的哲学思想、高尚的道德情操和卓越的文明智慧在中医药领域的集中体现。典籍中"以人为本、天人合一、调和致中、大医精诚"等核心价值，具有超越时代的普世价值，深受海外受众的欢迎。准确翻译中医药典籍，展现其医学语言文字背后隐藏的丰富生命智慧和健康文化，对于促进中医药"走出去"具有极其重要的意义。必须注重语言的转化和文化的对接，只有把深层的文化内涵编码转换成外国受众能够认知的内容，减少"文化折扣"，才能提升中医药典籍的海外影响力和传播力。出版界应组建国际校译团队，对众多复译典籍文本进行收集、归类、推敲和修正，发挥工匠精神，和原译作者协作，端本正源，共同梳理中医药的内涵和理念，形成新的权威译本，促进中医药的国际传播和发展。

（2）要推介中医药新文献，展现中医药传统文化的当代阐释：在中医药"走出去"的时代背景下，出版社通过项目开展（如中医药文化著作翻译出版工程）等方式，发现、推介中医药新文献，向世界展现中医药传统文化的当代阐释。如王庆其的《〈黄帝内经〉文化专题研究》，以专题形式，对《黄帝内经》的文化渊源、文化概念和内涵（如"气""和""阴阳"）等，对生命、健康、疾病、生死等问题的价值观念、独特的认知思维方式、人文精神和医德伦理等，做系统、深入的研究，并结合现代医疗和生活实践展开论述，如在论述"治未病"时，联系现代医源性疾病、过度医疗的危害等，进一步阐述中医药的"治未病"思想是未来世界医学发展的趋势，有助于世界各国不同文化背景的普通受众了解中医药所蕴含的文化和思想。《黄帝内经》是中医学最早的经典著作，是医疗实践经验与中国传统文化的结晶；而《〈黄帝内经〉文化专题研究》一书，通过深刻的思考和科学动态的分析，用文化演绎医学，从经典解读文化，引导受众对《黄帝内经》进行立体式的文化解读，造就正宗源头，为当今中医研究和发展生命科学提供启示，具有很高的参考

价值和极强的现实指导意义。

（3）要汇编中医药期刊论文专辑，速递当代中医药最新发展：2013年，我国发表中医药相关SCI论文的数量占世界中医药相关SCI论文总量的34.33%，近年来，随着中医药研究平台及技术的迅速发展，我国中医药相关SCI论文数量及所占比例逐年增加，影响力不断扩大。但我国中医药期刊还缺乏数字化、国际化的发展视角，绝大多数只在国内发行，并没有走向世界。出版业应引导同类期刊的集群化发展，挖掘和利用已有资源，突破内容传播瓶颈，通过科学统筹组织，以展现现代中医药学科发展研究前沿为目标，从同类期刊中精选论文，进行编译，打造汇编精品，成为国内外探讨中医药文化，了解中医药研究最集中、最权威、最精华的信息出版集萃园地，形成世界范围内具有很高学术价值和应用价值的强势品牌。

2．渠道为王

（1）要推动传统出版和数字出版紧密结合：一方面，依托传统纸质出版，打造中医药文献精品，进入海外实体书店，诸如西方发达国家主流书店开设的中国书架、著名学府如牛津大学设立的"中国阅览室"等，推动中医药主题图书进入国外主流人群视野，引发海外机构和社会大众的更多关注；另一方面，开发适合移动阅读（如Kindle）的数字资源，依托全球性的电子书销售平台如亚马逊电子书平台Mobipocket.com等，促进中医药的对外传播。

（2）要加强数字化基础能力建设：打造"中央厨房"，加速媒体融合，完善中医药文献出版数据库的建设，搭建数字出版国际交流传播平台和数字出版产业协同平台。通过内容和平台整合，实现数字出版产业链的优化。

3．机制为要

（1）要通过成立海外分支机构、收购国外出版社等方式，实现"买船出海"：我国出版发行企业在境外投资设立的分支机构已经超过400家，虽暂时尚未真正进入主流市场，但通过积极开展国际出版交流活动，推出国际畅销的中华文化主题书籍，初步搭建国际化的出版营销队伍和平台，跨国兼并、收购著名的数字出版技术公司，有助于提升中国出版业在数字化、国际化两个方面的整体水平，打造国际传媒新格局，实现中国学术著作在海外大规模本土化出版，是中国出版和中国文化"走出去"的新突破。

（2）要加强与海外出版社合作，实现"借船出海"：海外有影响力的当地出版社，在书籍推介、销售渠道、经销商选择以及市场影响力方面，都具有国内出版社难以企及的优势。国内外不同出版社发行的《黄帝内经》，在海外受到不同程度的关注，侧面印证了在出版之初，能够得到知名出版社快速高效的推介和发行，是译作得到有效传播的重要保证。与海外主流的知名中医药文献出版社或有影响力的学术出版社合作，如爱思唯尔出版社、蓝罂粟出版社和威廉姆斯·威尔金斯出版社等，借助它们成熟的传播模式和丰富的市场资源，推动中医药图书进入西方的主流销售渠道，获得海外同行专家的评论推荐或学科领域权威学术期刊的推介，提高中医药文献的市场接受度和学术领域的影响力，推动中、外医学文化的深层互动与传播。

4. 人才为根

（1）要大力培养中医药翻译人才：中国本土译者编著的中医药出版物主要面向国内市场，而推介到海外市场的中医药图书，由于存在着翻译生硬或是不符合受众的接受心理和文化思维模式，在海外没有形成预期的传播力和信息力。西方译者的教育背景、（中医药）知识结构、文化信念、意象受众、编码策略、传播目的各有不同，"外国阐释"的中医药出版物，存在一定程度的文化误读或改写，无法真实展示中医概念的系统性、独立性和完整性。所以，培养优秀的境内外中医药翻译人才是推进中医药文化对外出版传播的当务之急。

（2）要组建跨国译者团队：鼓励我国中医学专家、中医典籍翻译家与海外有影响力的、有中医药学背景的汉学家、翻译家、医学家开展合译，最大限度确保译本的语言表达的准确性，做到既能准确传达中医药的内涵，又能符合当地受众的语言习惯和阅读审美。

在保证内容的正确性和真实性的同时，通过"他者"（跨国译者团队中非中国本土译者）向"他者"（海外本土阅读受众）介绍中医药，有助于缓解"误读"所造成的"文化折扣"，增强对外出版图书的跨文化适应性。

逐步提升中医药在世界医学体系中的影响力和话语权，这是中华民族复兴的强大精神动力和支柱，是实现"中国梦"的一个引擎。对外出版是国际公众了解中医药文化的重要平台，更是增强中医药文化国际话语权的重要载体。出版业应加强国际传播能力建设，坚持以内容为本、渠道为王、机制为要、人才为根，推出高质量、高水平的中医药主题类对外出版物，讲好中国故事，实施文化"铺轨"，提升国际社会的文化认同，助力实现中医药文化的对外传播和海外建构。

第二十七章　中医国际出版对策

一、中医表达的特殊性决定传播策略也有所不同

与西医比较，中医似乎缺少了更多的规范和标准，在现代崇尚数据说明问题的统一大环境下，中医很难突破通过充足的数据和有序的论证证明自身的科学性，也就造成了中医在国际舞台上被动的局面。

中医作为我国非常具有生命力的传统医学，其产生的土壤便是中国的古文化。中医理论和解释依据以及临床技法无不都是中国古文化的体现。在以农耕文化为背景的东方社会里，古人的思维模式更加使得这一有鲜明民族特色的医学体系具有浓郁的文化色彩。中医的发展并不是以它作为生命科学的形式在不断的否定和试验论证中建构和完善起来。他更多地受到传统文化、思维方式、价值取向、民族意识、生活习惯等人文因素的影响。中国古代儒家、道家和佛家学说无不时刻参与和渗透到中医的发展历程中，使得中医的发展呈现一个多层次、多元化的发展模式。因此，中医的发展史便是中医文化的不断继承和发扬。

而建立在解剖学基础上的西医少了许多社会主流文化和人文因素的影响。它作为一支独立的生命自然科学按照自然科学既定的发展模式，不断的否定，再不断的修补。在西医的学习上，我们很难因为文化的因素而却步。所以，西医在世界范围内的传播和推广是很顺畅的。它是一种与时俱进的医学体系。

于是，中医出版物因其中医的文化属性，地域性限制非常明显，其传播受到了诸多的限制。除了中医自身的诸多缺陷和不足以外，中医文化成为国外读者认识和接受中医的最主要障碍。因此，我们审视中医，思考出版，必须考虑传播中医的策略和方向。

二、当前中医出版在国际市场上的现状

当前在出版界兴起的"走出去"思想的指引下，国内许多出版社都跃跃

欲试，不断地把一些中医出版物推向国际市场。尽管中医图书对大多外国人来说仍然是一个新鲜的事物，也理应得到青睐。现实的情况是，很难看到中医出版物在国际市场上有不俗的表现。除了中医自身的因素之外，中医出版的方向和内容上的定位偏差也是让国际市场归于平淡的一大原因。

　　单纯的中医图书翻译出版在目前不是最好的选择。事实上，国际市场反应平淡的局面也表明，纯粹的翻译图书并不能取悦读者，也就无所谓激活市场了。在我们看来是一部优秀的中医图书，国外读者却并不认同。除了翻译语言造成的偏差之外，国外读者对中医的认同和图书内容的理解上远没有达到一个理想的水平。事实上，国外读者阅读中医图书的层次处在一个很低的水平。这是针对绝大多数读者而言。倘若忽略这一点，我们的中医出版物对他们来说简直就是天书，阅读兴趣从何而来。不可否认，直接翻译的中医图书也会给海外从事中医工作的人或者爱好中医的外国人提供了更多的思路和方法。但是，翻译语言上的偏差和表达的不统一、不规范性也影响了他们对翻译图书的信任。所以，当我们一厢情愿的把一本非常有水准、有分量的中医图书介绍给国外读者时，得不到他们的认同是很容易理解的。读者是不会把一本看不懂的图书放到自己的书桌上的。故而，单纯的中医翻译出版至少不是目前值得提倡的模式。

　　大家都知道，提升中医在现代社会里的国际化程度很难。出版社自然不会将中医作为一门通行的学科运作出版。于是，当前的中医出版选题很大程度上针对与中医有关的个人、组织或者教育机构，而不是国外大众。尽管国外从事中医的人数呈现一个上升的趋势，但是这个基数是非常小的。所以中医出版市场也是狭窄的。局限性的选题也限制了中医传播规模的扩大。中医与中医出版是相辅相成的关系。中医的普及和推广，可以成就中医出版市场的繁荣，中医出版则能更好地宣传和壮大中医。所以，中医出版的选题瞄准国外大众才是最理想也最有潜力。只是针对有中医需求的个人或者团体似乎有些急功近利。中医出版的选题应该是最基础的选题，而不是在国内自觉很精华的选题。中医自身的混乱也影响了中医的对外出版。可以说，中医出版在国际市场上举步维艰在很大程度上受制于中医自身的不统一和不规则性。在国内，中医各家学说共存，再加上思维的不同和感悟的差异，中医便有了不同的表达。国人尚可理解为"百花齐放，百家争鸣"。用这不统一的理论或者观点和临床技法介绍给国外读者，自然引起了他们的不适应。在他们的思维中，中医作为一门生命科学，应该有严格的规范，科学的表达形式。中医的这种表达灵活使得他们不能够完全理解。事实上，作者不同，出版社不同，中医出版物的表述也不尽相同。这么多的不同事实上也就意味着这门科学的不确定性。让国外读者接受这种不确定的事物似乎有些苛求。

三、中医出版思路

针对目前中医在国际舞台上的不利局面，我们的中医出版更加需要花费一点心思，探讨和调整新的方法搞好中医出版。

中医出版要以中医文化传播为主导。中医文化是帮助国外大众了解和认识它的必修课程。尽管欧美国家从事中医或者学习中医有了一个上升的势头，我们切不可陶醉于此，因为这只是一个很小的局面。中医出版在不放弃这块市场的前提下，要特别关注那些普通的人。绝大多数人对中医是完全陌生的，或者他们惧怕中医，认为中医是巫术。在现代环境下，让他们接受中医实在是困难得多。中医在国外的艰难局面不打破，中医出版很难有成就。但是直接介绍一些优秀的中医研究成果，对国外读者来说，接受有很大的难度。所以，最基本的东西才是最需要的。中医文化能帮助国外读者更加客观地认识中医，逐步引起他们的兴趣，从此认识中医和接受中医。这是中医工作者最基本的工作，普及和宣传中医文化，中医出版就要以此为基点，承接这一使命。

中医出版业应该实行求同存异的原则。出版社不同，作者不同，中医的表达也不同。其实中医的一些基本理论和解释依据或者基本的中医词汇是可以统一的。

中医表达的灵活性使得国外读者很难融会贯通，这也会影响到他们对中医图书的认同。所以，中医对外出版要着重介绍共性的中医内容，统一说法，对一些有争议的不作为出版的选择。我们希望给国外读者提供一种规范的整齐的医学内容，不至于因表达方式的复杂而引起信任危机。基于此，国内出版社以及中医管理机构在关于中医对外出版上有必要进一步沟通，确定共性的东西，保留争议的内容。

中外出版社联合出版中医图书优势明显。这是基于中医的本土性和受众对象的异域性而考虑的。中医要实现"跨语言、跨文化"的突破，并不是轻而易举的事情。事实上，中医对外出版不单纯是简单的汉语翻译。中医理论、中医解释大都沿袭着古文化的表达传统。在语言的转换上，事实上有两个步骤。也就是中医术语由古汉语的形式转换成现代汉语，现代汉语再转换为外语。在这些工作中，中医内容的表达科学性是中方出版社需要做的工作。考虑到国外读者的阅读习惯，在表达方式方面，外方出版社有自己的优势。并且针对海外市场发行，他们有更多的优势。现实的情况也要求中医出版不应该是本土出版的孤身行走。我们要把中医放在国际舞台上表演，就需要国际化的运作模式，也就是走联合出版的道路。双方互补，整合出版优势，更加有利于发挥中医图书在国际舞台上的表现力。况且，中医文化在国际上的宣传不是一蹴而就的事情，中外联合出版的规模和实践必将是长久的事情。

中医出版还需要和政府通力合作。中医对外出版不单纯是出版者本身的市场价值取向，而是一项弘扬中国文化、传播中国文明、提升中国在国际上的影响力的巨大工程。政府对中医的态度和支持力度直接影响了中医出版者的工作信心。出版界对于承接文化传播的使命也是责无旁贷。而政府从保护中医方面考虑，重点宣传和介绍中医文化，符合现代国际背景。

中国文化年是现代社会的一大时尚，国外社会都有了解中国文化的愿望。作为中国文化一支的中医文化，自然也不能错过这样的机会。所以，搞好中医出版符合中国的历史要求，也符合中医文化的要求。

综上所述，当前国际中医出版面临着机遇和挑战，为使得中医能在国际舞台上得到认同和发扬，我们一直在努力着。但是，任重而道远，调整中医出版思路，找到一条切实的传播中医策略，是我们出版界和中医机构共同的责任。

四、对策

1. 要组建一支高素质的中医药翻译队伍　"翻译活动的主体是译者，因此，译者的个人因素往往对原文理解的深度与广度，表达的贴切与准确，以及信息的重新组织都有极大的影响。"这样，一名中医翻译工作者，不仅要精通外语、理解中医学，同时还要具有良好的翻译学基础和语言学的知识，掌握中医的主体理论和兼备一定的临床实践经验，而且对于中医的形成历史和医古文的基础也需有扎实的掌握和理解，对于中医的邻近学科，诸如西医理论、临床和治疗也要充分了解和研究。作为中医翻译工作者，道德与思想修养也必须厚积和充实。

中医翻译界要端正译风，要构建标准的中医药翻译体系，树立中医药的翻译原则，逐步使中医药的翻译理论完善、实践充实。使中医药的译品获得国外同行认可与欢迎。具体做法如下：在中医药的理论与概念中，分离出几个部分，根据不同的问题逐步解决。①首先在词汇术语上寻求突破口，解决西方词汇中完全可以实现对应的部分，使其规范化和标准化；②在中医药的理论与概念中于西方文化里出现空白时，要根据难易程度的深浅和需要的轻重缓急组建新词语，树立新概念，表达新理论，在英文中出现的新式词语要经多方讨论、实践使用与磨合，逐步统一观点和认识，逐步使中医理论确实树立起来；③一时难以处理的疑难问题，要集中各方面的学者专家开展脚踏实地的研讨工作，共同商榷对策，以求尽快形成权威性的指导标准，最后编撰标准的中英文中医药通用大典。

2. 要编写国际上通用的标准教材　目前，国外学者学习中医时只有《中国针灸学概要》一本标准教材，这是远远不够的。应以现在使用的国内中医药大学教材为蓝本，逐步翻译成外文，形成一整套标准的中医药英文教材。这样，字典规范，教材统一，基本的中医药英文理论与概念自然的便树立起来了。

3. 政府出面，组成有权威的领导机构　吸收中医药各类全国性的协会，邀请国内著名的中医药大学的学者与专家，聘请高水平的中医药翻译工作者和中医药大学的外语教师，听取出国留学生和学习中医药的外籍学员的意见，然后逐步理顺关系，使中医药的翻译工作在权威机构指导下有序地进行操作，以结束混乱中进行的中医的翻译工作。

4. 加强国际交流　组织中外学者，就已经翻译成型的各类字典、教材、文献和标准，进行认真研究，去伪存真，去粗取精，确立统一标准与规范。使中医药的翻译工作逐步走向国际化和规范化，使中医药的翻译工作在有具体指导原则和实践标准下进行操作，最后再由世界卫生组织裁定最终标准。

参考文献

[1] 马智 . 医学图书与论文写作编辑手册 [M]. 北京：世界图书出版公司，2019.

[2] 中华中医药学会 . 中医药期刊编排规范 [M]. 北京：中国中医药出版社，2017.

[3] 中华中医药学会 . 中医古籍整理规范 [M]. 北京：中国中医药出版社，2012.

[4] 林琳，姜永茂，李英华 . 医学期刊编辑出版伦理规范 [M]. 北京：人民卫生出版社，2018.

[5] 舒鸿飞 . 中医写作入门 [M]. 上海：上海浦江教育出版社，2014.

[6] 国家中医药管理局"编辑规范课题组" [M]. 中医药编辑手册 . 北京：中国中医药出版社，2007.

[7] 范越，张海洋，刘明 . 中医英译与英文论文写作 [M]. 北京：中国中医药出版社，2017.

[8] 孟建宇 . 中医药文献检索策略探讨 [J]. 山东中医药大学学报，2014，38（2）：120-121.

[9] 陆施婷，等 . 名老中医经验传承模式研究概述 [J]. 中华中医药杂志，2017，32（8）：3269-3631.

[10] 王庆其，周国琪 . 黄帝内经百年研究大成 [M]. 上海：上海科学技术出版社，2018.

[11] 胡真，王华 . 中医药文化的内涵与外延 [J]. 中医杂志，2013，54（3）：192-194.

[12] 王兴全，杨丽贤，学术写作与出版规范研究 [M]. 成都：四川大学出版社，2018.

[13] 范欣生 . 中医药论文写作规范 [M]. 上海：上海中医药大学出版社，2000.

[14] 黄英志 . 论中医期刊编排规范化的基本原则 [J]. 成都中医学院学报，2013，57-60.

[15] 刘德培 . 中华医学百科全书 医学信息学 [M]. 北京：中国协和医科大学出版社，2017.

[16] 侯屹 . 中医药教材的开发编写思路与方法探讨 [J]. 科技与出版，2013，（6）：56-58.

[17] 张小萍，王茂泓 . 张小萍脾胃气化学说与临证经验 [M]. 上海：上海科学技术出版社，2016.

[18] 毛嘉陵 . 中医文化传播学 [M]. 北京：中国中医药出版社，2014.

[19] 宿哲骞 . 试析中医药英语翻译原则与标准 [J]. 外语教学，2015，180.

[20] 马平 . 中医药文化国际传播视角下看中医翻译的重要性 [J]. 佳木斯教育学院学报，2013，（8）：358-359.

[21] 邹德芳 . 基于中医英语语料库的中医英语翻译研究 [M]. 长春：吉林大学出版社，2016.

[22] 朱赵文，禹一奇 . 图式理论在中医药术语翻译中的应用 [J]. 海外英语，2018，10-12.

[23] 胡祥明 . 科学技术发展研究与探讨 [M]. 北京：中国科学技术出版社，1998.

[24] 刘伟，张大伟，杨英豪 . 中医药汉译英翻译教程 [M]. 郑州：河南科学技术出版社，2008.

[25] 洪梅，朱建平，王奎 . 中医药名词英译规范民族性原则与拼音的使用 [J]. 中国科技术语，2014，（2）：34-37.

[26] 徐永红 . 加强对外出版，推动中医药文化 "走出去" [J]. 编辑实物，2018，85-88.

[27] 郝志岗 . 中医国际出版思考 [J]. 传播力研究，2019，157-159.

[28] 韩璐，曾月蓉，王影，等 . 国内三大中文学术期刊数据库平台对比分析 [J]. 数据库与信息管理，2018，14（19）：6-9.

附录一　行业标准规范性文件

中医古籍整理规范

校勘规范

一、范围

本《规范》规定了中医古籍整理中校勘的基本术语、一般程序、内容与方法、出校原则，以及校勘记和点校说明的撰写要求等。

本《规范》适用于中医古籍校勘问题的处理。

二、专业用语与释义

下列专业用语与释义适用于本《规范》。

1. 版本　是指古籍经过抄写或印刷而形成的各种不同的本子。

2. 底本　是指古籍整理过程中，作为工作基础的版本。如：影印古籍时，选定用于影印的本子，即为影印所用底本。校勘古籍时，选定一个本子作为校勘基础，再用多种方法对其进行校勘，此本即为校勘所用底本。标点古籍时，选定一个本子予以句读，此本即为标点所用底本。注释、今译、索引，也要选定一个本子作为注释、今译或索引的底本。除影印外，其他各种整理方法所用的底本或根据底本复制的本子，通常也可叫作"工作本"。

3. 主校本　又称"通校本"，是指校勘时作为主要依据的版本，即全书从头到尾都要与底本核校一遍的版本。

4. 参校本　是指校勘时用来在疑似之处加以参考的版本，不必通校全书。

5. 善本　是指文物价值、艺术价值与学术价值等较高，刻印或抄写较好的本子。善本的确定一般应依据以下三条标准：一是从文物性或艺术性的角度看，抄写、版印年代较早及工艺精良或经名家收藏的版本；二是从流传刊布的角度看，存世较少的版本；三是从学术研究的角度看，内容完整，错讹较少的版本。

6. 祖本　是指同一种书有多种本子存世，其中最先问世的本子。

7. 足本　是指内容完整的版本。

8. 稿本　是指著者亲自书写或组织誊录的著作原件。

9. 写本　是指缮写而成的书籍。一般指宋代以前的手写文献，亦指宋代及以后由中央政府组织编纂缮写或名家缮写的文献，以及用特殊材料（如泥金、朱墨等）缮写的文献。

10. 抄本　是指依据某一底本手工抄录而成的书籍。

11. 刻本　即雕版印本，指雕刻木版，制成阳文反字印版，再敷墨覆纸印刷而成的书籍。

12. 活字本　是活字印本的简称。将木、泥、铜等中国传统活字制成印版，再敷墨覆纸印成的书籍。

13. 影印本　是指使用照相技术复制某一既存版本的图像，再将此图像制成印版印刷而成的书籍。

14. 石印本　是指使用特殊制剂和技术在石质平面上制成印版，再利用机械印刷而成的书籍。

15. 铅印本　是指使用铅活字制成印版，再利用机械印刷而成的书籍。

16. 校勘　是指利用古籍的不同版本和其他相关资料，通过对比分析、考证推理，指出和纠正古籍在流传过程中发生的各种字、句、篇、章等方面的不同和错误。

17. 对校　是指以同一古籍的其他版本与底本相互对照进行校勘。

18. 本校　是指以同一古籍目录和正文标题、正文前后文句、正文和注文之间相互对照进行校勘。

19. 他校　是指以不同古籍中的相关、相似内容与底本对照进行校勘。

20. 理校　是指根据文理、医理推测底本中的正误。

21. 误文　古又称"讹文"，是指古籍在流传过程中出现的错字，简称"误"。

22. 脱文　古又称"夺文""阙文"，是指古籍在流传过程中比原文脱落、遗漏的文字、文句、章节等，简称"脱"。

23. 衍文　古又称"剩文"，是指古籍在流传过程中比原文多出的文字、文句、章节等，简称"衍"。

24. 倒错　是指古籍在流传过程中相邻的字、句位置次序发生颠倒错乱，简称"倒"。

25．错简　是指古籍在流传过程中文句、章节位置次序发生颠倒错乱。

26．繁简字　是指繁体字与简体字，即读音相同、意义相同，只是笔画多少不同的字。

27．古今字　是指记录同一个词较古时的用字和对应的较后的用字，多数情况下今字是以古字为声符、加上表义偏旁而成。古字又称"初文"，今字又称"后起字""后起形声字"。

28．异体字　是指读音、意义相同，只是形体不同的字，也就是一字多形。

29．通假字　又称"通借字"，是指甲乙两个字的形体和意义本不相同，但由于二字读音相同或相近，当用甲字而借用了乙字。当用的字称"本字"，借用的乙字称"通假字"。

30．避讳字　是指为了避讳君主或尊长的名字而代以改字、空字和缺笔的用字形式。改字即将原字改用与之意义相同或相近的字。空字即空其字不写，或用空围符号、"某""讳"代替。缺笔即在原字的基础上缺漏笔画，多为末一二笔。

31．异文　是指古籍的某一字、句在各种版本之间、同书前后文之间、相关文献之间的差异。包括三类：误、脱、衍、倒等错误性异文，繁简字、古今字、异体字、通假字、避讳字等非错误性异文，难以判定是非的异文。

32．校勘记　是指对所校古籍中的异文进行标注、纠正、说明等的文字。

33．点校说明　是指对所校古籍校勘总体情况的文字说明。校、注兼有时，也称"校注说明"。

三、一般程序

1．收集资料　广泛收集所校之书的不同版本和其他相关的校勘资料。

2．选定版本　通过分析版本源流，比较版本优劣，选定底本、主校本、参校本。

（1）选底本

1）首选祖本，其次选早期版本。

2）首选足本。

3）首选经前人精校过的本子。

（2）选校本：校本（包括主校本、参校本）的选择以时间早、版本系统不同、内容完整为标准。一部古籍有各种不同的版本，选择校本要首选靠近源头、分属不同版本系统、内容完整的版本。

3. 拟订体例　对校勘过程中一些共性的问题加以统一和规范，使校勘整理后的古籍，在体例上保持前后一致。

4. 校勘异文　设计校勘表或以其他形式，运用对校的方法，校出并标识底本与校本之间的全部异文。

在校出和标识异文的基础上，分析异文，确定异文的性质，在此基础上审定正误、决定取舍，并撰写校勘记。

四、校勘内容

误、脱、衍、倒等错误性异文，繁简字、古今字、异体字、通假字、避讳字等非错误性异文，难以判定是非的异文。

五、校勘方法

1. 对校法　对校法是用同一古籍的其他版本与底本相互对照进行校勘的方法。是校勘最基本、最常用、最重要的方法。

2. 本校法　本校法是以同一古籍目录和正文标题、正文前后文句、正文和注文之间相互对照进行校勘的方法。如有其他校本，本校法是校勘的一种辅助方法；如无底本以外的其他版本，本校法是一种重要的校勘方法。

3. 他校法　他校法是指以不同古籍中的相关、相似内容与底本对照进行校勘的方法，是古籍校勘中的一种辅助方法。

4. 理校法　理校法是指根据文理、医理推测底本正误的方法，是古籍校勘中的一种辅助方法。

5. 综合校法　综合校法是指综合运用对校法、本校法、他校法、理校法对古籍进行校勘的方法。校勘过程中可根据具体情况不同程度地运用综合校法。

六、出校原则

有校必记。除体例中明确规定径改者，凡改动底本上的任何一个字，一律出校勘记（简称"出校"）。同一个字多次改动者，于首见处出校，注明"下同"，余者不出校，但须在"点校说明"中统一说明。

凡底本无误，校本有误者，一般不出校。

底本中明显的错字、别字或日、曰，己、巳混淆之类，可以径改，不出校，但须在"点校说明"中统一说明。

底本与校本虚词互异，如无关宏旨者可以不改，一般也不出校；如属于底本错讹，且影响文义者，则须校改并出校。

底本与校本虽然一致，但按文义疑有讹、脱、衍、倒之属又缺乏依据者，保留原文不作改动，出校存疑。

底本与校本互异，但两者文义皆通，难以判定何者为是，如校本之文有参考价值，可出校以存疑，并提示何说义长。

底本中原有其字的通假字，于首见处出校。同一通假字多次出现，于首见处出校，注明"下同"，并在"点校说明"中统一说明。

底本中的避讳字，如系改字，有碍于文义文理者，改回原字并于首见处出校，同一改字多处出现，于首见处出校，注明"下同"，且须在"点校说明"中统一说明；如系习用已久，无碍于文义、文理者，不必回改，但应在"点校说明"中统一说明；如系缺笔、空字，径改回原字，不出校，在"点校说明"中统一说明。

底本中的异体字、古字、俗写字，日本版本中的当用汉字、手写体，除特殊设计的校注项目外，统一以规范字律齐，在"点校说明"中统一说明，不出校。

底本中引录他书文献，虽有删节或缩写，但不失原意者，无须据他书改动原文，以保持本书原貌；如引录之原文窜改较多，且有损文义，系著者原误者，原文不改，可出校；系后来致误者，可以改动原文并出校。

底本中涉及的具体史实，如人物、地点、年代等，若记述有明显错误，原文不改，出校。

底本目录与正文不符，如正文正确而目录有误，据正文订正目录，出校；如目录正确而正文错漏，可据目录订正正文，出校；如底本目录编排凌乱，可据校定后的正文重新编排目录，在"点校说明"中说明；若底本无目录，可据正文提取目录，在"点校说明"中说明。

着重符酌情删改，重文符改回原字，间隔符"O"代以标点符号，或空格，或另起，均不需出校，必要时在"点校说明"中统一说明。

底本、校本皆有脱文，或模糊不清难以辨认者，以虚网号"口"按所脱字数一一补入；无法计算字数的，以不定虚网号"☑"补入。两者均不需出校，只在"点校说明"中统一说明。

校本比底本多出的序、跋、前言、后记等，可根据具体情况选择补入，出校并在"点校说明"中说明。

原著者的个人学术见解与错误，不属校勘范畴，不出校。

以上出校原则，当视所校之书的不同情况、适用范围、不同阅读对象具体确定。

七、校勘记

1．类型　根据对校勘内容的不同处理方式，分为是非校勘记、倾向校勘记、存疑待考校勘记、异同校勘记。不同的校勘记有其不同的校勘用语。

（1）是非校勘记：对所校内容的误、脱、衍、倒，能够明确判断是非并且进行纠正的校勘记。此类校勘记常使用"改""补""删""乙正"等来书写。

（2）倾向校勘记：对所校内容的误、脱、衍、倒的是非判断没有确切把握，但能提出一定倾向性意见的校勘记。此类校勘记常使用"疑误""疑脱""疑衍""当作""当删""当改""义长""义胜""于义为长""于义为胜"等来书写。

（3）存疑待考校勘记：对所校内容难以判断是否误、脱、衍、倒，或者虽然能够判断误、脱、衍、倒，但由于缺乏证据不便改动的校勘记。此类校勘记常使用"未详""存疑""待考"等来书写。

（4）异同校勘记：所校内容众本各异、难以抉择取舍，只列出异文而不加以判断是非的校勘记。此类校勘记常使用"一作某""某本作某""某本无"等来书写。

2．位置

（1）置于全书之后：将全书所有的校勘记集中附于正文之后，适用于原书内容较少、校勘记不多的古籍。

（2）置于卷后：将各卷的校勘记集中置于该卷之后，适用于内容、卷次、篇次、校勘记较多的古籍。

（3）置于篇后：将各篇的校勘记集中置于该篇之后，适用于内容、卷次、篇次、校勘记较多的古籍。

（4）置于段落之后：将各段落的校勘记集中置于该段落之后，适用于内容、卷次、篇次、校勘记较多的古籍。

（5）置于句后：将校勘记直接书写在有讹误的句子后，排成双行小字或单行小字，如古籍注疏的式样。

（6）置于字、词之后：将校勘记直接书写在有讹误的字、词之后，一般排成双行小字或单行小字，如古籍注疏的式样。

（7）置于当页之末：将各页中的校勘记集中置于当页之末，是目前古籍校勘中最常用的一种形式。

上述七种形式各有所长，在校勘古籍时应视具体情况而定。但无论采用哪种形式，为了读者阅读、检索方便，校勘记皆应编号，编号时注意与正文出校对象的编号一致。如系竖排本，号码一般采用［一］、［二］等汉字序码；若系横排本，可采用［1］、［2］或①、②等阿拉伯数字。若采用置于全书之后、卷后、篇后、段落之后的形式时，由于校勘记往往与出校对象不在同页，校勘记中还应注明出校对象所在的卷、篇、页、行。

此外，有的校勘记与注释混合，可以校、注分列，也可校、注合一，视具体情况选择应用。

3．常用语

（1）原：校勘所用底本，简称"原"。

（2）诸本：底本以外的各种版本。

（3）均作、皆作、并作：表示某字、词、句诸本相同。

（4）误、讹：表示底本内容的错误。

（5）脱：表示底本内容的缺脱。

（6）衍：表示底本内容的多出。

（7）倒：表示底本内容的次序颠倒。

（8）是：正确。

（9）当：应当、应该。

（10）疑：怀疑。

（11）似：似乎。

（12）据：根据。

（13）改、正：改正。

（14）补：弥补、补充。

（15）删：删除。

（16）乙转、乙正：改正颠倒的文字。

（17）从：依从。

（18）读：句读、标点。

（19）形：字形。

（20）音：字音。

（21）义：意义。

（22）胜、长：超出、超过。

（23）考：考证。

（24）详：详见、详细。

以上用语可以相互搭配、相互组合成"当是""疑误""据改""音误""乙正""于义较胜"等，用于不同类型校勘记的书写。在一部书校勘记的撰写中，往往会多寡不同地运用到这些不同的校勘用语。撰写校勘记时，应根据出校内容的具体情况准确地搭配和应用。

4. 撰写要求

（1）体例统一：凡一书的校勘记，在句式、术语、引述格式、文笔等方面必须前后一致。尤其是数人同校一书时，应事先拟定校勘记撰写体例，人手一份，以便遵照执行。

（2）文体相协：校勘记宜用浅近文言撰写，与所校古籍文体相协。

（3）内容完整：一则完整的校勘记应包括校、证、断三部分。"校"是指通过对校、本校和他校所发现的误、脱、衍、倒等异文，"证"是指校者对误、脱、衍、倒等异文的分析论证，"断"是指校者对误、脱、衍、倒等异文是非正误的判断。

（4）用语恰当：不同类型的校勘记在使用校勘用语时，应与校勘内容以及对校勘内容的把握程度相吻合。

（5）行文准确简练：普及性古籍整理出校应少而精、简而明，避免烦琐的考证；研究性古籍整理出校则宜博而广、深而透，并进行相应的分析和考证。

5. 举例

（1）误字例：凡底本误字，据校本改正者，可记为：某：原误作"某"，据某本或某书某卷某篇改。

【示例】《伤寒说意》中国科学院图书馆所藏清同治七年成都刻本"脏阴涸竭[1]而死也"之"竭"字原误为"辙"，据毕武龄精抄本改。

[1] 竭：原误作"辙"，据毕本改。

凡底本某字疑有误，而校本与底本同，别无所据者，可记为：某：诸本同，疑误。

【示例】《六因条辨·春温辨论》"人生[1]一小天地"之"生"字诸本同。

[1] 生：诸本同，疑误。

凡原文前后不一，有明显矛盾或错误，据一处改正者，可记为：某：原误作"某"，据本书某卷某篇改。

【示例】《素问·灵兰秘典论》"肖[1]者瞿瞿"，"肖"原为"消"，据同书《气交变大论》改。

[1] 肖：原误作"消"，据本书《气交变大论》改。

（2）脱字例：凡属明显脱字，据校本增补者，可记为：某：原脱，据某本或某书某卷某篇补。

【示例】《传信适用方》四库全书本"上圆如鸡头肉大，留少酒膏，恐药干。候干，再添之[1]"中"再添之"三字原脱，据《普济方》卷二二五补。

[1] 再添之：原脱，据《普济方》卷二二五补。

凡校本比底本字多，疑底本有脱文者，可记为：某：此后某本或某书某卷某篇有"某"字，疑脱。

【示例】《素问·阴阳离合论》"阳明根起于厉兑[1]"句《灵枢·根结》《太素·阴阳合》后有"结于颡大"四字。

[1] 厉兑：此后《灵枢·根结》《太素·阴阳合》均有"结于颡大"四字，据上"太阳"之例，疑脱。

（3）衍字例：凡属底本明显衍文，据校本删者，可记为：某：此后原衍"某"字，据某本或某书某卷某篇删。

【示例】《甲乙经》卷一第一"肝[1]，悲哀动中则伤魂"，"肝"后原衍"气"字，据《灵枢·本神》及以下文例删。

[1] 肝：此后原衍"气"字，据《灵枢·本神》及以下文例删。

凡底本比校本字多，而疑为衍文者，可记为：某：某本或某书某卷某篇无，疑衍。

【示例】《素问·阴阳应象大论》"厥气上行，满脉去形[1]"八字疑衍。

[1] 厥气上行，满脉去形：《太素》卷三首篇无此八字，疑衍。

（4）倒字例：凡底本字倒置，据校本乙转者，可记为：某某：原作"某某"，据某本或某书某卷某篇乙转。

【示例】《伤寒论条辨续注·伤寒卒病论集》"并平脉辨证[1]""辨证"，原作"证辨"，据《伤寒论·序》乙转。

[1] 辨证：原误作"证辨"，据《伤寒论·序》乙转。

凡底本与校本字句互倒，而怀疑底本为倒置者，可记为：某某：某本或某书某卷某篇作"某某"，疑倒。

【示例】《素问·奇病论》"亦正死明矣[1]"句中之"正死"疑倒。

[1] 亦正死明矣：《甲乙经》卷九第十一作"亦死证明矣"。疑"正死"二字互倒。正，通"证"。

（5）异文例：凡底本与校本不一，而无法判断异文孰是孰非，可记为：某：某本或某书某卷某篇作"某"。

【示例】《伤寒说意》中国科学院图书馆所藏清同治七年成都刻本"清气[1]下陷"句毕武龄精抄本作"清阳下陷"，一时无法判断孰是孰非。

[1] 气：毕本作"阳"。

凡底本与校本不一，难以定论，但校本义长者，可记为：某：某本或某书某卷某篇作"某"，义胜（义长、于义较胜、于义较长）。

【示例】《读素问钞》明刻汪氏祠堂本卷下之三"天气正胜，天[1]可逆之"之"天"字，明顾从德刻本《黄帝内经素问》作"安"。考上下文意，作"安"于义较胜。

[1] 天：顾本作"安"，于义较胜。

八、点校说明

点校说明应具备以下几项内容：

所校之书作者的生平简介。

著作年代及版本源流系统。

著作内容、学术思想及对后世的影响。

底本和校本的选择及各版本中存在的主要问题。

校勘时引用的资料及汲取前人的校勘成果。

校勘体例和原则。包括对误、脱、衍、倒等错误性异文，异体字、古今字、俗写字、通假字、避讳字等非错误性异文，以及难以判定是非等不同校勘对象的处理方式，底本原来的字体与排列方式、整理后的字体与排列方式等的说明。

校勘记中所引版本、引述格式等情况的说明。

由于所校古籍的具体情况不同，上述各项内容可有多少详略之异，但必须简明扼要，条理清楚，便于读者了解所校之书以及本次校勘的概况。

标点规范

一、范围

本《规范》规定了中医古籍整理中标点的基本术语、基本原则以及标点符号的使用方法和注意事项。

本《规范》适用于中医古籍标点问题的处理。

二、专业用语与释义

下列专业用语与释义适用于本《规范》。

1. 标点　是根据古籍的内容实际、恰当地划分段落，正确地点断句子，在完整的句子后和句子内部的停顿位置加上合适的标点符号，使原文的停顿、结构、语气和意义等清晰而准确地显现出来。

2. 标点符号　包括标号和点号。标号包括破折号、括号、省略号、书名号、引号、连接号、间隔号、着重号、专名号等，主要标明词语或句子的性质和作用。点号包括顿号、逗号、分号、句号、问号、叹号及冒号等，主要表示语言中种种停顿。需要注意的是，问号和叹号就其表示句末停顿而言，是点号；就其表示句子语气而言，兼属标号。

三、基本原则

符合国家标准《标点符号用法》的基本规定。

医理与文理并重。在正确传达医理的前提下，力求畅达。

四、标点符号的使用

1. 句号　陈述句，只要文意已完，均可用句号。

语气舒缓的祈使句末尾用句号。

韵文在不影响文意的情况下，一般可在押韵处用句号。

【示例】三十六病，千变万端。审脉阴阳，虚实紧弦。行其针药，治危得安。其虽同病，脉各异源。子当辨记，勿谓不然。（《金匮要略·妇人杂病脉证并治第二十二》）

文字有脱漏造成语意不接，且无从校补时，中间宜用句号隔开。

【示例】应劭。《十三州记》："弘农有桃丘聚，古桃林也。"（《史记·留侯世家》索隐）

按《十三州记》作者并非应劭，其间显有脱文，今既无从校补，应圈断，并于校勘记中加以说明。

2. 问号　疑问句、反问句末尾用问号。

有的句子虽然有疑问词，但全句不属疑问句，不用问号。

【示例】见其乌乌，见其稷稷，从见其飞，不知其谁。（《素问·宝命全形论》）

句子末尾有疑问语气词，但不求回答的语句，不必使用问号。

3. 叹号　感叹句末尾用叹号。

语气强烈的祈使句末尾用叹号。

语气强烈的反问句有时可用叹号。

【示例】余方执笔以从文章家之后，此而不书，乌乎书！（《赠贾思诚序》）

标点古籍不宜多用叹号，凡可用叹号亦可用句号的地方，宜用句号。

4. 逗号　不论单句、复句，句子内部的一般性停顿均用逗号。

判断句的主语、谓语之间，古籍中一般不用系词，需用逗号点开。

【示例】扁鹊者，渤海郡郑人也，姓秦氏，名越人。（《史记·扁鹊仓公列传》）

5. 顿号　句子内部并列词语之间的停顿，用顿号。顿号限用于并列名词而易引起误解者。

虽属名词并列而不致引起误会的，不加顿号，如"日月星辰""父子兄弟"。

相邻的数字表示概数时，不加顿号，如"六七日""三四人""四五个"等。

层次繁复的并列名词，宜从简处置，不加顿号。

【示例】以扬州刺史元显为后将军、开府仪同三司、都督扬豫徐兖青幽冀并荆江司雍梁益交广十六州诸军事。（《晋书·安帝纪》）

此例官名已用顿号分开，若十六州州名之间再加顿号，则层次混淆。

6. 分号　复句内部并列分句之间的停顿，可用分号。

分号表示的停顿比逗号大，宜用来隔开文意紧接而并列明确的分句。在散文中，分号宜少用，凡能用逗号或句号代替的地方，不用分号。在骈文中，分号的使用也应限于对仗的句式。

【示例】医不能活人，虽熟读金匮石室之书，无益也；药不能中病，虽广搜橘井杏林之品，无当也。（《理瀹骈文》）

7. 冒号　表示提示性话语之后的停顿，用来提起下文，用冒号。

表示说话的句子，冒号下一定要有引号。但如果是转述他人的话，概括其大意，则不必用冒号。

【示例】故神农曰"上药养命，中药养性"者，诚知性命之理，因辅养以通也。（《养生论》）

表示引文的句子，如引文完整，当用冒号和引号。

如行文中夹引不完整的引文，末尾不宜用句号者，前面尽管有"曰""云"字，亦避免使用冒号。

【示例】《易》曰"阴阳不测之谓神"，《书》云"人惟万物之灵"，故谓之神灵也。（《史记·五帝本纪》正义）

8．引号　行文中的直接引文，加双引号，以明起讫。引号里面还要用引号时，外面一层用双引号，里面一层用单引号。在第二层引文中又有引文（即第三层），竖排仍使用单引号，横排则为双引号。但应尽量避免此种情况，改用其他方式处理。

原原本本引用者及删略引用者，用引号；仅举称大意者，一般不加引号。

【示例】孔子云：生而知之者上，学则亚之。多闻博识，知之次也。（《伤寒论·序》）

引号同点号连用要注意引文末了点号的位置。凡完整地照录引用，引文末了的点号放在引号之内。凡把引文作为作者一句话的一部分，末了的点号放在引号之外。引号之内的点号通常是句号，引号之外的点号可以是句号或逗号。

需要着重论述的对象或是有特殊含义的词语亦可用引号标示。

【示例】由是遍索两经，先求难易，反复更秋，稍得其绪，然后合两为一，命曰《类经》。"类"之者，以《灵枢》启《素问》之微，《素问》发《灵枢》之秘，相为表里，通其义也。（《类经·序》）

9．括号　行文中注释性的文字，用括号标明。

10．破折号　行文中解释说明性的语句，用破折号标明。破折号引出的解释说明是正文的一部分，这和括号里的解释说明只是注释有所不同。

【示例】凡此之类——如写玉竹为萎蕤，乳香为熏陆，天麻为独摇草，人乳为蟠桃酒，鸽粪为左蟠龙，灶心土为伏龙肝者——不胜枚举。（《吴医汇讲》卷一《书方宜人共识说》）

标点古籍宜少用破折号。

11．书名号　凡属书名，一律加书名号，不用旧书名线。

书籍的统称不加书名号，如五经、四书、三礼、二十四史等。丛书名一般需加书名号，如《五经正义》《十三经注疏》等。

原文中的简称书名和单纯出现的篇名，加书名号，前者如《内》《难》《千金》《外台》等，后者如《养生论》《察弊》等。

《春秋》《左传》（或《公羊传》《穀梁传》）加年份的标点，一律作《春秋》某公某年、《左传》（或《公羊传》《穀梁传》）某公某年，而不把年份前加间隔号标在书名号之内。如但引某公某年文字而略去其前书名者，则某公某年应加书名号，作《某公某年》。

所引篇名后有"篇"字者，须查看原书篇名是否带有"篇"字，如有，则将"篇"字标在书名号内；如无，则将"篇"字标在书名号外。如《论语》原作"学而第一""为政第二"，则标为"《论语·学而》篇""《为政》篇"；《荀子》原作"劝学篇第一""修身篇第二"，则标为"《荀子·劝学篇》""《修身篇》"等。

书名与篇（章、卷）名之间的分界，用间隔号标示，如《素问·针解》《三国志·魏书·方技传》等。

作者与书名连用时的简称，如"班书"（指班固《汉书》），标作班《书》。书名与篇名连用时的简称，如"汉表"（指《汉书》诸表）、"隋志"（指《隋书·经籍志》）等，连标为《汉表》《隋志》。

书名号内又有书名时，里面一层一般不用标明。如苏轼《跋嵇叔夜养生论后》，嵇康（叔夜）作《养生论》，苏轼跋后，《养生论》可不标书名号。

文章中连列同一书中不同篇名，首列篇目以书名与篇名加间隔号标示后括以书名号，其余皆以篇名直接括以书名号，各篇之间无需用顿号隔开，如《后汉书·窦融传》《范升传》《陈元传》。

书名、卷数、篇名连写，或总标书名号，中间以间隔号标示，如《儒门事亲·卷二·攻里发表寒热殊途笺》；或书名、篇名分标书名号，卷数不标书名号，如《儒门事亲》卷二《攻里发表寒热殊途笺》。但应注意，两种方法不能在同一书中交叉使用。

12．专名线　旧时标点符号中专有名词下有专名线，按现行规定，人名、地名、方名、药名、穴名等一概不用专名线。

13．方药的特殊规定　方药单独成段时，每药之间空一格，不标点，药后剂量、炮制等附注小一号字置于药名下（如竖排则为右）半部，须标点，但末字下不加句号。

【示例】麻黄三两，去节桂枝二两，去皮甘草一两，炙杏仁七十个，去皮尖

方药抄录在一般语段中时，按常规标点处理。

【示例】麻黄（三两，去节）、桂枝（二两，去皮）、甘草（一两，炙）、杏仁（七十个，去皮尖）

14．其他规定　标点古籍通常不用省略号、着重号、连接号，也不用反诘号。

凡文章的篇题一般不加标点符号。

五、注意事项

古人句读时有音节句读和文法句读之不同。音节句读，简称音读，主要依据音节声气断句，不拘于语意是否完整，结构是否符合句读要求，主要用于韵文的断句。文法句读，又称意读，即根据语意进行断句，主要用于散文的断句。在部分场合下，两者有很大不同，但古人统称为句读，且符号也无明显区别。标点中医古籍，应注意合理运用音节句读和文法句读。

1．韵文　应施以音读。

【示例】豆根治，心火盛，解热毒，止喉痛。（《药性三字经·山豆根》）

2．散文　则以文法句读为主，在不影响理解文意的情况下，对于因词语太长而不便诵读的句子，可参以音读，以体现出音韵节奏之美，便于吟咏讽诵。

【示例】虑此之外必有异案良方，可以拯人，可以寿世者，辑而传焉，当高出语录陈言万万。（《小仓山房文集》卷十九《与薛寿鱼书》）

"可以拯人可以寿世"是"异案良方"的定语后置，用"者"做标志，定语之间、定语与中心词之间，以语法言之不宜逗开，此句由于后置定语甚长，就采用音节的句读，在"方""人"后均用逗号逗开。

注释规范

一、范围

本《规范》规定了中医古籍整理中注释的基本术语、基本原则以及注释的内容、位置和注意事项。

本《规范》适用于中医古籍注释问题的处理。

二、专业用语与释义

下列专业用语与释义适用于本《规范》。

注释：是对古籍中出现的冷僻费解或具有特定含义的字词、术语等，用通俗的语言进行解释。包括注字音、释通假、正字形、解词义、详出处、明句义及发义理等。古人的传、注、解、疏、章句等皆属注释范围。

三、注释的原则

注释应据读者对象确定注释的范围与详略，不失注、不误注。

正确使用注释术语，语言准确、简明，注意文理与医理的统一。

注释语言应与古籍文体相协。可适当采用浅显的文言。采纳、吸收古人注解，应择善而从，难于取舍的可概括要点，适当表明注者观点。

注释引文要尽量采用原始文献，并标明其出处（包括版本）。《康熙字典》《辞源》《辞海》《中华大字典》等晚近辞书引用前古辞书的内容，以及类书中编引他书的内容均不宜直接引用。

四、注释的内容

1. 注释的对象

（1）注字音：凡属难字、僻字、异读字，均需注明字音。

现代注音一般用汉语拼音加同音字的方法。如觓（qiú 求），汉语拼音与同音字之间空一格，书于提示词处，加括号。有二字相连成词均需注音者，可连注，两拼音之间空一格。例如，恬惔（tián dàn 田淡）。竖排本，汉字竖写，拼音字横写。

（2）释通假：即解释古代文献中的通假字。

1）本无其字的假借字：此类字借用既久，多长期沿用而视为正字，一般不必加注。如"难易"，其本义"难"是鸟名，"易"是蜥蜴；连词"而"字，本指胡须。但此类假借字也有少数后世有新造本字，则应注明。如"矢"字，本义是"箭"，由于与"屎"同音，古人常用为屎字，如《伤寒论》中"转矢气"之例。

2）本有其字的通假字：此类是弃本字不用，临时借用同音或音近的字，这些借用字的字义与本字毫无关联，必须指明本字。如《素问·生气通天论》"高粱之变"，"高粱"就是通假字，本字为"膏粱"。如《伤寒温疫条辨》全书"辨别"之"辨"多作"辩"，"辩"是"巧言"，"辨"是"判别"，此书主旨是对伤寒与温病在病因证治上进行区别，故均应释作"辨"。

（3）正字形：即注明异体字、古体字、避讳字。

1）异体字、古体字：此两类或原文不动，出注说明；或统一正作通用字；或据书中最多用的字形予以律齐。

2）避讳字：改字避讳字，无碍于文理者，不改回改，于首见时出注，并注明"下同"；有碍于文理者，回改后出注。

【示例】如"白虎汤"之方名，《医心方》卷十四第三十二引古本《千金方》作"白兽汤"，是唐代避唐高祖李渊祖父李虎之名讳。如《正元广利方》原书名作《贞元广利方》，乃宋代为避宋仁宗（赵祯）讳而改。

空字避讳字、缺笔避讳字，通常径改为原字，在"校注说明"中统一说明。

（4）解词义：解释专用名词或术语中较费解者，如具有僻义、歧义或容易误解的字词、古药名等。

注释词义要做到训释有据有理，忌望文生义、曲解原意。并要把握好以下要点。

1）辨明词的具体义：辞书提供的义项是概括义，古注提供的常是某词在文句中的具体意义。参用辞书和旧注作注时应根据上下文择取，准确确定具体词义。如"达"的本义为通达，而《素问·宝命全形论》"土得木而达"，"达"引申为贯通、穿透之义。

如果通过工具书和古注仍不能辨明词义时，可从本书内寻找内证，即通过本书词例对比推求，通过总结本书用词通例来证实词义。

2）注意修辞义：把握好修辞指向的实际意义，不必拘于字之本义。修辞有的讲求形象鲜明，有的讲求音律和谐，有的讲求句子对称，这些情况下词语用法与常用义多有不同，要根据修辞手段去推求。

此外，修辞的实数虚指，有的是为了夸张，有的是为了约举，有的则纯属套用。对这种修辞现象，不能误虚为实。

3）注意词语的时代性和社会通用性：同一词语，时代不同，其指称可能不同。切忌以后世的新义释前代的字词，而注后世文献时则要注意后世发展起来的新义。另外，若属旧辞书有载，而中医古籍中罕见的用例，援引须谨慎。

（5）详出处：古籍中引用的成语、典故、俗语等，注明出处。

古医家引文不严格，常出现错引，应予核实注明。

【示例】如《伤寒温疫条辨》卷六引"诸痛为实，痛随利减"，云出《内经》，此语实见于《类经·诸卒痛》。如同书卷六竹沥条引《衍义》云"胎前不损子……"一段文字，经核，非《本草衍义》，语出《丹溪心法附余·本草衍义补遗》。

（6）明句义：凡句读难明、含义费解者，各书互异、无所适从者，众说纷纭、难以定论者，应予辨明。

【示例】《理瀹骈文》："方出于矩。篇中所引古方，即有未尽验者，要皆矩也[1]。"

[1] 方出于矩……要皆矩也：喻《理瀹骈文》中所引古方都是前贤从临床实践中总结出来的。《周髀算经》卷上："圆出于方，方出于矩。""要皆矩也"即"要皆出于矩也"的紧缩语。

【示例】《素问·六节藏象论》："天至广不可度，地至大不可量[1]。"

[1] 天至广不可度，地至大不可量：王冰注："言天地广大，不可度量而得之；造化玄微，岂可以人心而遍悉。"

（7）发义理：中医古籍中的义理主要是医理。阐发医理，包括揭示特定名称的命名由来，揭示一些叙述或论说中深藏的蕴义等。

【示例】《太素·十五络脉》："足厥阴之别，名曰蠡沟[1]。"

[1] 蠡沟：杨上善注："蠡，力洒反，瓢勺也。胕骨之内，上下虚处，有似瓢勺渠沟，此因名曰蠡沟。"

【示例】《太素·热病决》："其未满三日者，可汗而已；其满三日者，可泄而已[1]。"

[1] 其未满三日者……可泄而已：杨上善注："未满三日，热在三阳之脉，皮肉之间，故可汗而已。三日以外，热入藏府之中，可服汤药泄而去也。"

2．注释的格式与用语

（1）表互训、引申、假借、声训：当被训释词与训释词为互训（词义相同）、引申（词义之间有引申）、假借、声训（用相同的字音来沟通词义）关系时，古人用"×，×也"表示。

1）表互训

【示例】《素问·上古天真论》："恬惔[1]虚无。"

[1] 恬惔（tián dàn 田淡）：恬，静也。惔，安也。

现代通行"×，×"的格式。如：恬，静。

2）表引申

【示例】《素问·针解》："菀陈[1]则除之。"

[1] 陈：久也。

现代一般指明引申关系。如：陈，引申指久。

3）表通假

【示例】《素问·至真要大论》："余锡[1]以方士。"

[1] 锡：赐也。

现代一般指明通假关系，如：锡，通"赐"。

4）表声训

【示例】《太素·痹论》："湿气胜者多著痹[1]。"

[1] 著痹：杨上善："湿气多住而不移转，故曰著痹。著，住也。"

现代通常引述前人相关注解。

（2）表义隔而通、音近义通：当被训释词与训释词之间义隔而通（两词之间本无直接关联，但在上下文中发生了关系）、音近义通时，古人用"犹"表示。

1）表义隔而通

【示例】《素问·生气通天论》："日中而阳气隆也[1]。"

[1] 隆：王冰："隆犹高也，盛也。"

现代可引述古注，也可注明某词在文中取某义。如：隆，此取高、盛之义。

2）表音近义通

【示例】《素问·通评虚实论》："春亟治经络[1]。"

[1] 亟：王冰："亟，犹极也。"

现代通常引述古注。也可注明"用同×"。如：亟，用同"极"。

（3）表事物的性能和状态：当说明事物的某种性能和状态时，古人用"××貌"表示。

【示例】《素问·风论》："怢栗[1]而不能食。"

[1] 怢栗：王冰："怢栗，卒振寒貌。"

【示例】《素问·评热病论》："有病肾风者，面胕痝然[1]壅。"

[1] 痝然：王冰："痝然，肿起貌。"

现代可沿用古式，也可表述为"××的样子"。

（4）用"曰""谓之""为"释词和表近义词（词素）之意的差别：古人用"曰""谓之""为"解释词语和对比近义词（词素）之意的差别。三个术语作用相同。应用时被训释词在后，训释词在前，既可以对被训释词用词组加以训释，更可以对同义词或近义词加以辨析。也可以用"谓"，"谓"应用时训释词在前，被训释词在后。

1）解释词语

【示例】《素问·调经论》："五藏之道，皆出于经隧[1]，以行血气。"

[1] 经隧：王冰注："隧，潜道也。经脉伏行而不见，故谓之经隧也。"张介宾注："隧，潜道也。经脉伏行，深而不见，故曰经隧。"

【示例】《素问·异法方宜论》："其治宜毒药[1]。"

[1] 毒药：王冰注："能攻其病，谓之毒药。"

【示例】《素问·五运行大论》："其眚[1]为陨。"

[1] 眚：《内经难字音义》引《左传》注："眚犹灾也。月侵日为眚[1]。"

【示例】《素问·上古天真论》："三七，肾气平均，故真牙生而长极[1]。"

[1] 真牙：王冰注："真牙，谓牙之最后生者。"

2）对比近义词（词素）之意的差别

【示例】《难经·二十六难》："经有十二，络有十五[1]。"

[1] 经有十二，络有十五：滑寿注："直行者谓之经，傍出者谓之络，经犹江河之正流，络谓潜沱之支流。"

【示例】《太素·经脉厥》："足太阳脉厥逆，僵仆[1]呕血善衄，治主病者。"

[1] 僵仆：杨上善注："后倒曰僵，前倒曰仆。"

【示例】《素问·金匮真言论》："故冬不按蹻，春不鼽衄[1]，

[1] 鼽衄：王冰注：鼽谓鼻中水出，衄谓鼻中血出。"

【示例】《素问·痿论》："冲脉者，经脉之海也，主渗灌谿谷[1]。"

[1] 谿谷：王冰注："肉之大会为谷，小会为谿。

现代可根据具体语境，表述为"称作××""为××""指××"等。

3．注释的位置

（1）文中出注：注释夹于正文之中，或置于出注的字词之后，或置于出注的句子之后，用双行或单行小字的形式，如同注疏的式样。若原书有旧注，则在校语前加"案""按""校""校注"等字样以示区别。如宋代林亿等校《素问》，在校语前均冠以"新校正云"，与王冰注相区别。此式现代很少使用。

（2）段后出注：注释置于每段文字之后，每条注释按顺序编号，并与正文出注字句号码相对应。现代中医古籍整理采用"校注""校释"等体裁时常用此法。校勘记与注文可以分书，采用不同的校、注序码，先列出校语，再列注文。也可以校勘记与注文合书，混合编排，统一标号。

（3）篇后出注：注释置于每篇正文之后，每条注释按顺序编号，并与正文出注字句号码相对应。与段后出注相比较，其优点是每篇正文可连续阅读，避免被注文隔断，缺点是如正文篇幅过长，注文与正文之间查检不便。

（4）卷后出注：注释置于每卷正文之后，每条注释按顺序编号，并与正文出注字句号码相对应，或注明第几页第几行。

（5）书后出注：将全部注释置于全书之末，使正文、旧注保持完整的原貌，校注集中附于书后，独立成篇，一般适用于原书内容较少或校注不多的古籍。使用此法时一般应注明提注字词的页、行、字，以便查检。

（6）当页出注：注释置于当页之末，是目前注释古籍中常用的形式。这种做法一般是校注混一。其优点是阅读比较方便，既不影响原文的完整性，

又比较容易查看校注。每条注释按顺序编号，并与正文出注字句号码相对应。若是横排本，则将该页校注集中，分条列于正文下端，正文与校注之间以横线隔开；若系竖排本，则将该页校注集中，分条列于正文左侧，正文与校注之间用竖线分开。

五、注意事项

1．出注数量与重点　出注数量应根据整理目的和读者需术不同而异，抓住重点，合理安排。一般普及性读物，注释的面要偏宽，历史人名、地名及典章制度等一定要注释清楚，但总体上深度可从浅；而供专业研究者阅读的古籍，注释应详明深透，但注释面可以偏窄。凡需注释的字词多次重出者，一般于每篇首见时加注，当篇再次出现不重注，但需注意后文出现的该字词必须确实与首出之处同义。

2．注释的体例统一　注释之前，应先定出体例，以便在校注的过程中以及合作校注者共同遵守，从而使全书前后统一。体例统一主要表现为以下几点。

（1）校注用语统一：标注用语应力求规范精炼，宜用浅白文言，注意全书标准的语言风格和表达格式保持一致。

（2）引述称谓统一：采用各本、各书、各家之说的称谓要统一。

引用书的书名和篇名，常见有两种书写方式：一是用书名卷次篇次，如《甲乙经》卷九第十一；一是书名加篇名者，两者之间隔以圆点，如《甲乙经·手太阴及臂凡一十八穴第二十四》。有的古籍篇名字数较多，用前式较为方便；有的古籍没有篇次，只有篇名，就只能采用后式。

凡校注中所引用文献，原则上书名宜用全称，如书名过长者或需反复引用，可在初出现时使用全称。注明此下简称"××"，并在校注说明中说明。原文中的简称书名也要加书名号。如：《内》《难》《千金》《外台》等。

（3）注释格式统一：包括注释的位置、字体、字号大小、串讲句意与释词的先后顺序等。

注释的提示字、句，均不加引号，且长文可以缩引，如"××"句。提示字、句之后空一格或加冒号，然后写注文。

释句时须兼释句中字词的，一般应先释句后释字词。

若被注词原有文字错讹，既须校勘又须注释，形成校注同条时，则应先校后注。

3．校注码编号

横排本：校勘肩码用①、②……标出，注释肩码用 [1]、[2]……标出，均标在本字或本句末字右上角（本书统一即可）。

竖排本：如为校注本，校勘脚码用一、二……标出，注释脚码用（一）、（二）（竖置）……标出，均标在本字或本句末字右下角（本书统一即可）。

亦可根据需要自己拟定。如校注混一，编码则多用一（竖排）或①（横排）。

今译规范

一、范围

本《规范》规定了中医古籍整理中古籍今译的基本术语、基本原则、方法和注意事项。

本《规范》适用于中医古籍今译问题的处理。

二、专业用语与释义

下列专业用语与释义适用于本《规范》。

1．今译　今译是把古代语对译为现代语。今译属于翻译的一种特殊类型，是整理和研究中医古籍的一个重要方法和手段。今译可以分为直译和意译。

2．直译　直译是把译文与原文的词性、词义、语法结构和逻辑关系一一对应，不随意改变与增减的今译方法。

3．意译　意译是以传达原文的思想内容为目的，不受原文词序、语法结构的限制，不要求译文和原文保持严格对应关系的今译方法。

三、基本原则

中医古籍今译以直译为主。

译文应力求"信""达""雅"。"信"就是准确，要忠实于原文，正确地表达原文的含义；"达"就是通顺，要运用规范的现代语对译原文，使译文畅通无碍；"雅"就是优美，译文要做到言辞优美、文辞并茂。其中"信"是最基本的要求，"达"和"雅"则是更高层次的要求。

四、具体方法

今译方法可概括为"留（保留）""对（对应）""换（替换）""补（补充）""删（删除）""调（调整）"。

1．留（保留）　把原文中某些词语直接保留在译文中。主要用于以下四个方面。

（1）古今意义相同的基本词：基本词一般具有全民性和稳固性，今译时通常予以保留。如：天、地、山、水、风、云、霜、雪、人、牛、羊、犬、马、长、短、冷、热、蟋蟀、逍遥、正直、忠诚、犹豫、调和等。

（2）普通专用名词术语：古今相同，应直接保留在译文中。如：

书名—《黄帝内经》《伤寒论》《神农本草经》《脉经》《针灸甲乙经》等。

篇名—《扁鹊仓公列传》《阴阳应象大论》《养生论》《与崔连州论石钟乳书》等。

人名—岐伯、仓公、华佗、张机、孙思邈等。

表字—彦修（朱震亨）、明之（李杲）、东璧（李时珍）、鞠通（吴瑭）等。

别号—抱朴子（葛洪）、启玄子（王冰）、东坡居士（苏轼）、洄溪老人（徐大椿）等。

国名—卫、齐、鲁、燕、赵、宋、楚、越、魏、蜀、吴等。

朝代名—夏、商、周、汉、唐、宋、元、明、清等。

地名—咸阳、霸陵、邯郸、长安、河间、会稽、钱塘、义乌等。

官名—太尉、丞相、郡守、太史令、太医令、医学提举、朝议郎、总督、巡抚、知县等。

爵位名—公、侯、伯、子、男等。

谥号—齐桓公（小白）、汉武帝（刘彻）、忠武侯（诸葛亮）、文忠（欧阳修）、武穆王（岳飞）等。

年号—建元、建武、贞观、太平兴国、洪武、康熙等。

年号后的年序号—明成祖永乐八年、清乾隆二十四年等。

度量衡名称—仞、丈、尺（长度），斛、斗、方寸匕（容积），钧、斤、两（重量）等。

（3）常用中医名词术语：属于专用名词术语的范畴，今译时直接保留在译文中。如：

肝脏名—心、肺、肾、胃、肠、膀胱、三焦等。

部位名—头、面、胸、腹、腰、脊、手、足、腕、膝等。

中药名—人参、白术、茯苓、甘草、熟地、丹皮、当归等。

方剂名—桂枝汤、小柴胡汤、肾气丸、理中丸、双解散、麻沸散等。

病证名—消渴、风湿、温病、伤寒、中风、眩晕、疟疾等。

经络名—任脉、督脉、带脉、手少阴经、足阳明经等。

腧穴名—合谷、百会、气海、曲池、足三里、三阴交、涌泉等。

治法名—解表散寒、润肺化痰、止咳平喘、养心安神、健脾行水、温阳补肾、祛风除湿、清营凉血等。

（4）成语典故：对经常使用的、意义显豁的成语典故，可直接保留在译文内。如：举一反三、指鹿为马、刻舟求剑、班门弄斧、得心应手、瞻前顾后、按图索骥、目无全牛等，不必对译。

2. 对（对应） 分为词对应和句对应两个层面：词对应指将原文的单音词译为以该单音词为词素的双音词。句对应指按原文的语序、结构、句式对应语译。

【示例】医师掌医之政令，聚毒药以共医事。（《周礼·医师章》）

医师（留）掌管（对）医药（对）的（换）政策法令（对），征集药物（换）来供给（换）医疗（对）工作（换）使（补）。

3. 换（替换）：指把原文中的文言词语替换成意义相同或相近的现代汉语词语。一是不便或不欲使用留、对二法时，将文言词换成现代汉语中意义最相近的词语；二是将原文中的同形词语、实词活用、某些特殊修辞表达等替换成现代汉语中意义相同或相近的词语。

（1）现代不用的文言词汇：对于现代已基本弃置不用的文言词汇，要替换成意义相同或相近的现代汉语词语。

【示例】病人一身尽痛，发热，日晡所剧者，名风湿。（《金匮要略·痉湿暍病脉证治》）

"日晡"系古代地支纪时法中的"申时"，相当于下午 3 ～ 5 时。"所"表示约略之数，一般译为"左右"。现代汉语中可把"日晡所"替换成"每日下午 3 ～ 5 时左右"。

（2）古今同形异义词：对于古今同形异义的词，为避免以今义误释古义，要替换成与古义相同或相近的现代汉语词语。

【示例】向来道边有卖饼家，蒜齑大酢，从取三升饮之。（《三国志·华佗传》）

"饼"，古代是面食的通称，不能理解为现代意义上的"饼"，因而要将"卖饼家"翻译成"卖面食的店家"。

（3）实词活用：应当依据其实际的语法功能，换译成相应的意义。

【示例】咸日新其用，大济蒸人，华叶递荣，声实相副。（《黄帝内经素问注·序》）

其中"新"是形容词使动用法，当译作"使……新"或"更新"。"日"和"华叶"都是名词作状语，当译作"每日""像花和叶一样"。

（4）曲折表达：修辞用法中，暗喻、避忌、委婉、借代等曲折表达的词语，根据具体情况，多数应译为其本体之义。

【示例】有良言甫信，谬说更新，多歧亡羊，终成画饼：此无主之为害也。（《医宗必读·不失人情论》）

"多歧亡羊"可译作"岔道多则羊容易走失"，"画饼"可译作"落空"，将暗喻变为明喻，而不必再提及典故。

【示例】庶厥昭彰圣旨，敷畅玄言，有如列宿高悬，奎张不乱，深泉净滢，鳞介咸分。（《黄帝内经素问注·序》）

"泉"，是唐人避李渊讳的改字。此种避讳字翻译时要先改回原字再翻译（或保留不译）。"深泉"应译为"深渊"。

【示例】不更衣，内实，大便难者，此名阳明也。（《伤寒论·辨阳明病脉证并治》）

"更衣"，古人如厕时常需脱下长服，故以"更衣"作为大便的婉辞。可直译为"大便"。

【示例】由是遍索两经，先求难易，反复更秋，稍得其绪。（《类经·序》）
每年一秋，句中以"秋"，代指"年"，故可直译作"年"。

（5）同义复用：对于同义复用现象，不要分开对译，即不要对译成两个或两个以上的双音词，而只需对译为一个双音词。

【示例】王阮傅戴，吴葛吕张，所传异同，咸悉载录。（《脉经·序》）

"咸悉"与"载录"都属于同义词复用现象。"咸悉"不能译为"全部完全"，"全部"或"完全"中择一；"载录"不能译为"记载记录"，而应在"记载"或"记录"中择一。

（6）偏义复词：对于偏义复词现象，应当根据上下文意，断定偏义复词的意义偏于其中哪一个词素，然后将其译为双音词。

【示例】又有医人工于草书者，医案人或不识，所系尚无轻重。（《吴医汇讲·书方宜人共识说》）

医案主要是医者自己看的，因而若医案潦草以致他人不能识读，尚不至于有太大问题。所以在"轻重"一词中义偏于"重"，应翻译为"紧要"。

4．补（增补）：指对原文中省略的内容按现代汉语行文习惯进行增补。增补时不可随意补出原文中没有的内容。

古文省略主要有语法省略与逻辑省略两个方面。

（1）语法省略：包括主语、谓语、宾语、定语、中心词、介词等因承前、蒙后或习惯而省略，今译时要增补适当的词语。

【示例】脾气散精，上归于肺，通调水道，下输膀胱。（《素问·经脉别论》）

脾气能够输布（物质的精微），（这些精微）向上输布到肺，（肺气）通调水道，又向下输入膀胱。

【示例】黄精即钩吻，旋花即山姜，陶氏《别录》之差讹。（《白茅堂集·李时珍传》）

（认为）黄精就是钩吻，旋花就是山姜，（这是）陶氏《别录》的错误。

【示例】（华佗）又精方药，其疗疾，合汤不过数种。（《三国志·华佗传》）

华佗又精通方药，他治疗疾病，配合汤药只不过用几种（药物）。

【示例】脏井荥有五，腑独有六者，何谓也？（《难经·六十二难》）

五脏各有井、荥、（输、经、合）五穴，六腑却各有六穴，这是什么道理？

译文中补入的词语（加括号处）有定语、主语、述语等不同情况，这些词语古人不必说出，但按现代表达习惯是应该有的，今译时应予补入。以上最后一例中原文系"举偏概全"，今译时要补足，或译为"有井荥等五穴"。

（2）逻辑省略：中医古籍中的逻辑省略包括隐含省略、跳脱省略。

1）隐含省略：是指把一些语气隐含在文句字内，而不用词语表达。今译时应通过上下文体会其中的逻辑关系，予以必要的增补。

【示例】假若天机迅发，妙识玄通；蒇谋虽属乎生知，标格亦资于诂训，未尝有行不由径、出不由户者也。（《黄帝内经素问注·序》）

假如（一个人）天资聪敏，（就）能理解精深的道理。（不过，）周密完善的见解虽然属于天资很高的人，（若）要规范理解经文，却还要依赖前人的训诂著作，（正如）从来没有人行走不经由道路、外出不经由门户（一样）。

除了"一个人"外，译文中补出的都是逻辑关联词语。这些逻辑关联是古文内含但却未在文面中体现的，译成现代汉语就要用明确的关联词语表明各句间的关系。

【示例】即使偶愈，亦不知其补之之力，攻之之功也；使其不愈，亦不知其补之为害，消之为害也。（《景岳全书·论治篇》）

"补之之力，攻之之功"构成选择复句，今译时用"是""还是"置于两个短语之前，明示其间的关系；"补之为害，消之为害"也应该用同样的方法处理。

【示例】但方书原有古名，而取用宜乎通俗。若图立异矜奇，致人眼生不解，危急之际，保无误事？（《吴医汇讲·书方宜人共识说》）

"保无误事"字面上似陈述句，但实际隐含着反问语气，今译时应加上适当的关联词和表疑问的语气词，如"怎能保证不耽误事情呢"。

2）跳脱省略：即省略同上句意思相反的分句，致使文意不相连贯，给人以文句跳脱的感觉。今译时应揣摩逻辑关系，将跳脱的内容补入。

【示例】阳明病变，面合赤色，不可攻之，必发热，色黄，小便不利也。（《伤寒论·辨阳明病脉证并治》）

在"必发热"前跳脱省略了假设条件"若攻之"。

【示例】此疾急宜治之，不过十日而亡也。（《中藏经·论心藏虚实寒热生死逆顺脉证之法》）

在"不过十日而亡"前跳脱省略了"如果不急治之"之意。

5．删（删削） 删削就是删除原文中某些词语，无须译出。删除的对象主要是在句子里没有实际意义的助词，主要有语气助词（包括语首助词与语尾助词）、结构助词、谦敬副词。

【示例】夷考其间，瑕疵不少。（《白茅堂集·李时珍传》）

"夷"是语首助词，删除后含义照样完整。

【示例】扁鹊者，勃海郡郑人也。（《史记·扁鹊仓公列传》）

"者"是语气助词，可略去不译。

【示例】孜孜汲汲，惟名利是务。（《伤寒论·序》）

"是"是结构助词，为宾语前置的标志，别无他意，不需对译。

【示例】谨闻命矣。（《素问·解精微论》）

"谨"是谦敬副词，现代没有对应的词可替换，可略而不译。

6．调（调整） 调整就是对古今汉语有差异的语序，按照现代汉语的语法规律加以调整后进行翻译。

（1）宾语前置：古人为强调宾语，有时将宾语提到谓语之前，今译时需回复到常规的述宾（或介宾）语序。

【示例】下此以往，未之闻也。（《伤寒论·序》）

【示例】何以言太子可生也？（《史记·扁鹊仓公列传》）

以上二例要变作"未闻之""以何"，再予翻译。

（2）定语后置：古人为强调定语，有时将定语提到中心语之前，今译时需回复到常规的定语中心词语序。

【示例】五六岁，亲中人有病如成者。（《三国志·华佗传》）

此例要变作"亲中有病如成之人"，再予翻译。

（3）谓语前置：古人为强调谓语，有时将谓语提到主语之前，今译时需回复到常规的主语谓语语序。

【示例】或言久疾之不可取者，非其说也。（《灵枢·九针十二原》）

此例要变作"其说非也"，再予翻译。

（4）作补语的介宾结构：今译时应将其调整到动词谓语的前面。

【示例】阿从佗求可服食益于人者，佗授以漆叶青黏散。（《三国志·华佗传》）

此句中介宾结构"于人"和"以黏叶青黏散"都充当补语，今译时应分别调整到动词谓语的前面。"益于人"译为"对于人有益"，"授以漆叶青黏散"译为"将漆叶青黏散传授给他"。

（5）位于主语前的顺承连词"而"与"则"："而"和"则"在句中作顺承连词并且位于主语之前的，今译时一般要调整到主语之后。

【示例】世俗乐其浅近，相与宗之，而生民之祸亟矣。（《温病条辨·叙》）

【示例】使圣人预知微，能使良医得蚤从事，则疾可已，身可活也。（《史记·扁鹊仓公列传》）

以上二例中的"而""则"都是表顺承的连词，分别出现在主语"生民之祸"和"疾可已，身可活"前，今译时可把他们移到主语的后面，并都对译为"就"或"便"。"而生民之祸亟矣"译为"人民的祸患就频繁了"，"则疾可已，身可活"译为"疾病就可以治愈，身体就可以存活"。

（6）置于动词前的数词：数词在句中置于动词前的，今译时应调整到动词后。

【示例】岁历三十稔，书考八百余家，稿凡三易。（《本草纲目·序》）

"三易"，数词"三"出现在动词"易"之前，今译时要把他调整到动词之后，译为"修改三次"。

（7）两语分承：遇有下文两个词句分别承受上文两个词句的分承现象时，要依据词句间的意义联系来调整语序。

【示例】解惑者，尽知调阴阳，补泻有余不足。（《灵枢·刺节真邪》）

属词语分承，"不足"承受"补"，"有余"承受"泻"，应调整为"补不足泻有余",然后才加以今译。

【示例】夫粗工之治病,或治其虚,或治其实,有时而幸中,有时而不中。(《儒门事亲·汗下吐三法该尽治病诠》)

"或治其虚,或治其实,有时而幸中,有时而不中"属句子分承。根据作者张子和褒攻贬补的学术特点以及"粗工之治病"的上文,可知"有时而不中"承受"或治其虚","有时而幸中"承受"或治其实",应调整为"或治其虚,有时而不中,或治其实,有时而幸中",然后再进行今译。

(8)校注中引述词语:古人校注中引述词语习惯与今人不同,今译时应据现行习惯译出。

【示例】《论语·微子篇》陆释引郑本"废"作"发"。《庄子·列御寇篇》陆释引司马本"发"作"废"。(《香草续校书·内经素问》)

通行本《论语·微子篇》的"废",陆德明《经典释文》引郑本作"发";通行本《庄子·列御寇篇》的"发",陆德铭《经典释文》引司马本作"废"。

两句中的被注词移动位置后更适合现代人的表达习惯。

五、注意事项

1. 精确理解词义　今译要特别注意多义词的义项选择,不可仅用熟知义简单对译。

【示例】脉至如火薪然,是心精之予夺也,草干而死。(《素问·大奇论》)

"夺"为"脱失"义,有人译作"被劫夺",不妥。

2. 基本义与语境义准确对译　词有基本义和语境义之别,有时需要译出其具体的语境中义。

【示例】神而明之,存乎其人。(《本草纲目·菊》引自《周易·系辞》)

【示例】惧非其人,而时有所隐。(《黄帝内经素问注·序》)

【示例】且将升岱岳,非径奚为?欲诣扶桑,无舟莫适。乃精勤博访,而并有其人。(《黄帝内经素问注·序》)

"其人"特指适合的人,在以上三例中其具体义又有差别。第一句中应译作"善于运用的人";第二句中应译作"适当的传业之人";第三句中应译作"志同道合的朋友"。

3. 合译与分译　古人为了表达的整齐,有时会用两句话(或两个短语)说同一个意思,或者在两句话(或两个短语)中用相互补足的方法表达,这种情况可以合并为一句来翻译。

【示例】遇灾值祸,身居厄地,蒙蒙昧昧,蠢若游魂。(《伤寒论·序》)

"遇灾值祸"两层为同一意，可合并译作"遭遇灾祸"。

古人的表达有时又很紧凑，会将比较复杂的意思用一句话（或一个短语）来表达，这种情况可以分成几句来翻译。

【示例】奈为医者戒余勿食何？（《冷庐医话·医须周察》）

本句为嵌套句，相当于"为医者戒余勿食，奈之何？"可拆分为两个短句来翻译。

4．特殊情况的处理　有些古语情况复杂，需要做合理的特殊处理。

【示例】乃使子豹为五分之熨，以八减之齐和煮之，以更熨两胁下。（《史记·扁鹊仓公列传》）

……用来轮替熨烫两胁之下（指两胁下同时熨烫，稍冷就替换成热的）。

由于语言的时代差异，有些古语的意思很难完全对应地翻译成现代汉语，需要在翻译后再加补充说明。如例文有可能误解为"在两胁下轮流熨烫"。为避免此种误解，若无更好的译法，就要加以补充说明。

【示例】恐后之医者泥于补，故置之三篇之末，使用药者知吐中有汗，下中有补，止有三法。（《儒门事亲·汗下吐三法该尽治病诠》）

……使得用药的人懂得吐法、汗法、下法中都寓含着补法，只有三法。

古人行文讲究对偶、整齐，本句中就用了这样的方法，如果对应原文简单翻译，就可能误解为"使得用药的人懂得吐法中有汗法、下法中有补法"。而按照作者的医学思想和本篇全文的观点，应译出作者的本义是"有三法"。

辑佚规范

一、范围

本《规范》规定了中医古籍整理中古籍辑佚的基本术语、基本原则、方法与程序等。

本《规范》适用于中医古籍辑佚问题的处理。

二、专业用语与释义

下列专业用语与释义适用于本《规范》。

1．辑佚　是指对亡佚古籍（佚书）的辑复。即根据现存文献中散见的古籍佚文，通过搜集摘录、考校整理、汇聚编排等工作，辑复成册（篇），以最大限度地恢复亡佚古籍的原貌。

2．佚书　是指见于前代书目著录、文献征引、古籍标记而未流传下来的书籍。

3．佚文　是指佚书的见存之文，即散见于现存各种书籍中的文字。从两种以上书籍中所见的同一条佚文，称互见佚文。

三、基本原则

1．确定佚书　应全面考察，确定辑佚对象（所拟辑医籍）属亡佚之书。凡见于前代文献称引，或前代书目著录，而后代书目未著录者，一般可认定为佚书。

2．有可行性　辑佚应考虑辑复的可行性，应有一定数量的佚文，有一定条件和能力。

四、方法与程序

1．准备工作　辑佚对象确定后，应广泛搜集与其相关的资料，包括作者、成书时间、原书内容与体例、流传状况，以及前人有关研究、论述、评说、著录等。若前人已做过相关工作，应对其进行研究，分析其成败得失。

初步了解佚文存在的主要范围，草拟查阅的基本书目及调查书目，以保证佚文搜集尽量无遗漏。

拟订完整、可行的工作方案，针对本辑佚工作制订必要的处理原则、方式、方法等。

2．佚文辑录

（1）佚文的查找：即对保存佚文或可能保存佚文的书籍逐一进行查阅，尽可能避免遗漏。

（2）佚文的移录：可通过抄录、复印、剪贴、拍照等形式收集，应保证来源准确、清楚、完整，避免遗漏、错误、衍脱。同时注意辑录格式标准统一，并详细注明来源。

3．佚文整理

（1）校勘：对所收集到的佚文（包括互见佚文）进行全面校勘。

（2）补缀：对佚文，特别是记述不完整的佚文，应精审详核，予以补缀，使文意明确。

（3）辨正：对佚文中的文字、内容或误或异，需进一步考证，可以"注释""评述"等方式辨明。

（4）辨伪：对所辑佚文要认真辨识，去除伪文。

4．佚文出处　对每条佚文必须注明出自何书、版本、卷次、页码等。出处应使用统一的书名及引述格式。特别注意识别同名他书资料，以及一般资料半为本书佚名、半为他书资料的识别。

互见佚文的出处，可采取以下两种标记方法。并注法，即一条佚文凡所见征引诸书一并注明；校注法，即每条佚文无论见于多少处征引，只注明一个出处，其余则通过校注方式说明。

5. 佚文汇编　如有目录遗存，宜按照原目录进行编排。如无原目录者，编次应力求接近原貌。

篇章编次要有依据。

篇内编次要有条理。

内容编排要有思路。

6. 编排成书　撰写并编定书序（前言）或后跋，以及全书凡例、正文目录、正文等。

编制辑佚、校勘、考证、注释时征引的主要参考书目。

编排有关附录资料。

五、质量标准

佚文搜集全面、完备。

佚文辑录准确、可靠，无非本书佚文混入。

佚文出处明确。

考校精审，引述称谓统一。

编排得当，体例统一。

评述规范

一、范围

本《规范》规定了中医古籍整理中古籍评述的基本术语、基本原则、评述的内容与形式以及注意事项。

本《规范》适用于中医古籍评述问题的处理。

二、专业用语与释义

下列专业用语与释义适用于本《规范》。

1. 评述　是围绕古籍的字、词、句、篇、章进行提示、评论、阐发和补充说明，表明评述者观点、态度的一种著述体裁。一般不对全书内容（包括作者的学术思想）进行综合的评述和介绍，但可以揭示文章的主旨，提供背景情况。评述内容可多可少，有时可以针对某一问题、某一观点进行具体的评论。

2. 评点　又称"点评""批点""批评""评批"。"评"是指对书中内容的评论，"点"是指点在原文旁边的点、圈。"评"和"点"常常结合运用，即在原文旁边圈点之后，在夹批或眉批中对文章的思想内容、篇章结构、表现方法、语言技巧等方面，进行言简意赅的评论。

3．按语　又称"按"，是对所评述的古籍进行提示、评论、阐发、补充说明。按语的形式多种多样，灵活机动，有的冠于文前，有的插于文中，有的置于文后。

三、基本原则

1．主题突出　抓住读者理解文献资料的关键点，有针对性地进行评述，重点突出，画龙点睛。

2．观点明确　明确表达评述者的立场、观点和思想倾向，力求言之有物，议论公允。

3．当评则评　实事求是地对所评点文献进行评价，坚持有心得则评述，无心得则不评述的原则。

4．简明扼要　重评少论，文字简练，抓住实质，概括所评述内容的主要方面。

四、内容与形式

评述的内容比较广泛，应根据被评述文献的特点，决定评述内容的侧重面。一般可针对以下几项内容有目的地展开评述。

1．评述重点

语义隐晦，需要进一步加以阐明者。

对某一问题在理论和方法上有所发展，论点精辟，需要进行深入思考或探讨者。

某一学说或观点历来争议较多，需要进一步阐释或提出个人见解者。

文义相互矛盾，难以自圆其说，需要加以说明者。

内容繁杂无序，需要概括归纳者。

需要对原书论述提出看法，或藉以纠误，或需作进一步探究，以求古为今用者。

在学术上有所创见而又别有流派，有史料价值者。

提示与评点内容有联系的前后条文及他书内容，以资互相参阅、加深理解者。

2．评述形式　评述的形式多样，灵活自由。对某字、某句或某段、某章、某篇等，都可加以评述。既可以作总结性的评价，也可以进行具体的赏析；既可以从不同方面、不同角度来探讨其成败得失，也可以抓住其中的某个问题加以议论。文字可长可短，三五字至数百字乃至上千字皆可。

（1）说明式：主要目的在于传递信息，一般文字很短，不担负解释和论述的功能。常常用于对所评点内容的意义做简单的说明。

（2）推荐式：主要目的在于引起读者的注意和重视，加以推荐。一般不触及具体内容，只是三言两语地对其进行概略的总体评价。

（3）揭示式：主要目的在于凸显文献某方面的内容，或通过个别启示一般，或将有限经验上升为一般原则。常常用于提纲挈领地介绍所评点文献的中心思想。

（4）批驳式：被评点文献的某些观点和说法有偏颇，须进行匡正或补充时使用。

（5）概要式：某些文献的篇、章、段内容丰富，需要适当地加以概括介绍，使读者一目了然地知其概要，以加深理解，增强阅读效果。

（6）褒贬式：主要是就文献所提出的观点、方法、结论，断其优劣，辨其是非。

（7）综合式：综合运用以上几种方法，就某些重要问题阐明学术源流，或评点在学术上有所创见而又别有流派、有史料价值的内容等。

影印规范

一、范围

本《规范》规定了中医古籍整理中古籍影印的基本术语、基本原则、程序与方法。

本《规范》适用于中医古籍影印问题的处理。

二、专业用语与释义

下列专业用语与释义适用于本《规范》。

1. 影印 是指使用照相技术复制某一既存古籍版本的图像，再按一定比例（原大、缩小或放大）制版印刷的方法。

2. 配页 将污损的页面替换为清楚的页面，叫作配页。

3. 补页 将缺失的页面补全，叫作补页。

4. 描修 又叫"描润"，是指除去底本中灰底（黑气）、墨点、污渍等的工作。

三、基本原则

选择最佳底本。

拍摄完整清晰。

配补描修正确。

版面安排合理。

编制扉页翔实。

四、程序与方法

1．底本选择　根据不同的目的和要求确定影印中所用的底本。

2．底本核查

（1）核对书目：重点把握以下要点：书名、作者、版本、卷数、朝代。

（2）检查书品：如底本品相不佳，有漫漶不清或缺损情况，可适当描修或更换底本。

（3）检查卷数：先查底本卷数与选目上确定的卷数是否一致，再查此书在主要工具书上的卷数著录，核对是否有缺漏。如有缺漏，应寻求补页。

（4）检查书页：如原书有页码，这一工作较简单。如原书无页码，或者原书为稿本、抄本，页次混乱严重，则要认真整理研究，分清卷次和页次，进而确定是否有缺页、倒页、重页。

3．配页与补页　用作影印底本的古籍如有个别页因污损而无法阅读，甚至某些卷次缺失，则需要配页与补页。配补的页必须与原书是同一个版本，行款一致，与原书前后页能贯通，否则就不能配补。

若某藏馆的某书某本缺失一卷或数卷，此本仅此一家，无法用同一版本配补。此时可用其他版本的相应卷次进行配补，也可用稿抄本补刻本，用刻本补稿抄本，只要两种本子的分卷完全一致即可。配补后应注明"某卷某页据某本配补"字样。

4．底本描修　影印的底本如有污损而又无法配页时，则需描修。涂描字迹笔画时须十分谨慎，以免误描。古籍原有的藏书印不必修去。

5．扫描拍摄

保存底本原貌，确保全书内容完整，从封面到封底全部拍摄，不可缺页漏页。

每页信息完整，尤其要注意眉批脚注的存留，不可随意删除。

拍照光线角度像素适合，与书面垂直拍摄。

扫描时像素不可过低，可根据出版要求加以设定，以确保印刷清晰为原则。

有条件者可将底本拆散成单页，拍摄扫描后按原样装订，恢复原貌。

6．影印类型

（1）原大影印：著名的中医经典古籍、宋元明刻本、重要的孤本、名家手稿等，可原大影印。

（2）缩小影印：一般的善本医书，可缩小影印以资流通。通常使用16开本，上、下两栏，或上、中、下三栏的形式。16开本每面分上、下栏，放2张中国页（或称筒子页），俗称"四拼一"。16开本每面分上、中、下三栏，放4张半中国页，俗称"九拼一"。"四拼一"通常保留原书的书口（包括书名、卷数、页数），版面完整，字迹清晰，便于查检。"九拼一"字迹大小只有"四拼一"版面的二分之一，不便阅读。

（3）放大影印：多为特殊需要，较少使用。

7．编制扉页　扉页应包括以下信息。

（1）书名：不一定照抄原书封面，要根据丛书或系列书的编纂体例及要求重新定名。

（2）作者：要细阅全书后确定，不能仅据卷端或封面定名。

（3）朝代：尽可能理清作者生卒年和书籍形成、问世的年代，易代之际的作者确定朝代时尤其要谨慎。

（4）版本：应注明刻书年代、刻书者及是否递刻、递修。如果是递刻、递修本，则应注明何时递刻、递修，何人递刻、递修。

（5）版框：应注明原书版框的尺寸、行款等。

（6）馆藏：应注明原书藏馆，如分藏于数馆，则须注明某卷至某卷藏于某馆。

8．撰写影印说明　针对所影印古医书的作者、生平事迹、成书年代、主要内容、价值与意义等进行介绍，并且对本次影印工作加以适当说明。

汇编规范

一、范围

本《规范》规定了中医古籍整理中古籍汇编的基本术语、基本原则、程序与方法。

本《规范》适用于中医古籍汇编问题的处理。

二、专业用语与释义

下列专业用语与释义适用于本《规范》。

汇编：是在不改动原文的前提下，将古籍中某一方面的资料集中起来，按照一定主题、遵循一定体例加以编排的一种古籍整理形式。根据汇编的方法、旨趣、范围等不同，有类编、选编、摘编、全编等不同类别。

三、基本原则

主题简明新颖。

收集资料广博。

录用资料准确。

剪裁资料合理。

编排体例有序。

四、程序与方法

1．策划主题　选题对汇编成功与否至关重要，事先要周密策划。策划汇编的主题应注意以下三点。

（1）有创新：应尽量选取新颖题材，不要重复前人工作，避免人力物力的浪费。

（2）有价值：应考虑是否有学术价值、资料价值、实用价值，三者至少要具备其一。

（3）有可行性：既要考虑资料收集难度，也要考虑编纂者的能力和水平。

2．制订方案　开展前期调研，草拟资料收集范围，预估工作量及完成时间。

制订详细工作方案及编撰体例，主要内容包括抄录的方式、收录的范围、版本的选择、选材的标准、编排的原则、特殊情况的处理等。

制订监督保障程序，定期检查，回顾研讨，发现问题及时解决，确保汇编工作按既定方案顺利进行。

3．收集资料

（1）确定资料收集范围：对保存资料或可能保存资料的古籍逐一查阅，尽可能全面，避免遗漏，尤其要重视一般读者难以见到的稀有图书和稀有版本。对于暂时难以界定范围的资料，可以先行收录，留待研究讨论后决定取舍。

（2）保证资料准确可靠：确保使用一手资料，二手资料可以作为查找线索，但必须核对古籍原文，杜绝直接引用二手资料。

（3）抄录资料统一规范：对查找到的资料，通过抄写、复印、剪贴、拍照、扫描等方式进行收集，必须保证资料来源准确、清楚、完整，避免遗漏、错误、衍脱。录文需忠于原文，文字需细加校对。抄录格式应标准统一，详细标明每条资料出自何书、版本、卷次、页码等。

（4）甄别资料：版本较多的资料应选择最佳版本，以善本为佳。

对不同来源的相同资料进行比勘，从中选优，删除重复，避免重收。

在保证资料内容完整的前提下，根据主题要求，剪裁文字。

对难以界定范围的资料，开展进一步研究，必要时召开专家论证会，决定取舍。

（5）整理资料：对确定选用的资料进行整理，例如繁简转化、分段、标点、校勘、注释等。

（6）编排资料：以门类设计合理，资料归类准确为原则，将资料分类排序，编排全部文字，添加分类标题及段落标题。资料编排次序有多种方式，但必须有规律可以遵循，前后要一致，全书要统一。

（7）汇总成书：撰写汇编说明，介绍编撰宗旨、编撰体例等。

编排全书目录。

系统核校全文。

列出主要参考书目。

附录相关研究资料。

审阅修改。

索引规范

一、范围

本《规范》规定了中医古籍索引的结构、类型以及编制原则等。

本《规范》适用于中医古籍整理过程中索引编制问题的处理。

二、专业用语与释义

下列专业用语与释义适用于本《规范》。

1. 索引　又称"引得""通检"，是根据一定的需要，将一定范围内的特定信息如字词、文句、人名、方名、药名、病证名、书名等，用词条形式有序编排以便查检的工具书。

2. 引得　索引的旧称。英文 index 的音译兼意译。

3. 通检　索引的旧称。指普遍检索。

三、基本原则

1．范围明确，资料全面　明确规定一定的文献资料为索引范围，并使索引范围内资料无遗漏。如《中医经典索引》，其资料索引范围为《素问》《灵枢》《难经》《伤寒论》《金匮要略》5 部著作。

2．索取对象，明确一致　规定特定的款目为索取对象，且保持一致。如《黄帝内经文句索引》，以《黄帝内经》一书的全部文句为索取对象；《黄帝内经单字索引》，以《黄帝内经》一书的全部单字为索取对象。

3．排检有序，实用方便　所有条目按一定的排检法编排。通常有笔画排检法、音序排检法、号码排检法、分类排检法等。有一定规模的索引一般至少具备两种排检法，以方便读者使用。

4．出处详明，对应准确　所有条目后均须详细注明出处，检索条目与相关内容对应准确无误。

四、结构与类型

1．结构

（1）编纂体例：也称"凡例""例言""说明"，是编纂索引的准则。主要说明本索引的索取对象，依据的古籍及其版本，采用的排检法，各条目的标目、注释、出处的排列方式及符号的说明，其他需要着重说明的问题。

（2）检索系统：即检索对象排列的系统。

汉字可供排序的方式较多。索引中比较常用且容易为使用者接受的排序方式，是音序和笔数起笔序两种。音序，即按汉语拼音顺序排列词条。音序简单明了，使用方便，可为首选方案。但鉴于古书文字多有一般人难于读准的字，如果所拟索引的检索标目中难字较多，则通常须附一个以形序编成的查字音索引，或者改用形序编排，特别是笔数起笔序系统。笔数起笔序，即先数出标目首字的总笔数，再根据该字的首笔笔型来确定字的编序。此法适用于难字较多索引的编排与查检。

语段对照类索引则通常依主本的原卷目顺序为排序方式。

不论音序还是笔数起笔序，索引标目有二级标目的，二级标目的排序也应合理，方便检索。

（3）正文：按一定的排检法有序编排的全部条目，是一部索引的主体部分。条目一般由 3 个环节构成：序号、标目、路径。

1）序号：是一个检索对象在本索引中的位置。具体序号由排序的系统决定。在传统书籍中，序号通常在索引正文的书眉位置逐页标明。如用汉语拼音排检法编排的，须逐页标明音节的起讫和字头；用笔画排检法编排的，须逐页标明笔画数和字头。

2）标目：索引标目即检索对象的标示形式。

单字索引：一字立一目。通常有两级标目，第一级为所检单字，第二级为包含这一单字的各个句子。

语词索引：一词立一目。立目的单位是词语，包括单音节词、多音节词、词组。要确立词与非词的标准，全书的判断标准须统一，前后保持一致性。通常也有两级标目。

专业名词索引：标目即名词本身。如果一个对象有两个以上名称，其做法有三：一是分别标目索引；二是确定一个主要标目，在该标目下用括号注明异名；三是只出主标目，所属原文出于异名的则在索引路径后加括号注明该条所用的异名。如"伤寒论"与"仲景方"，可以分别列目；亦可在"伤寒论"标目之下附"仲景方"；还可以只出"伤寒论"一个标目，若原文出于"仲景方"，则在索引路径下加括号注明。

句子索引：以句子立目。底本必须选择质量较高的句读本、点校本，避免句读错误。如果对底本句读有所改动，可出现底本和改动的两种标目，使两种句读均能检得。两种句读并通的情况也可考虑并出两种标目。文句索引可根据使用需要对原书文句作一定筛选或变动。如《中医经典索引》明确指出有两种情况没有检索意义，予以特别处理：一是废句，即"黄帝曰""岐伯曰"之类，不列入标目；二是义不全句不独立标目，而是随上句为一个标目。《黄帝内经章句索引》将句和词语并收于一个索引系统中，句首为虚词的句子又将句首虚词去掉重复收列，如"故生之来谓之精"一句，又以"生之来谓之精"收入，这样在检索者文句记忆不全的情况下也能查检，方便使用。

语段索引：须标明语段的起讫点，通常引用语段首尾的各一句话，如系原文一整篇则标明系"全篇"。

3）路径：即索引路径，是指示给读者的求得索引对象资料出处的路线。

索引路径的设计应注意明确、通用两个原则。明确，即指示的路径要具体、清楚；通用，是指路径不能只适用于一个版本，而应以一个版本为主，其他版本也可参用。因此，索引路径须指明印刷位置（如页、行），也须指明文章位置（如卷、篇）。路径标示项目的多少视检索范围的大小、索引对象要求的精确程度和版本情况而不同。若在索引的后面附录了原文献作为简单索引，一般只需指明本书页码序即可；如检索范围较大，则路径项目也相应增多，例如兼立卷、篇、行和某种版本的页码行序。

路径的标示方式和繁简程度随具体情况而有不同要求，编制者可自行选定，但总的原则不能忽略。同时还要考虑到读者的使用习惯。

（4）附录：最常见的附录是检字表。检字表通常采取与索引正文不同排序的排检法，为读者提供备选的检索途径。索引的附录部分有很大的灵活性，总的原则是要为读者使用提供方便。

2．类型

（1）词语、单字索引：系指以某些古籍中的重要词语或全部单字为索取对象、以词语或单字立目编制而成的索引。主要用于先秦医籍或其后的经典著作，对于词义的考证和其他语言文字方面的研究以及古书年代的考订都有重要价值。词语索引如《中医经典索引》所附《语词索引》，单字索引如《素问、灵枢总索引》《马王堆出土医书字形分类索引》等。

（2）专业名词索引：系指以某类专业名词术语为索取对象、以各名词术语立目编制而成的索引。中医古籍中的专业名词术语主要有药名、方名、病名、腧穴名等。根据编制要求和检索对象的多少，可以编制单一对象的索引，也可编制几种对象合一的索引。如《外台秘要方方剂索引》等。

（3）句子索引：系指以一部或若干部古籍中所有句子为索取对象，以句子立目，多数按句子首字笔画为序编排而成的索引。主要用于一些经常被引用的经典著作，可以用来核查、核正引文及其出处，如《中医经典索引》《十三经索引》等。

（4）作者、书名索引：系指以文献中提及的作者名、提及或引用的书名为索取对象，以人名、著作名立目编制而成的索引。此类索引揭示某书引用过的书籍、提到过的作者，以便读者据以追踪引文，如《黄帝内经太素杨上善注所引书名人名考》等。

（5）语段索引：系指对比不同古籍中同源语段以便寻求同源语段出处和差异的表格式索引，这是索引的一种特殊形式，日本称之为"对经表"。所谓"对经"，即将某一经典与其他经典进行原文对照研究，如《黄帝内经太素对经表》《诸病源候论对经表》等。

编排规范

一、范围

本《规范》规定了中医古籍整理编排的基本要求。

本《规范》适用于中医古籍整理过程中内容编排问题的处理。

二、文字编排

1. 顺序　依次应为封面、内封、内容提要、出版说明、前言、点校说明（或校注说明）、原书序、总目录、分卷目录、正文、原书跋、校勘记、索引、考异、参考文献、学术思想研究、附录等，可根据实际情况选定，但编排顺序不宜随意变更。

2. 页码　封面、内封、内容提要不排页码。出版说明、前言、点校说明（或校注说明）、原书序、总目录、分卷目录、正文分别另排页码。原书跋和其他内容与正文一起使用连续页码。索引、学术思想研究等可与正文一起使用连续页码，也可根据需要另起页码。

3. 分卷　编排时每卷均设封面、内封、分卷目录、正文，内容提要、出版说明、前言、点校说明（或校注说明）、原书序置于首卷，原书跋、校后记、索引、考异、参考文献、学术思想研究、附录等置于末卷。

4. 序跋　应按底本次序编排，校本比底本多出的序跋如需补入，应排于底本序跋之后，并出注说明，亦可作为附录。

5. 引文　古籍正文中引文不加引号，出处加书名号。校注中引文出处使用全称，书名过长或为重复引用者，可于首见处使用全称的同时，以括号形式注明简称，并在点校说明（或校注说明）中指明。篇名过长者，可先列书名，后列卷次、篇次。校勘记、注释中的引文加引号，出处加书名号。

6. 参考文献　主要包括两方面内容，一是已出版的著作，二是已发表（已出版或未出版）的论文。工具书一般不入参考文献。

参考文献一般不在正文中标写脚注，可按次序编排于全书末尾。若卷帙较繁，也可编排于各篇章之后。格式如下：

专著：[序号] 主要责任者 . 文献题名 [M]. 出版地：出版者，出版年 . 起～止页码 .

期刊文章：[序号] 主要责任者 . 文献题名 [J]，期刊名，年，卷（期）：起～止页码 .

学位论文：[序号] 主要责任者 . 文献题名 [D]. 出版地：出版者，出版年 .

起~止页码.

论文集: [序号] 主要责任者 . 文献题名 [C]. 出版地：出版者，出版年 .
起~止页码.

三、图表处理

1．插图　原文献插图，使用原图扫描编排。原文献已有插图不清或有
缺损，可根据其他善本进行修补或摹绘复制。

插图应大小适中，线条均匀，清楚美观，主辅线分明。图中所有文字、
符号均应植字。

插图布局应美观合理，随文编排。先见文字后见插图。插图旁空白较大
时，可串排文字。

插图一般应横排，如需卧排，应顶左底右，双页图顶向切口，单页图顶
向订口。

2．表格　原文献已有表格，依其格式、内容编排。原文献已有表格不
清或有缺损，可根据其他版本补充。

表格中内容相同的相邻栏或上下栏，应重复标出，不能用"同左""同
上"等文字代替。

表格随文编排，先见文字后见表格。表格旁空白较大时，可串排文字。

表格一般应横排，如需卧排，应顶左底右，双页表格顶向切口，单页表
格顶向订口。

表格跨页时，应排为双页跨单页。

GB/T　28039—2011

中国人名汉语拼音字母拼写规则

（The Chinese phonetic alphabet spelling rules for Chinese names）

（2011-10-31发布，2012-02-01实施）

前言

本标准按照 GB/T 1.1—2009 给出的规则起草。

本标准由教育部语言文字信息管理司提出并归口。

本标准主要起草单位：教育部语言文字应用研究所。

本标准主要起草人：厉兵、史定国、苏培成、李乐毅、万锦堃。

1　范围

本标准规定了使用汉语拼音字母拼写中国人名的规则，包括汉语人名的拼写规则和少数民族语人名的拼写规则。为了满足应用需要，同时给出了一些特殊场合的变通处理办法。

本标准适用于文化教育、编辑出版、中文信息处理及其他方面的中国人名汉语拼音字母拼写。

2　规范性引用文件

下列文件对于文件的应用是必不可少的。凡是注日期的引用文件，仅注日期的版本适用于本文件。凡是不注日期的引用文件，其最新版本（包括所有的修改单）适用于本文件。

《少数民族语地名汉语拼音字母音译转写法》（1976 年 6 月国家测绘总局、中国文字改革委员会修订）

3　术语和定义

下列术语和定义适用于本文件。

3.1　单姓　mono-character surname

汉语中只有一个字的姓，如张、王、刘、李。

3.2　复姓　multi-character surname

汉语中不止一个字（一般由两个汉字构成）的姓，如欧阳、司马。

3.3　双姓　hyphenated name

汉语中由两个姓（单姓或复姓）并列而成的姓氏组合，如郑李、欧阳陈、周东方等。

4　总则

4.1　中国人名包括汉语姓名和少数民族语姓名。汉语姓名按照普通话拼写，少数民族语姓名按照民族语读音拼写。

4.2　本标准中的人名主要指正式姓名，即符合一般习惯用法的姓名。

4.3　根据需要，仿姓名的笔名、别名、法名、艺名等，按照正式姓名写法处理。

4.4　个别变通处理办法只适用于限定的特殊场合。

5　拼写规则

5.1　汉语人名拼写规则

5.1.1　正式的汉语人名由姓和名两个部分组成。姓和名分写，姓在前，名在后，姓名之间用空格分开。复姓连写。姓和名的开头字母大写。例如：

Wáng Fāng	王芳	Yáng Wèimín	杨为民
Mǎ Běnzhāi	马本斋	Luó Chángpéi	罗常培
Ōuyáng Wén	欧阳文	Sīmǎ Xiàngnán	司马相南
Lǚ Lüè	吕略	Zhào Píng'ān	赵平安

5.1.2　由双姓组合（并列姓氏）作为姓氏部分，双姓中间加连接号，每个姓氏开头字母大写。例如：

Liú-Yáng Fān	刘杨帆	Zhèng-Lǐ Shūfāng	郑李淑芳
Dōngfāng-Yuè Fēng	东方岳峰	Xiàng-Sītú Wénliáng	项司徒文良

5.1.3　笔名、字（或号）、艺名、法名、代称、技名、帝王名号等，按正式人名写法拼写。例如：

Lǔ Xùn	鲁迅（笔名）	Cáo Xuěqín	曹雪芹（"雪芹"为号）
Gài Jiàotiān	盖叫天（艺名）	Lǔ Zhìshēn	鲁智深（"智深"为法名）
Dù Gōngbù	杜工部（代称）	Wáng Tiěrén	王铁人（代称）
Lài Tāngyuán	赖汤圆（技名）	Qín Shǐhuáng	秦始皇（帝王名号）

5.1.4　国际体育比赛等场合，人名可以缩写。汉语人名的缩写，姓全写，首字母大写或每个字母大写，名取每个汉字拼音的首字母，大写，后面加小圆点，声调符号可以省略。例如：

Lǐ Xiǎolóng	缩写为：Li X.L.	或 LI X.L.	李小龙

Róng Guótuán   缩写为：Rong G.T.   或 RONG G.T.   容国团

Zhūgě Zhìchéng   缩写为：Zhuge Z.C.   或 ZHUGE Z.C.   诸葛志成

Chén-Yán Ruòshuǐ 缩写为：Chen-Yan R.S.或 CHEN-YAN R.S.   陈 言
若水

5.1.5   中文信息处理中的人名索引，可以把姓的字母都大写，声调符号
可以省略。例如：

Zhāng Yǐng   拼写为：ZHANG Ying   张颖

Wáng Jiànguó   拼写为：WANG Jianguo   王建国

Shàngguān Xiǎoyuè   拼写为：SHANGGUAN Xiaoyue 上官晓月

Chén-Fāng Yùméi   拼写为：CHEN-FANG Yumei   陈方玉梅

5.1.6   公民护照上的人名，可以把姓和名的所有字母全部大写，双姓之
间可以不加连接号，声调符号、隔音符号可以省略。例如：

Liú Chàng   拼写为：LIU CHANG   刘畅

Zhōu Jiànjūn   拼写为：ZHOU JIANJUN   周建军

Zhào-Lǐ Shūgāng   拼写为：ZHAOLI SHUGANG   赵李书刚

Wú Xīng'ēn   拼写为：WU XINGEN   吴兴恩

5.1.7   三音节以内不能分出姓和名的汉语人名，包括历史上已经专名化
的称呼，以及笔名、艺名、法名、神名、帝王年号等，连写，开头字母大
写。例如：

Kǒngzǐ   孔子（专称）   Bāogōng   包公（专称）

Xīshī   西施（专称）   Mèngchángjūn   孟尝君（专称）

Bīngxīn   冰心（笔名）   Liúshāhé   流沙河（笔名）

Hóngxiànnǚ   红线女（艺名）   Jiànzhēn   鉴真（法名）

Nézha   哪吒（神仙名）   Qiánlóng   乾隆（帝王年号）

5.1.8   四音节以上不能分出姓和名的人名，如代称、雅号、神仙名等，
按语义结构或语音节律分写，各分开部分开头字母大写。例如：

Dōngguō Xiānsheng   东郭先生（代称）

Liǔquán Jūshì   柳泉居士（雅号 蒲松龄）

Jiànhú Nǚxiá   鉴湖女侠（雅号 秋瑾）

Tàibái Jīnxīng   太白金星（神仙名）

5.2   少数民族语人名拼写规则

5.2.1   少数民族语姓名，按照民族语用汉语拼音字母音译转写，分连次

序依民族习惯。音译转写法可以参照《少数民族语地名汉语拼音字母音译转写法》执行。

5.2.2　在一定的场合，可以在少数民族语人名音译转写原文后备注音译汉字及汉字的拼音；也可以先用或仅用音译汉字及汉字的拼音。例如：

Ulanhu（乌兰夫，Wūlánfū）

Ngopoi Ngawang Jigme（阿沛·阿旺晋美，Āpèi Āwàngjìnměi）

Seypidin（赛福鼎，Sàifúdǐng）

6　特殊问题的变通处理办法

6.1　出版物中常见的著名历史人物，港、澳、台人士，海外华侨及外籍华人、华裔的姓名，以及科技领域各科（动植物、微生物、古生物等）学名命名中的中国人名，原来有惯用的拉丁字母拼写法，必要时可以附注在括弧中或注释中。

6.2　根据技术处理的特殊需要，必要的场合（如公民护照、对外文件和书刊等），大写字母 Ü 可以用 YU 代替。例如：

Lǚ Hépíng　　　　拼写为：LYU HEPING　　　　吕和平

附录二 行业管理性文件

出版管理条例

中华人民共和国国务院令

第732号

现公布《国务院关于修改和废止部分行政法规的规定》，自公布之日起施行。

总理 李克强

2020 年 11 月 29 日

出版管理条例

（ 2001 年 12 月 25 日国务院令第 343 号公布。根据 2011 年 3 月 19 日《国务院关于修改〈出版管理条例〉的决定》第 1 次修订。根据 2013 年 7 月 18 日《国务院关于废止和修改部分行政法规的决定》第 2 次修订。根据 2014 年 7 月 29 日《国务院关于修改部分行政法规的决定》第 3 次修订。根据 2016 年 2 月 6 日《国务院关于修改部分行政法规的决定》第 4 次修订。根据 2020 年 11 月 29 日《国务院关于修改和废止部分行政法规的决定》第 5 次修订）

第一章 总 则

第一条 为了加强对出版活动的管理，发展和繁荣有中国特色社会主义出版产业和出版事业，保障公民依法行使出版自由的权利，促进社会主义精神文明和物质文明建设，根据宪法，制定本条例。

第二条　在中华人民共和国境内从事出版活动，适用本条例。

本条例所称出版活动，包括出版物的出版、印刷或者复制、进口、发行。

本条例所称出版物，是指报纸、期刊、图书、音像制品、电子出版物等。

第三条　出版活动必须坚持为人民服务、为社会主义服务的方向，坚持以马克思列宁主义、毛泽东思想、邓小平理论和"三个代表"重要思想为指导，贯彻落实科学发展观，传播和积累有益于提高民族素质、有益于经济发展和社会进步的科学技术和文化知识，弘扬民族优秀文化，促进国际文化交流，丰富和提高人民的精神生活。

第四条　从事出版活动，应当将社会效益放在首位，实现社会效益与经济效益相结合。

第五条　公民依法行使出版自由的权利，各级人民政府应当予以保障。

公民在行使出版自由的权利的时候，必须遵守宪法和法律，不得反对宪法确定的基本原则，不得损害国家的、社会的、集体的利益和其他公民的合法的自由和权利。

第六条　国务院出版行政主管部门负责全国的出版活动的监督管理工作。国务院其他有关部门按照国务院规定的职责分工，负责有关的出版活动的监督管理工作。

县级以上地方各级人民政府负责出版管理的部门（以下简称出版行政主管部门）负责本行政区域内出版活动的监督管理工作。县级以上地方各级人民政府其他有关部门在各自的职责范围内，负责有关的出版活动的监督管理工作。

第七条　出版行政主管部门根据已经取得的违法嫌疑证据或者举报，对涉嫌违法从事出版物出版、印刷或者复制、进口、发行等活动的行为进行查处时，可以检查与涉嫌违法活动有关的物品和经营场所；对有证据证明是与违法活动有关的物品，可以查封或者扣押。

第八条　出版行业的社会团体按照其章程，在出版行政主管部门的指导下，实行自律管理。

第二章　出版单位的设立与管理

第九条　报纸、期刊、图书、音像制品和电子出版物等应当由出版单位出版。

本条例所称出版单位，包括报社、期刊社、图书出版社、音像出版社和电子出版物出版社等。

法人出版报纸、期刊，不设立报社、期刊社的，其设立的报纸编辑部、期刊编辑部视为出版单位。

第十条　国务院出版行政主管部门制定全国出版单位总量、结构、布局的规划，指导、协调出版产业和出版事业发展。

第十一条　设立出版单位，应当具备下列条件：

（一）有出版单位的名称、章程；

（二）有符合国务院出版行政主管部门认定的主办单位及其主管机关；

（三）有确定的业务范围；

（四）有 30 万元以上的注册资本和固定的工作场所；

（五）有适应业务范围需要的组织机构和符合国家规定的资格条件的编辑出版专业人员；

（六）法律、行政法规规定的其他条件。

审批设立出版单位，除依照前款所列条件外，还应当符合国家关于出版单位总量、结构、布局的规划。

第十二条　设立出版单位，由其主办单位向所在地省、自治区、直辖市人民政府出版行政主管部门提出申请；省、自治区、直辖市人民政府出版行政主管部门审核同意后，报国务院出版行政主管部门审批。设立的出版单位为事业单位的，还应当办理机构编制审批手续。

第十三条　设立出版单位的申请书应当载明下列事项：

（一）出版单位的名称、地址；

（二）出版单位的主办单位及其主管机关的名称、地址；

（三）出版单位的法定代表人或者主要负责人的姓名、住址、资格证明文件；

（四）出版单位的资金来源及数额。

设立报社、期刊社或者报纸编辑部、期刊编辑部的，申请书还应当载明报纸或者期刊的名称、刊期、开版或者开本、印刷场所。

申请书应当附具出版单位的章程和设立出版单位的主办单位及其主管机关的有关证明材料。

第十四条　国务院出版行政主管部门应当自受理设立出版单位的申请之日起60日内，作出批准或者不批准的决定，并由省、自治区、直辖市人民政府出版行政主管部门书面通知主办单位；不批准的，应当说明理由。

第十五条　设立出版单位的主办单位应当自收到批准决定之日起60日内，向所在地省、自治区、直辖市人民政府出版行政主管部门登记，领取出版许可证。登记事项由国务院出版行政主管部门规定。

出版单位领取出版许可证后，属于事业单位法人的，持出版许可证向事业单位登记管理机关登记，依法领取事业单位法人证书；属于企业法人的，持出版许可证向工商行政管理部门登记，依法领取营业执照。

第十六条　报社、期刊社、图书出版社、音像出版社和电子出版物出版社等应当具备法人条件，经核准登记后，取得法人资格，以其全部法人财产独立承担民事责任。

依照本条例第九条第三款的规定，视为出版单位的报纸编辑部、期刊编辑部不具有法人资格，其民事责任由其主办单位承担。

第十七条　出版单位变更名称、主办单位或者其主管机关、业务范围、资本结构，合并或者分立，设立分支机构，出版新的报纸、期刊，或者报纸、期刊变更名称的，应当依照本条例第十二条、第十三条的规定办理审批手续。出版单位属于事业单位法人的，还应当持批准文件到事业单位登记管理机关办理相应的登记手续；属于企业法人的，还应当持批准文件到工商行政管理部门办理相应的登记手续。

出版单位除前款所列变更事项外的其他事项的变更，应当经主办单位及其主管机关审查同意，向所在地省、自治区、直辖市人民政府出版行政主管部门申请变更登记，并报国务院出版行政主管部门备案。出版单位属于事业单位法人的，还应当持批准文件到事业单位登记管理机关办理变更登记；属于企业法人的，还应当持批准文件到工商行政管理部门办理变更登记。

第十八条　出版单位中止出版活动的，应当向所在地省、自治区、直辖市人民政府出版行政主管部门备案并说明理由和期限；出版单位中止出版活动不得超过180日。

出版单位终止出版活动的，由主办单位提出申请并经主管机关同意后，由主办单位向所在地省、自治区、直辖市人民政府出版行政主管部门办理注销登记，并报国务院出版行政主管部门备案。出版单位属于事业单位法人的，还应当持批准文件到事业单位登记管理机关办理注销登记；属于企业法人的，还应当持批准文件到工商行政管理部门办理注销登记。

第十九条　图书出版社、音像出版社和电子出版物出版社自登记之日起满 180 日未从事出版活动的，报社、期刊社自登记之日起满 90 日未出版报纸、期刊的，由原登记的出版行政主管部门注销登记，并报国务院出版行政主管部门备案。

因不可抗力或者其他正当理由发生前款所列情形的，出版单位可以向原登记的出版行政主管部门申请延期。

第二十条　图书出版社、音像出版社和电子出版物出版社的年度出版计划及涉及国家安全、社会安定等方面的重大选题，应当经所在地省、自治区、直辖市人民政府出版行政主管部门审核后报国务院出版行政主管部门备案；涉及重大选题，未在出版前报备案的出版物，不得出版。具体办法由国务院出版行政主管部门制定。

期刊社的重大选题，应当依照前款规定办理备案手续。

第二十一条　出版单位不得向任何单位或者个人出售或者以其他形式转让本单位的名称、书号、刊号或者版号、版面，并不得出租本单位的名称、刊号。

出版单位及其从业人员不得利用出版活动谋取其他不正当利益。

第二十二条　出版单位应当按照国家有关规定向国家图书馆、中国版本图书馆和国务院出版行政主管部门免费送交样本。

第三章　出版物的出版

第二十三条　公民可以依照本条例规定，在出版物上自由表达自己对国家事务、经济和文化事业、社会事务的见解和意愿，自由发表自己从事科学研究、文学艺术创作和其他文化活动的成果。

合法出版物受法律保护，任何组织和个人不得非法干扰、阻止、破坏出版物的出版。

第二十四条　出版单位实行编辑责任制度，保障出版物刊载的内容符合本条例的规定。

第二十五条 任何出版物不得含有下列内容：

（一）反对宪法确定的基本原则的；

（二）危害国家统一、主权和领土完整的；

（三）泄露国家秘密、危害国家安全或者损害国家荣誉和利益的；

（四）煽动民族仇恨、民族歧视，破坏民族团结，或者侵害民族风俗、习惯的；

（五）宣扬邪教、迷信的；

（六）扰乱社会秩序，破坏社会稳定的；

（七）宣扬淫秽、赌博、暴力或者教唆犯罪的；

（八）侮辱或者诽谤他人，侵害他人合法权益的；

（九）危害社会公德或者民族优秀文化传统的；

（十）有法律、行政法规和国家规定禁止的其他内容的。

第二十六条 以未成年人为对象的出版物不得含有诱发未成年人模仿违反社会公德的行为和违法犯罪的行为的内容，不得含有恐怖、残酷等妨害未成年人身心健康的内容。

第二十七条 出版物的内容不真实或者不公正，致使公民、法人或者其他组织的合法权益受到侵害的，其出版单位应当公开更正，消除影响，并依法承担其他民事责任。

报纸、期刊发表的作品内容不真实或者不公正，致使公民、法人或者其他组织的合法权益受到侵害的，当事人有权要求有关出版单位更正或者答辩，有关出版单位应当在其近期出版的报纸、期刊上予以发表；拒绝发表的，当事人可以向人民法院提起诉讼。

第二十八条 出版物必须按照国家的有关规定载明作者、出版者、印刷者或者复制者、发行者的名称、地址，书号、刊号或者版号，在版编目数据，出版日期、刊期以及其他有关事项。

出版物的规格、开本、版式、装帧、校对等必须符合国家标准和规范要求，保证出版物的质量。

出版物使用语言文字必须符合国家法律规定和有关标准、规范。

第二十九条 任何单位和个人不得伪造、假冒出版单位名称或者报纸、期刊名称出版出版物。

第三十条 中学小学教科书由国务院教育行政主管部门审定；其出版、

发行单位应当具有适应教科书出版、发行业务需要的资金、组织机构和人员等条件，并取得国务院出版行政主管部门批准的教科书出版、发行资质。纳入政府采购范围的中学小学教科书，其发行单位按照《中华人民共和国政府采购法》的有关规定确定。其他任何单位或者个人不得从事中学小学教科书的出版、发行业务。

第四章　出版物的印刷或者复制和发行

第三十一条　从事出版物印刷或者复制业务的单位，应当向所在地省、自治区、直辖市人民政府出版行政主管部门提出申请，经审核许可，并依照国家有关规定到工商行政管理部门办理相关手续后，方可从事出版物的印刷或者复制。

未经许可并办理相关手续的，不得印刷报纸、期刊、图书，不得复制音像制品、电子出版物。

第三十二条　出版单位不得委托未取得出版物印刷或者复制许可的单位印刷或者复制出版物。

出版单位委托印刷或者复制单位印刷或者复制出版物的，必须提供符合国家规定的印刷或者复制出版物的有关证明，并依法与印刷或者复制单位签订合同。

印刷或者复制单位不得接受非出版单位和个人的委托印刷报纸、期刊、图书或者复制音像制品、电子出版物，不得擅自印刷、发行报纸、期刊、图书或者复制、发行音像制品、电子出版物。

第三十三条　印刷或者复制单位经所在地省、自治区、直辖市人民政府出版行政主管部门批准，可以承接境外出版物的印刷或者复制业务；但是，印刷或者复制的境外出版物必须全部运输出境，不得在境内发行。

境外委托印刷或者复制的出版物的内容，应当经省、自治区、直辖市人民政府出版行政主管部门审核。委托人应当持有著作权人授权书，并向著作权行政管理部门登记。

第三十四条　印刷或者复制单位应当自完成出版物的印刷或者复制之日起2年内，留存一份承接的出版物样本备查。

第三十五条　单位从事出版物批发业务的，须经省、自治区、直辖市人民政府出版行政主管部门审核许可，取得《出版物经营许可证》。

单位和个体工商户从事出版物零售业务的，须经县级人民政府出版行政主管部门审核许可，取得《出版物经营许可证》。

第三十六条　通过互联网等信息网络从事出版物发行业务的单位或者个体工商户，应当依照本条例规定取得《出版物经营许可证》。

提供网络交易平台服务的经营者应当对申请通过网络交易平台从事出版物发行业务的单位或者个体工商户的经营主体身份进行审查，验证其《出版物经营许可证》。

第三十七条　从事出版物发行业务的单位和个体工商户变更《出版物经营许可证》登记事项，或者兼并、合并、分立的，应当依照本条例第三十五条的规定办理审批手续。

从事出版物发行业务的单位和个体工商户终止经营活动的，应当向原批准的出版行政主管部门备案。

第三十八条　出版单位可以发行本出版单位出版的出版物，不得发行其他出版单位出版的出版物。

第三十九条　国家允许设立从事图书、报纸、期刊、电子出版物发行业务的外商投资企业。

第四十条　印刷或者复制单位、发行单位或者个体工商户不得印刷或者复制、发行有下列情形之一的出版物：

（一）含有本条例第二十五条、第二十六条禁止内容的；

（二）非法进口的；

（三）伪造、假冒出版单位名称或者报纸、期刊名称的；

（四）未署出版单位名称的；

（五）中学小学教科书未经依法审定的；

（六）侵犯他人著作权的。

第五章　出版物的进口

第四十一条　出版物进口业务，由依照本条例设立的出版物进口经营单位经营；其他单位和个人不得从事出版物进口业务。

第四十二条　设立出版物进口经营单位，应当具备下列条件：

（一）有出版物进口经营单位的名称、章程；

（二）有符合国务院出版行政主管部门认定的主办单位及其主管机关；

（三）有确定的业务范围；

（四）具有进口出版物内容审查能力；

（五）有与出版物进口业务相适应的资金；

（六）有固定的经营场所；

（七）法律、行政法规和国家规定的其他条件。

第四十三条　设立出版物进口经营单位，应当向国务院出版行政主管部门提出申请，经审查批准，取得国务院出版行政主管部门核发的出版物进口经营许可证后，持证到工商行政管理部门依法领取营业执照。

设立出版物进口经营单位，还应当依照对外贸易法律、行政法规的规定办理相应手续。

第四十四条　出版物进口经营单位变更名称、业务范围、资本结构、主办单位或者其主管机关，合并或者分立，设立分支机构，应当依照本条例第四十二条、第四十三条的规定办理审批手续，并持批准文件到工商行政管理部门办理相应的登记手续。

第四十五条　出版物进口经营单位进口的出版物，不得含有本条例第二十五条、第二十六条禁止的内容。

出版物进口经营单位负责对其进口的出版物进行内容审查。省级以上人民政府出版行政主管部门可以对出版物进口经营单位进口的出版物直接进行内容审查。出版物进口经营单位无法判断其进口的出版物是否含有本条例第二十五条、第二十六条禁止内容的，可以请求省级以上人民政府出版行政主管部门进行内容审查。省级以上人民政府出版行政主管部门应出版物进口经营单位的请求，对其进口的出版物进行内容审查的，可以按照国务院价格主管部门批准的标准收取费用。

国务院出版行政主管部门可以禁止特定出版物的进口。

第四十六条　出版物进口经营单位应当在进口出版物前将拟进口的出版物目录报省级以上人民政府出版行政主管部门备案；省级以上人民政府出版行政主管部门发现有禁止进口的或者暂缓进口的出版物的，应当及时通知出版物进口经营单位并通报海关。对通报禁止进口或者暂缓进口的出版物，出版物进口经营单位不得进口，海关不得放行。

出版物进口备案的具体办法由国务院出版行政主管部门制定。

第四十七条　发行进口出版物的，必须从依法设立的出版物进口经营单位进货。

第四十八条　出版物进口经营单位在境内举办境外出版物展览，必须报经国务院出版行政主管部门批准。未经批准，任何单位和个人不得举办境外出版物展览。

依照前款规定展览的境外出版物需要销售的，应当按照国家有关规定办理相关手续。

第六章　监督与管理

第四十九条　出版行政主管部门应当加强对本行政区域内出版单位出版活动的日常监督管理；出版单位的主办单位及其主管机关对所属出版单位出版活动负有直接管理责任，并应当配合出版行政主管部门督促所属出版单位执行各项管理规定。

出版单位和出版物进口经营单位应当按照国务院出版行政主管部门的规定，将从事出版活动和出版物进口活动的情况向出版行政主管部门提出书面报告。

第五十条　出版行政主管部门履行下列职责：

（一）对出版物的出版、印刷、复制、发行、进口单位进行行业监管，实施准入和退出管理；

（二）对出版活动进行监管，对违反本条例的行为进行查处；

（三）对出版物内容和质量进行监管；

（四）根据国家有关规定对出版从业人员进行管理。

第五十一条　出版行政主管部门根据有关规定和标准，对出版物的内容、编校、印刷或者复制、装帧设计等方面质量实施监督检查。

第五十二条　国务院出版行政主管部门制定出版单位综合评估办法，对出版单位分类实施综合评估。

出版物的出版、印刷或者复制、发行和进口经营单位不再具备行政许可的法定条件的，由出版行政主管部门责令限期改正；逾期仍未改正的，由原发证机关撤销行政许可。

第五十三条　国家对在出版单位从事出版专业技术工作的人员实行职业资格制度；出版专业技术人员通过国家专业技术人员资格考试取得专业技术资格。具体办法由国务院人力资源社会保障主管部门、国务院出版行政主管部门共同制定。

第七章　保障与奖励

第五十四条　国家制定有关政策，保障、促进出版产业和出版事业的发展与繁荣。

第五十五条　国家支持、鼓励下列优秀的、重点的出版物的出版：

（一）对阐述、传播宪法确定的基本原则有重大作用的；

（二）对弘扬社会主义核心价值体系，在人民中进行爱国主义、集体主义、社会主义和民族团结教育以及弘扬社会公德、职业道德、家庭美德有重要意义的；

（三）对弘扬民族优秀文化，促进国际文化交流有重大作用的；

（四）对推进文化创新，及时反映国内外新的科学文化成果有重大贡献的；

（五）对服务农业、农村和农民，促进公共文化服务有重大作用的；

（六）其他具有重要思想价值、科学价值或者文化艺术价值的。

第五十六条　国家对教科书的出版发行，予以保障。

国家扶持少数民族语言文字出版物和盲文出版物的出版发行。

国家对在少数民族地区、边疆地区、经济不发达地区和在农村发行出版物，实行优惠政策。

第五十七条　报纸、期刊交由邮政企业发行的，邮政企业应当保证按照合同约定及时、准确发行。

承运出版物的运输企业，应当对出版物的运输提供方便。

第五十八条　对为发展、繁荣出版产业和出版事业作出重要贡献的单位和个人，按照国家有关规定给予奖励。

第五十九条　对非法干扰、阻止和破坏出版物出版、印刷或者复制、进口、发行的行为，县级以上各级人民政府出版行政主管部门及其他有关部门，应当及时采取措施，予以制止。

第八章　法律责任

第六十条　出版行政主管部门或者其他有关部门的工作人员，利用职务上的便利收受他人财物或者其他好处，批准不符合法定条件的申请人取得许可证、批准文件，或者不履行监督职责，或者发现违法行为不予查处，造成严重后果的，依法给予降级直至开除的处分；构成犯罪的，依照刑法关于受贿罪、滥用职权罪、玩忽职守罪或者其他罪的规定，依法追究刑事责任。

第六十一条　未经批准，擅自设立出版物的出版、印刷或者复制、进口单位，或者擅自从事出版物的出版、印刷或者复制、进口、发行业务，假冒出版单位名称或者伪造、假冒报纸、期刊名称出版出版物的，由出版行政主管部门、工商行政管理部门依照法定职权予以取缔；依照刑法关于非法经营罪的规定，依法追究刑事责任；尚不够刑事处罚的，没收出版物、违法所得和从事违法活动的专用工具、设备，违法经营额 1 万元以上的，并处违法经营额 5 倍以上 10 倍以下的罚款，违法经营额不足 1 万元的，可以处 5 万元以下的罚款；侵犯他人合法权益的，依法承担民事责任。

第六十二条　有下列行为之一，触犯刑律的，依照刑法有关规定，依法追究刑事责任；尚不够刑事处罚的，由出版行政主管部门责令限期停业整顿，没收出版物、违法所得，违法经营额 1 万元以上的，并处违法经营额 5 倍以上 10 倍以下的罚款；违法经营额不足 1 万元的，可以处 5 万元以下的罚款；情节严重的，由原发证机关吊销许可证：

（一）出版、进口含有本条例第二十五条、第二十六条禁止内容的出版物的；

（二）明知或者应知出版物含有本条例第二十五条、第二十六条禁止内容而印刷或者复制、发行的；

（三）明知或者应知他人出版含有本条例第二十五条、第二十六条禁止内容的出版物而向其出售或者以其他形式转让本出版单位的名称、书号、刊号、版号、版面，或者出租本单位的名称、刊号的。

第六十三条　有下列行为之一的，由出版行政主管部门责令停止违法行为，没收出版物、违法所得，违法经营额 1 万元以上的，并处违法经营额 5 倍以上 10 倍以下的罚款；违法经营额不足 1 万元的，可以处 5 万元以下的罚款；情节严重的，责令限期停业整顿或者由原发证机关吊销许可证：

（一）进口、印刷或者复制、发行国务院出版行政主管部门禁止进口的出版物的；

（二）印刷或者复制走私的境外出版物的；

（三）发行进口出版物未从本条例规定的出版物进口经营单位进货的。

第六十四条　走私出版物的，依照刑法关于走私罪的规定，依法追究刑事责任；尚不够刑事处罚的，由海关依照海关法的规定给予行政处罚。

第六十五条　有下列行为之一的，由出版行政主管部门没收出版物、违法所得，违法经营额 1 万元以上的，并处违法经营额 5 倍以上 10 倍以下的罚款；违法经营额不足 1 万元的，可以处 5 万元以下的罚款；情节严重的，责令限期停业整顿或者由原发证机关吊销许可证：

（一）出版单位委托未取得出版物印刷或者复制许可的单位印刷或者复制出版物的；

（二）印刷或者复制单位未取得印刷或者复制许可而印刷或者复制出版物的；

（三）印刷或者复制单位接受非出版单位和个人的委托印刷或者复制出版物的；

（四）印刷或者复制单位未履行法定手续印刷或者复制境外出版物的，印刷或者复制的境外出版物没有全部运输出境的；

（五）印刷或者复制单位、发行单位或者个体工商户印刷或者复制、发行未署出版单位名称的出版物的；

（六）印刷或者复制单位、发行单位或者个体工商户印刷或者复制、发行伪造、假冒出版单位名称或者报纸、期刊名称的出版物的；

（七）出版、印刷、发行单位出版、印刷、发行未经依法审定的中学小学教科书，或者非依照本条例规定确定的单位从事中学小学教科书的出版、发行业务的。

第六十六条　出版单位有下列行为之一的，由出版行政主管部门责令停止违法行为，给予警告，没收违法经营的出版物、违法所得，违法经营额 1 万元以上的，并处违法经营额 5 倍以上 10 倍以下的罚款；违法经营额不足 1 万元的，可以处 5 万元以下的罚款；情节严重的，责令限期停业整顿或者由原发证机关吊销许可证：

（一）出售或者以其他形式转让本出版单位的名称、书号、刊号、版号、版面，或者出租本单位的名称、刊号的；

（二）利用出版活动谋取其他不正当利益的。

第六十七条　有下列行为之一的，由出版行政主管部门责令改正，给予警告；情节严重的，责令限期停业整顿或者由原发证机关吊销许可证：

（一）出版单位变更名称、主办单位或者其主管机关、业务范围，合并或者分立，出版新的报纸、期刊，或者报纸、期刊改变名称，以及出版单位变更其他事项，未依照本条例的规定到出版行政主管部门办理审批、变更登记手续的；

（二）出版单位未将其年度出版计划和涉及国家安全、社会安定等方面的重大选题备案的；

（三）出版单位未依照本条例的规定送交出版物的样本的；

（四）印刷或者复制单位未依照本条例的规定留存备查的材料的；

（五）出版进口经营单位未将其进口的出版物目录报送备案的；

（六）出版单位擅自中止出版活动超过 180 日的；

（七）出版物发行单位、出版物进口经营单位未依照本条例的规定办理变更审批手续的；

（八）出版物质量不符合有关规定和标准的。

第六十八条　未经批准，举办境外出版物展览的，由出版行政主管部门责令停止违法行为，没收出版物、违法所得；情节严重的，责令限期停业整顿或者由原发证机关吊销许可证。

第六十九条　印刷或者复制、批发、零售、出租、散发含有本条例第二十五条、第二十六条禁止内容的出版物或者其他非法出版物的，当事人对非法出版物的来源作出说明、指认，经查证属实的，没收出版物、违法所得，可以减轻或者免除其他行政处罚。

第七十条　单位违反本条例被处以吊销许可证行政处罚的，其法定代表人或者主要负责人自许可证被吊销之日起 10 年内不得担任出版、印刷或者复制、进口、发行单位的法定代表人或者主要负责人。

出版从业人员违反本条例规定，情节严重的，由原发证机关吊销其资格证书。

第七十一条　依照本条例的规定实施罚款的行政处罚，应当依照有关法律、行政法规的规定，实行罚款决定与罚款收缴分离；收缴的罚款必须全部上缴国库。

第九章　附　则

第七十二条　行政法规对音像制品和电子出版物的出版、复制、进口、发行另有规定的，适用其规定。

接受境外机构或者个人赠送出版物的管理办法、订户订购境外出版物的管理办法、网络出版审批和管理办法，由国务院出版行政主管部门根据本条例的原则另行制定。

第七十三条　本条例自 2002 年 2 月 1 日起施行。1997 年 1 月 2 日国务院发布的《出版管理条例》同时废止。

图书质量管理规定
中华人民共和国新闻出版总署令
第26号

《图书质量管理规定》已经 2004 年 12 月 9 日新闻出版总署第 4 次署务会通过，现予公布，自 2005 年 3 月 1 日起施行。

新闻出版总署署长　石宗源

二〇〇四年十二月二十四日

第一条　为建立健全图书质量管理机制，规范图书出版秩序，促进图书出版业的繁荣和发展，保护消费者的合法权益，根据《中华人民共和国产品质量法》和国务院《出版管理条例》，制定本规定。

第二条　本规定适用于依法设立的图书出版单位出版的图书的质量管理。出版时间超过十年且无再版或者重印的图书，不适用本规定。

第三条　图书质量包括内容、编校、设计、印制四项，分为合格、不合格两个等级。内容、编校、设计、印制四项均合格的图书，其质量属合格。内容、编校、设计、印制四项中有一项不合格的图书，其质量属不合格。

第四条　符合《出版管理条例》第二十六、二十七条规定的图书，其内容质量属合格。不符合《出版管理条例》第二十六、二十七条规定的图书，其内容质量属不合格。

第五条　差错率不超过万分之一的图书，其编校质量属合格。差错率超过万分之一的图书，其编校质量属不合格。图书编校质量差错的判定以国家正式颁布的法律法规、国家标准和相关行业制定的行业标准为依据。图书编校质量差错率的计算按照本规定附件《图书编校质量差错率计算方法》执行。

第六条　图书的整体设计和封面（包括封一、封二、封三、封底、勒口、护封、封套、书脊)、扉页、插图等设计均符合国家有关技术标准和规定，其设计质量属合格。图书的整体设计和封面(包括封一、封二、封三、封底、勒口、护封、封套、书脊)、扉页、插图等设计中有一项不符合国家有关技术标准和规定的，其设计质量属不合格。

第七条　符合中华人民共和国出版行业标准《印刷产品质量评价和分等导则》(CY/T 2—1999)规定的图书，其印制质量属合格。

不符合中华人民共和国出版行业标准《印刷产品质量评价和分等导则》(CY/T 2—1999)规定的图书，其印制质量属不合格。

第八条　新闻出版总署负责全国图书质量管理工作，依照本规定实施图书质量检查，并向社会及时公布检查结果。

第九条　各省、自治区、直辖市新闻出版行政部门负责本行政区域内的图书质量管理工作，依照本规定实施图书质量检查，并向社会及时公布检查结果。

第十条　图书出版单位的主办单位和主管机关应当履行其主办、主管职能，尽其责任，协助新闻出版行政部门实施图书质量管理，对不合格图书提出处理意见。

第十一条　图书出版单位应当设立图书质量管理机构，制定图书质量管理制度，保证图书质量合格。

第十二条　新闻出版行政部门对图书质量实施的检查包括：图书的正文、封面(包括封一、封二、封三、封底、勒口、护封、封套、书脊)、扉页、版权页、前言(或序)、后记(或跋)、目录、插图及其文字说明等。正文部分的抽查必须内容(或页码)连续且不少于10万字，全书字数不足10万字的必须检查全书。

第十三条　新闻出版行政部门实施图书质量检查，须将审读记录和检查结果书面通知出版单位。出版单位如有异议，可以在接到通知后15日内提出申辩意见，请求复检。对复检结论仍有异议的，可以向上一级新闻出版行政部门请求裁定。

第十四条　对在图书质量检查中被认定为成绩突出的出版单位和个人，新闻出版行政部门给予表扬或者奖励。

第十五条　对图书内容违反《出版管理条例》第二十六、二十七条规定的，根据《出版管理条例》第五十六条实施处罚。

第十六条　对出版编校质量不合格图书的出版单位，由省级以上新闻出版行政部门予以警告,可以根据情节并处 3 万元以下罚款。

第十七条 经检查属编校质量不合格的图书,差错率在万分之一以上万分之五以下的,出版单位必须自检查结果公布之日起 30 天内全部收回,改正重印后可以继续发行;差错率在万分之五以上的,出版单位必须自检查结果公布之日起 30 天内全部收回。出版单位违反本规定继续发行编校质量不合格图书的,由省级以上新闻出版行政部门按照《中华人民共和国产品质量法》第五十条的规定处理。

第十八条 对于印制质量不合格的图书,出版单位必须及时予以收回、调换。出版单位违反本规定继续发行印制质量不合格图书的,由省级以上新闻出版行政部门按照《中华人民共和国产品质量法》第五十条的规定处理。

第十九条 一年内造成三种以上图书不合格或者连续两年造成图书不合格的直接责任者,由省、自治区、直辖市新闻出版行政部门注销其出版专业技术人员职业资格,三年之内不得从事出版编辑工作。

第二十条 本规定自 2005 年 3 月 1 日起实施。新闻出版署于 1997 年 3 月 3 日公布的《图书质量管理规定》同时停止执行。

附件:图书编校质量差错率计算方法

一、图书编校差错率

图书编校差错率,是指一本图书的编校差错数占全书总字数的比率,用万分比表示。实际鉴定时,可以依据抽查结果对全书进行认定。如检查的总字数为 10 万,检查后发现两个差错,则其差错率为 0.2/10 000。

二、图书总字数的计算方法

图书总字数的计算方法,一律以该书的版面字数为准,即:总字数=每行字数 × 每面行数 × 总面数。

1. 除环衬等空白面不计字数外,凡连续编排页码的正文、目录、辅文等,不论是否排字,均按一面满版计算字数。分栏排版的图书,各栏之间的空白也计算版面字数。

2. 书眉(或中缝)和单排的页码、边码作为行数或每行字数计入正文,一并计算字数。

3. 索引、附录等字号有变化时,分别按实际版面计算字数。

4. 用小号字排版的脚注文字超过 5 行不足 10 行的,该面按正文满版字数加 15% 计算；超过 10 行的，该面按注文满版计算字数。对小号字排版的夹注文字，可采用折合行数的方法，比照脚注文字进行计算。

5. 封一、封二、封三、封底、护封、封套、扉页，除空白面不计以外，每面按正文满版字数的 50% 计算；版权页、书脊、有文字的勒口，各按正文的一面满版计算。

6. 正文中的插图、表格，按正文的版面字数计算；插图占一面的，按正文满版字数的 20% 计算字数。

7. 以图片为主的图书，有文字说明的版面，按满版字数的 50% 计算；没有文字说明的版面，按满版字数的 20% 计算。

8. 乐谱类图书、地图类图书，按满版字数全额计算。

9. 外文图书、少数民族文字图书，拼音图书的拼音部分，以对应字号的中文满版字数加 30% 计算。

三、图书编校差错的计算方法

1. 文字差错的计算标准

（1）封底、勒口、版权页、正文、目录、出版说明（或凡例）、前言（或序）、后记（或跋）、注释、索引、图表、附录、参考文献等中的一般性错字、别字、多字、漏字、倒字，每处计 1 个差错。前后颠倒字，可以用一个校对符号改正的，每处计 1 个差错。书眉（或中缝）中的差错，每处计 1 个差错；同样性质的差错重复出现，全书按一面差错基数加 1 倍计算。阿拉伯数字、罗马数字差错，无论几位数，都计 1 个差错。

（2）同一错字重复出现，每面计 1 个差错，全书最多计 4 个差错。每处多、漏 2～5 个字，计 2 个差错，5 个字以上计 4 个差错。

（3）封一、扉页上的文字差错，每处计 2 个差错；相关文字不一致，有一项计 1 个差错。

（4）知识性、逻辑性、语法性差错，每处计 2 个差错。

（5）外文、少数民族文字、国际音标，以一个单词为单位，无论其中几处有错，计 1 个差错。汉语拼音不符合《汉语拼音方案》和《汉语拼音正词法基本规则》（GB/T 16159—1996）规定的，以一个对应的汉字或词组为单位，计 1 个差错。

（6）字母大小写和正斜体、黑白体误用，不同文种字母混用的（如把英文字母 N 错为俄文字母 И），字母与其他符号混用的（如把汉字的〇错为英文字母 O），每处计 0.5 个差错；同一差错在全书超过 3 处，计 1.5 个差错。

（7）简化字、繁体字混用，每处计 0.5 个差错；同一差错在全书超过 3 处，计 1.5 个差错。

（8）工具书的科技条目、科技类教材、学习辅导书和其他科技图书，使用计量单位不符合国家标准《量和单位》（GB 3100-3102-1993）的中文名称的、使用科技术语不符合全国科学技术名词审定委员会公布的规范词的，每处计 1 个差错；同一差错多次出现，每面只计 1 个差错，同一错误全书最多计 3 个差错。

（9）阿拉伯数字与汉语数字用法不符合《出版物上数字用法的规定》（GB/T 15835-1995）的，每处计 0.1 个差错。全书最多计 1 个差错。

2．标点符号和其他符号差错的计算标准

（1）标点符号的一般错用、漏用、多用，每处计 0.1 个差错。

（2）小数点误为中圆点，或中圆点误为小数点的，以及冒号误为比号，或比号误为冒号的，每处计 0.1 个差错。专名线、着重点的错位、多、漏，每处计 0.1 个差错。

（3）破折号误为一字线、半字线，每处计 0.1 个差错。标点符号误在行首、行末的，每处计 0.1 个差错。

（4）外文复合词、外文单词按音节转行，漏排连接号的，每处计 0.1 个差错；同样差错在每面超过 3 个，计 0.3 个差错，全书最多计 1 个差错。

（5）法定计量单位符号、科学技术各学科中的科学符号、乐谱符号等差错，每处计 0.5 个差错；同样差错同一面内不重复计算，全书最多计 1.5 个差错。

（6）图序、表序、公式序等标注差错，每处计 0.1 个差错；全书超过 3 处，计 1 个差错。

3．格式差错的计算标准

（1）影响文意、不合版式要求的另页、另面、另段、另行、接排、空行，需要空行、空格而未空的，每处计 0.1 个差错。

（2）字体错、字号错或字体、字号同时错，每处计 0.1 个差错；同一面内不重复计算，全书最多计 1 个差错。

（3）同一面上几个同级标题的位置、转行格式不统一且影响理解的，计 0.1 个差错；需要空格而未空格的，每处计 0.1 个差错。

（4）阿拉伯数字、外文缩写词转行的，外文单词未按音节转行的，每处计 0.1 个差错。

（5）图、表的位置错，每处计 1 个差错。图、表的内容与说明文字不符，每处计 2 个差错。

（6）书眉单双页位置互错，每处计 0.1 个差错，全书最多计 1 个差错。

（7）正文注码与注文注码不符，每处计 0.1 个差错。

图书出版管理规定
中华人民共和国新闻出版总署令
第36号

《图书出版管理规定》已经 2007 年 12 月 26 日新闻出版总署第 2 次署务会议通过，现予公布，自 2008 年 5 月 1 日起施行。

新闻出版总署署长　柳斌杰

二〇〇八年二月二十一日

图书出版管理规定

第一章　总　则

第一条　为了规范图书出版，加强对图书出版的监督管理，促进图书出版的发展和繁荣，根据国务院《出版管理条例》及相关法律法规，制定本规定。

第二条　在中华人民共和国境内从事图书出版，适用本规定。

本规定所称图书，是指书籍、地图、年画、图片、画册，以及含有文字、图画内容的年历、月历、日历，以及由新闻出版总署认定的其他内容载体形式。

第三条　图书出版必须坚持为人民服务、为社会主义服务的方向，坚持马克思列宁主义、毛泽东思想、邓小平理论和"三个代表"重要思想，坚持科学发展观，坚持正确的舆论导向和出版方向，坚持把社会效益放在首位、社会效益和经济效益相统一的原则，传播和积累有益于提高民族素质、推动经济发展、促进社会和谐与进步的科学技术和文化知识，弘扬民族优秀文化，促进国际文化交流，丰富人民群众的精神文化生活。

第四条　新闻出版总署负责全国图书出版的监督管理工作，建立健全监督管理制度，制定并实施全国图书出版总量、结构、布局的规划。

省、自治区、直辖市新闻出版行政部门负责本行政区域内图书出版的监督管理工作。

第五条　图书出版单位依法从事图书的编辑、出版等活动。

图书出版单位合法的出版活动受法律保护，任何组织和个人不得非法干扰、阻止、破坏。

第六条　新闻出版总署对为发展、繁荣我国图书出版事业作出重要贡献的图书出版单位及个人给予奖励，并评选奖励优秀图书。

第七条　图书出版行业的社会团体按照其章程，在新闻出版行政部门的指导下，实行自律管理。

第二章　图书出版单位的设立

第八条　图书由依法设立的图书出版单位出版。设立图书出版单位须经新闻出版总署批准，取得图书出版许可证。

本规定所称图书出版单位，是指依照国家有关法规设立，经新闻出版总署批准并履行登记注册手续的图书出版法人实体。

第九条　设立图书出版单位，应当具备下列条件：

（一）有图书出版单位的名称、章程；

（二）有符合新闻出版总署认定条件的主办单位、主管单位；

（三）有确定的图书出版业务范围；

（四）有 30 万元以上的注册资本；

（五）有适应图书出版需要的组织机构和符合国家规定资格条件的编辑出版专业人员；

（六）有确定的法定代表人或者主要负责人，该法定代表人或者主要负责人必须是在境内长久居住的具有完全行为能力的中国公民；

（七）有与主办单位在同一省级行政区域的固定工作场所；

（八）法律、行政法规规定的其他条件。

设立图书出版单位，除前款所列条件外，还应当符合国家关于图书出版单位总量、结构、布局的规划。

第十条　中央在京单位设立图书出版单位，由主办单位提出申请，经主管单位审核同意后，由主办单位报新闻出版总署审批。

中国人民解放军和中国人民武装警察部队系统设立图书出版单位，由主办单位提出申请，经中国人民解放军总政治部宣传部新闻出版局审核同意后，报新闻出版总署审批。

其他单位设立图书出版单位，经主管单位审核同意后，由主办单位向所在地省、自治区、直辖市新闻出版行政部门提出申请，省、自治区、直辖市新闻出版行政部门审核同意后，报新闻出版总署审批。

第十一条　申请设立图书出版单位，须提交以下材料：

（一）按要求填写的设立图书出版单位申请表；

（二）主管单位、主办单位的有关资质证明材料；

（三）拟任图书出版单位法定代表人或者主要负责人简历、身份证明文件；

（四）编辑出版人员的出版专业职业资格证书；

（五）由依法设立的验资机构出具的注册资本验资证明；

（六）图书出版单位的章程；

（七）工作场所使用证明；

（八）设立图书出版单位的可行性论证报告。

第十二条　新闻出版总署应当自收到设立图书出版单位申请之日起90日内，作出批准或者不批准的决定，并直接或者由省、自治区、直辖市新闻出版行政部门书面通知主办单位；不批准的，应当说明理由。

第十三条　申请设立图书出版单位的主办单位应当自收到新闻出版总署批准文件之日起60日内办理如下注册登记手续：

（一）持批准文件到所在地省、自治区、直辖市新闻出版行政部门领取图书出版单位登记表，经主管单位审核签章后，报所在地省、自治区、直辖市新闻出版行政部门；

（二）图书出版单位登记表一式五份，图书出版单位、主办单位、主管单位及省、自治区、直辖市新闻出版行政部门各存一份，另一份由省、自治区、直辖市新闻出版行政部门在收到之日起15日内，报送新闻出版总署备案；

（三）新闻出版总署对图书出版单位登记表审核后，在10日内通过中国标准书号中心分配其出版者号并通知省、自治区、直辖市新闻出版行政部门；

（四）省、自治区、直辖市新闻出版行政部门对图书出版单位登记表审核后，在 10 日内向主办单位发放图书出版许可证；

（五）图书出版单位持图书出版许可证到工商行政管理部门办理登记手续，依法领取营业执照。

第十四条　图书出版单位的主办单位自收到新闻出版总署批准文件之日起 60 日内未办理注册登记手续，批准文件自行失效，登记机关不再受理登记，图书出版单位的主办单位须将有关批准文件缴回新闻出版总署。

图书出版单位自登记之日起满 180 日未从事图书出版的，由原登记的新闻出版行政部门注销登记，收回图书出版许可证，并报新闻出版总署备案。

因不可抗力或者其他正当理由发生前款所列情形的，图书出版单位可以向原登记的新闻出版行政部门申请延期。

第十五条　图书出版单位应当具备法人条件，经核准登记后，取得法人资格，以其全部法人财产独立承担民事责任。

第十六条　图书出版单位变更名称、主办单位或者主管单位、业务范围，合并或者分立，改变资本结构，依照本规定第九条至第十三条的规定办理审批、登记手续。

图书出版单位除前款所列变更事项外的其他事项的变更，应当经其主办单位和主管单位审查同意后，向所在地省、自治区、直辖市新闻出版行政部门申请变更登记，由省、自治区、直辖市新闻出版行政部门报新闻出版总署备案。

第十七条　图书出版单位终止图书出版的，由主办单位提出申请并经主管单位同意后，由主办单位向所在地省、自治区、直辖市新闻出版行政部门办理注销登记，并由省、自治区、直辖市新闻出版行政部门报新闻出版总署备案。

第十八条　组建图书出版集团，参照本规定第十条办理。

第三章　图书的出版

第十九条　任何图书不得含有《出版管理条例》和其他有关法律、法规以及国家规定禁止的内容。

第二十条　图书出版实行编辑责任制度，保障图书内容符合国家法律规定。

第二十一条　出版辞书、地图、中小学教科书等类别的图书，实行资格准入制度，出版单位须按照新闻出版总署批准的业务范围出版。具体办法由新闻出版总署另行规定。

第二十二条　图书出版实行重大选题备案制度。涉及国家安全、社会安定等方面的重大选题，涉及重大革命题材和重大历史题材的选题，应当按照新闻出版总署有关选题备案管理的规定办理备案手续。未经备案的重大选题，不得出版。

第二十三条　图书出版实行年度出版计划备案制度。图书出版单位的年度出版计划，须经省、自治区、直辖市新闻出版行政部门审核后报新闻出版总署备案。

第二十四条　图书出版单位实行选题论证制度、图书稿件三审责任制度、责任编辑制度、责任校对制度、图书重版前审读制度、稿件及图书资料归档制度等管理制度，保障图书出版质量。

第二十五条　图书使用语言文字须符合国家语言文字法律规定。

图书出版质量须符合国家标准、行业标准和新闻出版总署关于图书出版质量的管理规定。

第二十六条　图书使用中国标准书号或者全国统一书号、图书条码以及图书在版编目数据须符合有关标准和规定。

第二十七条　图书出版单位不得向任何单位或者个人出售或者以其他形式转让本单位的名称、中国标准书号或者全国统一书号。

第二十八条　图书出版单位不得以一个中国标准书号或者全国统一书号出版多种图书，不得以中国标准书号或者全国统一书号出版期刊。中国标准书号使用管理办法由新闻出版总署另行规定。

第二十九条　图书出版单位租型出版图书、合作出版图书、出版自费图书须按照新闻出版总署的有关规定执行。

第三十条　图书出版单位与境外出版机构在境内开展合作出版，在合作出版的图书上双方共同署名，须经新闻出版总署批准。

第三十一条　图书出版单位须按照国家有关规定在其出版的图书上载明图书版本记录事项。

第三十二条　图书出版单位应当委托依法设立的出版物印刷单位印刷图书，并按照国家规定使用印刷委托书。

第三十三条　图书出版单位须遵守国家统计规定，依法向新闻出版行政部门报送统计资料。

第三十四条　图书出版单位在图书出版 30 日内，应当按照国家有关规定向国家图书馆、中国版本图书馆、新闻出版总署免费送交样书。

第四章　监督管理

第三十五条　图书出版的监督管理实行属地原则。

省、自治区、直辖市新闻出版行政部门依法对本行政区域内的图书出版进行监督管理，负责本行政区域内图书出版单位的审核登记、年度核验及其出版图书的审读、质量评估等管理工作。

第三十六条　图书出版管理实行审读制度、质量保障管理制度、出版单位分级管理制度、出版单位年度核验制度和出版从业人员职业资格管理制度。

第三十七条　新闻出版总署负责全国图书审读工作。省、自治区、直辖市新闻出版行政部门负责对本行政区域内出版的图书进行审读，并定期向新闻出版总署提交审读报告。

第三十八条　新闻出版行政部门可以根据新闻出版总署《图书质量管理规定》等规定，对图书质量进行检查，并予以奖惩。

第三十九条　新闻出版总署制定图书出版单位等级评估办法，对图书出版单位进行评估，并实行分级管理。

第四十条　图书出版单位实行年度核验制度，年度核验每两年进行一次。

年度核验按照以下程序进行：

（一）图书出版单位提出年度自查报告，填写由新闻出版总署统一印制的图书出版年度核验表，经图书出版单位的主办单位、主管单位审核盖章后，在规定时间内报所在地省、自治区、直辖市新闻出版行政部门；

（二）省、自治区、直辖市新闻出版行政部门在收到图书出版单位自查报告、图书出版年度核验表等年度核验材料30日内予以审核查验、出具审核意见，报送新闻出版总署；

（三）新闻出版总署在收到省、自治区、直辖市新闻出版行政部门报送的图书出版单位年度核验材料和审核意见60日内作出是否予以通过年度核验的批复；

（四）图书出版单位持新闻出版总署予以通过年度核验的批复文件、图书出版许可证副本等相关材料，到所在地省、自治区、直辖市新闻出版行政部门办理登记手续。

第四十一条　图书出版单位有下列情形之一的，暂缓年度核验：

（一）正在限期停业整顿的；

（二）经审核发现有违法情况应予处罚的；

（三）主管单位、主办单位未认真履行管理责任，导致图书出版管理混乱的；

（四）所报年度核验自查报告内容严重失实的；

（五）存在其他违法嫌疑需要进一步核查的。

暂缓年度核验的期限为 6 个月。在暂缓年度核验期间，图书出版单位除教科书、在印图书可继续出版外，其他图书出版一律停止。缓验期满，按照本规定重新办理年度核验手续。

第四十二条　图书出版单位有下列情形之一的，不予通过年度核验。

（一）出版导向严重违反管理规定并未及时纠正的；

（二）违法行为被查处后拒不改正或者在整改期满后没有明显效果的；

（三）图书出版质量长期达不到规定标准的；

（四）经营恶化已经资不抵债的；

（五）已经不具备本规定第九条规定条件的；

（六）暂缓登记期满，仍未符合年度核验基本条件的；

（七）不按规定参加年度核验，经催告仍未参加的；

（八）存在其他严重违法行为的。

对不予通过年度核验的图书出版单位，由新闻出版总署撤销图书出版许可证，所在地省、自治区、直辖市新闻出版行政部门注销登记。

第四十三条　年度核验结果，新闻出版总署和省、自治区、直辖市新闻出版行政部门可以向社会公布。

第四十四条　图书出版从业人员，应具备国家规定的出版职业资格条件。

第四十五条　图书出版单位的社长、总编辑须符合国家规定的任职资格和条件。

图书出版单位的社长、总编辑须参加新闻出版行政部门组织的岗位培训，取得岗位培训合格证书后才能上岗。

第五章　法律责任

第四十六条　图书出版单位违反本规定的，新闻出版总署或者省、自治区、直辖市新闻出版行政部门可以采取下列行政措施：

（一）下达警示通知书；

（二）通报批评；

（三）责令公开检讨；

（四）责令改正；

（五）核减中国标准书号数量；

（六）责令停止印制、发行图书；

（七）责令收回图书；

（八）责成主办单位、主管单位监督图书出版单位整改。警示通知书由新闻出版总署制定统一格式，由新闻出版总署或者省、自治区、直辖市新闻出版行政部门下达给违法的图书出版单位，并抄送违法图书出版单位的主办单位及其主管单位。

本条所列行政措施可以并用。

第四十七条　未经批准，擅自设立图书出版单位，或者擅自从事图书出版业务，假冒、伪造图书出版单位名称出版图书的，依照《出版管理条例》第五十五条处罚。

第四十八条　图书出版单位出版含有《出版管理条例》和其他有关法律、法规以及国家规定禁止内容图书的，由新闻出版总署或者省、自治区、直辖市新闻出版行政部门依照《出版管理条例》第五十六条处罚。

第四十九条　图书出版单位违反本规定第二十七条的，由新闻出版总署或者省、自治区、直辖市新闻出版行政部门依照《出版管理条例》第六十条处罚。

第五十条　图书出版单位有下列行为之一的，由新闻出版总署或者省、自治区、直辖市新闻出版行政部门依照《出版管理条例》第六十一条处罚：

（一）变更名称、主办单位或者其主管单位、业务范围、合并或分立、改变资本结构，未依法办理审批手续的；

（二）未按规定将其年度出版计划备案的；

（三）未按规定履行重大选题备案的；

（四）未按规定送交样书的。

第五十一条　图书出版单位有下列行为之一的，由新闻出版总署或者省、自治区、直辖市新闻出版行政部门给予警告，并处 3 万元以下罚款：

（一）未按规定使用中国标准书号或者全国统一书号、图书条码、图书在版编目数据的；

（二）图书出版单位违反本规定第二十八条的；

（三）图书出版单位擅自在境内与境外出版机构开展合作出版，在合作出版的图书上双方共同署名的；

（四）未按规定载明图书版本记录事项的；

（五）图书出版单位委托非依法设立的出版物印刷单位印刷图书的，或者未按照国家规定使用印刷委托书的。

第五十二条　图书出版单位租型出版图书、合作出版图书、出版自费图书，违反新闻出版总署有关规定的，由新闻出版总署或者省、自治区、直辖市新闻出版行政部门给予警告，并处 3 万元以下罚款。

第五十三条　图书出版单位出版质量不合格的图书，依据新闻出版总署《图书质量管理规定》处罚。

第五十四条　图书出版单位未依法向新闻出版行政部门报送统计资料的，依据新闻出版总署、国家统计局联合颁布的《新闻出版统计管理办法》处罚。

第五十五条　对图书出版单位作出行政处罚，新闻出版行政部门应告知其主办单位和主管单位，可以通过媒体向社会公布。

对图书出版单位作出行政处罚，新闻出版行政部门可以建议其主办单位或者主管单位对直接责任人和主要负责人予以行政处分或者调离岗位。

第六章　附　则

第五十六条　本规定自 2008 年 5 月 1 日起施行。自本规定施行起，此前新闻出版行政部门对图书出版的其他规定，凡与本规定不一致的，以本规定为准。

关于印发《期刊出版形式规范》的通知
新出报刊［2007］376号

各省、自治区、直辖市新闻出版局，新疆生产建设兵团新闻出版局，解放军总政宣传部新闻出版局，中央国家机关各部委、各民主党派、各人民团体新闻出版主管部门：

2005 年 12 月 1 日起实施的《期刊出版管理规定》第四十七条规定："新闻出版总署制定期刊出版质量综合评估标准体系，对期刊出版质量进行全面评估"。

依据《出版管理条例》、《期刊出版管理规定》等相关法规，我署制定了《期刊出版形式规范》，并将从 2007 年 7 月起依照该规范对全国期刊的出版形式进行全面检查。

请向各期刊出版单位宣传这一规范，督促其依据规范进行对照检查，并及时纠正一些期刊在出版形式方面存在的不规范行为。

新闻出版总署

2007 年 4 月 12 日

期刊出版形式规范

1　期刊 CN（国内统一连续出版物号）

以 CN 为前缀，由 6 位数字（前 2 位为地区代码，后 4 位为地区连续出版物的序号）和分类号组成。是由新闻出版总署负责分配给一种期刊的唯一代码。

1.1　期刊 CN 规定

1.1.1　CN 执行《期刊出版管理规定》和 GB/T 9999-2001《中国标准连续出版物号》相关规定。

1.1.2　获得 CN 的期刊应持有新闻出版总署批准文件（2004 年以前批准的科技期刊持有科技部文件）、期刊出版许可证，并在新闻出版总署备案。

1.1.3　一个国内统一连续出版物号只能对应出版一种期刊，不得用同一国内统一连续出版物号出版不同版本的期刊。

1.1.4　CN 应印在期刊封面、版权页或封底上。

1.2　期刊 CN 准则

1.2.1　一个 CN 对应一种期刊唯一刊名，期刊更名、变更登记地（跨行政区域）应获得新的 CN。

1.2.2　一个 CN 只能出版一种期刊的一个版本。

1.2.3　不同文种、不同载体的期刊应分别有各自的 CN。

1.2.4　CN 编号后面不允许附加任何其他标识信息。

1.2.5　CN 分类号应以新闻出版总署批准文件为准，不能任意跨学科更改和刊印时省略。

1.2.6　期刊出版单位不得出售、出租和转让 CN 给其他期刊使用。

1.2.7　CN 应按规定格式和字体印在期刊封面、版权页或封底上。

2　期刊 ISSN（国际标准连续出版物号）

以 ISSN 为前缀，包括一位校验码在内的 8 位数字。由 ISSN 中国国家中心分配给每一种获得 CN 并公开发行的期刊的唯一识别代码。

2.1　期刊 ISSN 规定

2.1.1　期刊社应持国家新闻出版总署批准创办期刊文件复印件、期刊出版许可证复印件和期刊出版登记表复印件向 ISSN 中国国家中心申请 ISSN。

2.1.2　ISSN 执行《中国标准连续出版物号》和《期刊出版管理规定》相关规定。

2.1.3　获得 ISSN 的期刊应持有 ISSN 中国国家中心颁发的 ISSN 证书并在该中心数据库注册。

2.1.4　ISSN 应印在期刊封面右上角、版权页或封底上。

2.2　期刊 ISSN 准则

2.2.1　获得 CN 并公开发行的期刊应申请 ISSN，期刊更名须获得新闻出版总署批准后申请新的 ISSN。

2.2.2　一个 ISSN 应与该刊的 CN 及刊名保持一致。

2.2.3　一个 ISSN 只能出版一种期刊的一个版本。

2.2.4　不同文种、不同载体的期刊应分别有各自的 ISSN。

2.2.5　ISSN 应按规定格式和字体印在期刊封面、版权页或封底上。

3　期刊条码

出版物条码是由一组按 EAN 规范排列的条、空及其对应字符组成的表示一定信息的出版物标识。期刊条码由前缀码 977（3 位）、数据码（ISSN 前 7 位）、年份码（2 位）、校验码（1 位）以及附加码（2 位）组成，由新闻出版总署条码中心负责制作。

3.1　期刊条码规定

3.1.1　期刊条码执行《出版物条码管理办法》和 GB/T 16827-1997《中国标准刊号（ISSN 部分）条码》等相关规定。

3.1.2　期刊条码由新闻出版总署条码中心统一负责制作。

3.2　期刊条码准则

3.2.1　期刊条码应与该刊的 ISSN 及刊名保持一致。

3.2.2　一种期刊的条码只能用于一种期刊的一个版本，不同文种、不同载体的期刊应分别有各自的期刊条码。

3.2.3 期刊条码的附加码应与期刊出版的刊期和（或）出版的年份、月份或期号保持一致。

3.2.4 期刊条码可以通过相关设备识读。

3.2.5 期刊条码应印在规定的位置，印刷质量和色彩应清晰并便于识读。

4 广告经营 期刊刊登广告应在工商管理部门注册登记。

4.1 期刊广告经营规定

4.1.1 期刊广告经营执行《期刊出版管理规定》和相关法律法规。

4.1.2 期刊刊登广告应持有工商管理部门颁发的广告经营许可证。

4.1.3 广告经营许可证号应印在期刊版权页上。

4.2 期刊广告经营准则

4.2.1 刊登广告的期刊须将广告经营许可证号印在每一期期刊版权页或封底上。

5 期刊名称

期刊使用的名称，包括期刊中文刊名和外文刊名。

中文期刊使用中文刊名，刊名包括分册（分辑）刊名、不同内容版本刊名。

外文期刊使用相应语种刊名，刊名包括分册（分辑）刊名、不同内容版本刊名。

少数民族语文期刊使用相应语言刊名，刊名包括分册（分辑）刊名、不同内容版本刊名。

5.1 期刊名称规定

5.1.1 期刊名称执行《期刊出版管理规定》和《中国标准连续出版物号》的相关规定。

5.1.2 出版不同版本的期刊，须按创办新期刊办理审批手续。

5.1.3 期刊的外文刊名须是中文刊名的直译。

5.1.4 外文期刊封面上必须同时刊印中文刊名，少数民族文种期刊封面上必须同时刊印汉语刊名。

5.1.5 期刊名称应印在期刊封面、版权页等处。

5.2 期刊名称准则

5.2.1 期刊刊名由新闻出版总署批准并同时为该刊名分配 CN。一个刊名对应一个 CN 为一种期刊。

5.2.2　期刊刊名变更须经批准并获得新的 CN；未经批准不得在刊名中增加、删减和更改字词。

5.2.3　一种期刊不得以任何形式出版两种或两种以上期刊，不得使用同一个 CN 出版不同刊名的期刊，如：

◆一种期刊不能以增加类似版别方式，分别出版两种或两种以上期刊；

◆一种期刊不能以"社会科学版"、"自然科学版"，"教师版"、"学生版"等字样，交替出版两种或两种以上期刊；

◆一种教育辅导类期刊不能分别使用"XX 年级"、"小学版"、"语文版"、"英语"等字样，出版两种或两种以上期刊。

5.2.4　期刊名称应出现在封面和版权页等处。

5.2.5　期刊刊名应明显于期刊封面的其他标识性文字。

5.2.6　期刊名称在封面、版权页、封底、书脊等处应保持一致。

5.2.7　期刊外文刊名的翻译应准确并与中文刊名保持一致，不能使用不相关的外文名称。

6　期刊主要责任单位

期刊主要责任单位包括期刊的主管单位、主办单位和出版单位。

6.1　期刊主要责任单位规定

6.1.1　期刊主要责任单位执行《期刊出版管理规定》等相关规定。

6.1.2　期刊主管单位、主办单位、出版单位变更须经新闻出版总署批准。

6.1.3　两个以上主办单位合办期刊，须确定一个主要主办单位。期刊的主要主办单位应为其主管单位的隶属单位。

6.1.4　期刊出版单位须与主要主办单位在同一行政区域。

6.1.5　期刊主管单位、主办单位、出版单位应印在期刊版权页或期刊封面等处。

6.2　期刊主要责任单位准则

6.2.1　期刊主管单位、主办单位、出版单位未经批准不得变更。

6.2.2　期刊主管单位、主办单位、出版单位名称应印在期刊版权页或期刊封面等处。

6.2.3　未经注册成立具有法人资格的期刊社（杂志社）的期刊，出版单位应标识为："XX 编辑部"。

6.2.4　期刊出版单位和主要主办单位的所在地须在同一行政区域。

7 期刊印刷发行单位

印刷单位是具有印刷经营许可证可以印制期刊的机构。

发行单位是承担期刊发行的部门。

7.1 期刊印刷发行单位规定

7.1.1 印刷单位、发行单位应印在期刊版权页或封底上。

7.2 期刊印刷发行单位准则

7.2.1 期刊印刷单位和发行单位的刊印不应省略。

8 期刊总编辑（主编）

总编辑（主编）是主持期刊编辑和终审等工作的负责人。

8.1 期刊总编辑（主编）规定

8.1.1 总编辑（主编）执行《期刊出版管理规定》和相关法规。

8.1.2 总编辑（主编）姓名应印在期刊版权页等处。

8.2 期刊总编辑（主编）准则

8.2.1 总编辑（主编）姓名应印在期刊版权页等处。

8.2.2 期刊上不得出现多个总编辑（主编）。

9 期刊出版标识

期刊出版标识包括期刊编号、刊期、期刊版式设计等。

期刊编号指期刊在编辑出版过程中所采用的卷、期、年、月标识。

期刊刊期指一种期刊每年出版的频次。

9.1 期刊出版标识规定

9.1.1 期刊出版标识执行《期刊出版管理规定》相关规定。

9.1.2 期刊须在封面的明显位置刊载期刊名称和年、月、期、卷等顺序编号，不得以总期号代替年、月、期号。

9.1.3 期刊应按批准的刊期出版。

9.2 期刊出版标识准则

9.2.1 每期期刊封面和版权页等处的年、月、期号标识不能省略。

9.2.2 期刊的年、月、期号标识可采用卷号和（或）总期号方式标识，凡采用卷和总期号标识的期刊，其卷号和（或）总期号应连续编排，不应随意更改，不得使用总期号和卷号代替年、月、期号。

9.2.3 同一期刊每年出版的各期不得分别独立设置编号体系交叉出版。

9.2.4 一种期刊的每一期应为一册。

9.2.5 任何期刊不得以不同刊期或增加刊期频率方式变相出版两种以上

期刊。

9.2.6　期刊不得随意脱期出版，不应任意增减出版刊期。

9.2.7　同一期刊在每年度中的版式设计风格应基本保持一致。

9.2.8　同一期刊在每年度中各期的幅面尺寸应保持一致。

10　期刊版权页

期刊出版情况的记录，列载供国家版本管理部门、出版发行单位、信息资源管理等部门使用的版本资料。

10.1　期刊版权页规定

10.1.1　期刊版权页执行《期刊出版管理规定》相关规定。

10.1.2　期刊版权页记录：期刊名称、主管单位、主办单位、出版单位、印刷单位、发行单位、出版日期、总编辑（主编）姓名、定价、国内统一连续出版物号、广告经营许可证号。

10.2　期刊版权页准则

10.2.1　期刊须设立版权页，版权页位于期刊正文之前，也可设在期刊封底上。

10.2.2　期刊版权页记录的各个项目应完整。

10.2.3　期刊版权页记录的项目应与封面或封底上记录的相同项目保持一致。

11　期刊标识性文字

期刊版权页规定的记录项目之外，在期刊封面或显著位置上对期刊进行宣传的文字。

11.1　期刊标识性文字规定

11.1.1　期刊标识性文字执行《期刊出版管理规定》相关规定。

11.1.2　期刊封面其他文字标识不得明显于刊名。

11.2　期刊标识性文字准则

11.2.1　期刊标识性文字不得使用毫无实据的、过于夸张的宣传语言，如："世界排名第 X 名"、"全球发行量最大"、"中国唯一的"、"XX 领域最早期刊"、"获奖最多"等。

11.2.2　期刊刊名的补充文字说明、期刊内容宣传等标识性文字不得明显于期刊刊名，不得通过颜色、位置等手段突出显示。

报纸期刊审读暂行办法
新闻出版总署

国家新闻出版署关于印发
《报纸期刊质量管理规定》的通知

各省、自治区、直辖市和新疆生产建设兵团新闻出版局，中央和国家机关各部委、各人民团体报刊主管部门，中央军委政治工作部宣传局，中央各重点出版集团：

现将《报纸期刊质量管理规定》印发给你们，请认真遵照执行。

国家新闻出版署

2020 年 5 月 28 日

报纸期刊质量管理规定

第一条　为加强报纸、期刊质量管理，规范报纸、期刊出版秩序，促进报纸、期刊质量提升，根据《中华人民共和国产品质量法》《出版管理条例》《报纸出版管理规定》《期刊出版管理规定》等法律法规，制定本规定。

第二条　本规定适用于经国家新闻出版主管部门批准，持有国内统一连续出版物号，领取报纸出版许可证和期刊出版许可证的报纸、期刊。

第三条　报纸、期刊质量包括内容质量、编校质量、出版形式质量、印制质量四项，分为合格和不合格两个等级。四项均合格的，其质量为合格；四项中有一项不合格的，其质量为不合格。

第四条　报纸、期刊内容符合《出版管理条例》第二十五条、第二十六条规定，并符合国家新闻出版主管部门批准的业务范围的，其内容质量为合格；不符合的，其内容质量为不合格。

第五条　报纸、期刊编校差错判定以相关法律法规、国家标准、行业标准及规范为依据。

报纸编校差错率不超过万分之三的，其编校质量为合格；差错率超过万分之三的，其编校质量为不合格。差错率的计算按照本规定附件《报纸编校差错率计算方法》执行。

期刊编校差错率不超过万分之二的，其编校质量为合格；差错率超过万分之二的，其编校质量为不合格。差错率的计算按照本规定附件《期刊编校差错率计算方法》执行。

第六条 报纸、期刊出版形式差错判定以相关法规规章、国家标准、行业标准及规范为依据。

报纸出版形式差错数不超过三个的，其出版形式质量为合格；差错数超过三个的，其出版形式质量为不合格。差错数的计算按照本规定附件《报纸出版形式差错数计算方法》执行。

期刊出版形式差错数不超过五个的，其出版形式质量为合格；差错数超过五个的，其出版形式质量为不合格。差错数的计算按照本规定附件《期刊出版形式差错数计算方法》执行。

第七条 报纸印制质量包括单份印制质量和批印制质量，期刊印制质量包括单册印制质量和批印制质量。报纸、期刊印制符合国家和行业现行标准及规定的，其印制质量为合格；不符合的，其印制质量为不合格。

第八条 国家新闻出版主管部门负责全国报纸、期刊质量管理工作，各省级新闻出版主管部门负责本行政区域内的报纸、期刊质量管理工作。各级新闻出版主管部门应当切实履行监管职责，实施报纸、期刊质量检查，并及时向社会公布检查结果。

第九条 报纸、期刊主管主办单位应当督促出版单位建立健全质量管理制度并监督落实，将报纸、期刊质量纳入出版单位社会效益评价考核，对质量不合格的报纸、期刊提出处理意见和整改措施。报纸、期刊出版单位应当落实"三审三校"等管理制度，加强业务培训，保证出版质量。

第十条 报纸、期刊质量检查采取抽样方式进行。报纸内容质量、编校质量、出版形式质量抽样检查的对象为报纸各版面及中缝、插页等所有内容。期刊内容质量、编校质量、出版形式质量抽样检查的对象为期刊正文、封一（含书脊）、封二、封三、封四、版权页、目次页、广告页、插页等所有内容。报纸、期刊印制质量检测样本抽取依据相关标准进行。

第十一条 新闻出版主管部门实施报纸、期刊质量检查，须将检查结果为不合格的报纸、期刊的具体情况书面通知出版单位或主办单位。出版单位、主办单位如有异议，须在接到通知后15日内提出复检申请；对复检结果仍有异议，须在接到通知后7日内向上一级新闻出版主管部门请求复核。

第十二条 报纸、期刊内容质量、编校质量、出版形式质量不合格的，由省级以上新闻出版主管部门依据《出版管理条例》《报纸出版管理规定》《期刊出版管理规定》等相关规定，责令改正，给予警告；情节严重的，责令限期停业整顿，或由原发证机关吊销出版许可证。

报纸、期刊出现严重质量问题的，出版单位应当采取收回、销毁等措施，消除负面影响。

第十三条　报纸、期刊印制质量不合格，出版单位应当及时收回、调换。出版单位违反本规定继续发行印制质量不合格报纸、期刊的，按照《中华人民共和国产品质量法》《出版管理条例》等相关规定处理。

第十四条　省级以上新闻出版主管部门对报纸、期刊质量管理工作中成绩突出的单位和个人予以表扬或者奖励。

第十五条　本规定自印发之日起施行。

附件：1．报纸编校差错率计算方法

2．期刊编校差错率计算方法

3．报纸出版形式差错数计算方法

4．期刊出版形式差错数计算方法

附件1

报纸编校差错率计算方法

一、报纸编校差错率

报纸编校差错率，是指在报纸编校质量检查中，编校差错数占检查总字数的比率，用万分比表示。如检查总字数为 2 万，检查后发现 2 个差错，则其差错率为 1/10 000。

二、报纸检查总字数计算方法

报纸检查总字数为被检查所有内容的字数总和，一般包括版面字数、中缝字数、插页字数三部分。

1．版面字数＝版面行字数（通用字号）× 版面行数。

报眉、报尾、栏头、表格、分栏空白、插图说明等，均按所占版面字数计算。作品性图片（新闻摄影、艺术作品等）按版面字数的 80% 计算，装饰性图片按版面字数的 30% 计算。

2．中缝字数按实际字数（行字数 × 行数）计算。

3．插页字数参照版面字数计算。

4．外文报纸、少数民族文字报纸及报纸的拼音部分，以对应字号的汉字字数加 30% 计算。

三、报纸编校差错计算方法

1. 重要信息差错

报头、报眉、栏头、标题中的文字差错，按正文同样错误计错标准的双倍计数。正文中重要名称、重要时间、重要图片等信息错误，按一般错误计错标准的双倍计数。

2. 文字差错

一期报纸中，同一文字差错重复出观，最多计 3 次差错。

（1）事实性、知识性、逻辑性、语法性错误，每处计 1 个差错。

（2）错字、别字、多字、漏字为 1 个字的，每处计 1 个差错；2 ~ 5 个字的，每处计 2 个差错；5 个字以上的，每处计 4 个差错。

前后颠倒字，可以用一个校对符号改正的，每处计 1 个差错。阿拉伯数字、罗马数字差错，无论几位数，都计 1 个差错。

（3）阿拉伯数字和汉字数字用法不符合《出版物上数字用法》国家标准，每处计 1 个差错，一期最多计 1 个差错。

（4）外文和国际音标以 1 个单词为单位，无论其中有几处差错，计 1 个差错。

（5）少数民族文字以 1 个字或词为单位，无论其中有几处差错，计 1 个差错。

（6）汉语拼音不符合《汉语拼音方案》和《汉语拼音正词法基本规则》等国家规定和标准，以 1 个对应的汉字或词组为单位，无论其中有几处差错，计 1 个差错。

（7）字母大小写和正斜体、黑白体误用，不同文种字母混用（如把英文字母 N 错为俄文字母 И），字母与其他符号混用（如把英文字母 O 错为阿拉伯数字 0），每处计 0.5 个差错。

（8）违反相关规定使用繁体字或不规范汉字，每处计 0.5 个差错。

（9）科技理论和科学普及类文章使用量和单位，其名称、符号、书写规则不符合《国际单位制及其应用》《有关量、单位和符号的一般原则》《空间和时间的量和单位》等相关标准，使用科技术语不符合全国科学技术名词审定委员会公布的规范词，每处计 0.5 个差错。一个组合单位符号，无论其中有几处差错，计 0.5 个差错。

（10）专有名词译法不符合相关规范，每处计 0.5 个差错。

（11）涉港、澳、台等用语不符合相关规定，每处计 1 个差错。

（12）使用网络用语、缩略语、口语不符合相关规定，每处计 0.5 个差错。

3．标点符号和其他符号差错

使用标点符号应当符合《标点符号用法》国家标准，使用其他符号应当符合相关规范。同一标点符号差错重复出现，一面最多计 3 次差错，一期最多计 1 个差错。同一其他符号差错重复出现，一期最多计 3 次差错。

（1）标点符号错用、漏用、多用，每处计 0.1 个差错。

（2）标点符号误在行首、标号误在行末，每处计 0.1 个差错。

（3）外文复合词、外文单词按音节转行，漏排连接号，每处计 0.1 个差错。

（4）数学符号、科学符号、乐谱符号等符号差错，每处计 0.5 个差错。

（5）图序、表序、公式序、参考文献序等标注差错，每处计 0.1 个差错。

4．格式及其他差错

（1）错误的另版计 2 个差错。不符合版式要求的另版、另段、另行、接排、空行、空格及需要空行、空格而未空等，每处计 0.1 个差错。

（2）字体错、字号错或字体字号同时错，每处计 0.1 个差错；同一面内的同一差错不重复计算，一期最多计 1 个差错。

（3）同一篇文章中几个同级标题的位置、转行格式、字体字号不统一，计 0.1 个差错；需要空格而未空格，每处计 0.1 个差错。

（4）阿拉伯数字、外文缩写词拆开转行，外文单词未按音节转行，每处计 0.1 个差错。

（5）图、表的位置错，每处计 0.5 个差错；图、表的内容与说明文字不符，每处计 1 个差错。

（6）参考文献著录项中的格式错误，每处计 0.1 个差错，一期最多计 1 个差错。

（7）除图表、公式、符号需特殊处理等情况外，非广告正文主体字号小于 6 号（不包括 6 号），一期计 2 个差错。

附件2

期刊编校差错率计算方法

一、期刊编校差错率

期刊编校差错率，是指在期刊编校质量检查中，编校差错数占检查总字数的比率，用万分比表示。如检查总字数为 2 万，检查后发现 2 个差错，则其差错率为 1/10 000。

二、期刊检查总字数计算方法

期刊检查总字数为被检查的版面字数，即：检查总字数＝每行字数（通用字号）× 每面行数 × 检查总面数。

1．凡连续编排页码的正文、辅文，以及版权页、目次页、广告页、插页等，除空白面不计以外，均按一面满版计算字数。

2．页眉和单排的页码、边码作为行数或每行字数计入正文，一并计算字数。

3．脚注、参考文献、索引、附录等字号有变化时，分别按行数 × 每行字数计算。

4．封一（含书脊）、封二、封三、封四，每面按正文满版字数的 50% 计算，空白面不计。

5．正文中的插图、表格，按正文的版面字数计算。插图、表格占一面的，有文字说明的按满版字数的 50% 计算，没有文字说明的按满版字数的 20% 计算。

6．以图片为主的期刊，有文字说明的版面，按满版字数的 50% 计算；没有文字说明的版面，按满版字数的 20% 计算。

7．外文期刊、少数民族文字期刊及期刊的拼音部分，以对应字号的汉字字数加 30% 计算。

三、期刊编校差错计算方法

1．重要信息差错

封一（含书脊）上的文字差错，按正文同样错误计错标准的双倍计数。正文中重要名称、重要时间、重要图片等信息错误，按一般错误计错标准的双倍计数。

2．文字差错

一期期刊中，同一文字差错重复出现，最多计 3 次差错。

（1）事实性、知识性、逻辑性、语法性错误，每处计 1 个差错。

（2）错字、别字、多字、漏字为 1 个字的，每处计 1 个差错；2-5 个字的，每处计 2 个差错；5 个字以上的，每处计 4 个差错。

前后颠倒字，可以用一个校对符号改正的，每处计 1 个差错，阿拉伯数字、罗马数字差错，无论几位数，都计 1 个差错。

（3）阿拉伯数字和汉字数字用法不符合《出版物上数字用法》国家标准，每处计 0.1 个差错，一期最多计 1 个差错。

（4）外文和国际音标以 1 个单词为单位，无论其中有几处差错，计 1 个差错。

（5）少数民族文字以 1 个字或词为单位，无论其中有几处差错，计 1 个差错。

（6）汉语拼音不符合《汉语拼音方案》和《汉语拼音正词法基本规则》等国家规定和标准，以 1 个对应的汉字或词组为单位，无论其中有几处差错，计 1 个差错。

（7）字母大小写和正斜体、黑白体误用，不同文种字母混用（如把英文字母 N 错为俄文字母 И），字母与其他符号混用（如把英文字母 O 错为阿拉伯数字 0），每处计 0.5 个差错。

（8）违反相关规定使用繁体字或不规范汉字，每处计 0.5 个差错。

（9）科技理论和科学普及类文章使用量和单位，其名称、符号、书写规则不符合《国际单位制及其应用》《有关量、单位和符号的一般原则》《空间和时间的量和单位》等相关标准，使用科技术语不符合全国科学技术名词审定委员会公布的规范词，每处计 0.5 个差错。一个组合单位符号，无论其中有几处差错，计 0.5 个差错。

（10）专有名词译法不符合相关规范．每处计 0.5 个差错。

（11）涉港、澳、台等用语不符合相关规定，每处计 1 个差错。

（12）使用网络用语、缩略语、口语不符合相关规定，每处计 0.5 个差错。

3．标点符号和其他符号差错

使用标点符号应当符合《标点符号用法》国家标准，使用其他符号应当符合相关规范。同一标点符号差错重复出现．一面最多计 3 次差错，一期最多计 1 个差错。同一其他符号差错重复出现，一期最多计 3 次差错。

（1）标点符号错用、漏用、多用，每处计 0.1 个差错。

（2）标点符号误在行首、标号误在行末，每处计 0.1 个差错。

（3）外文复合词、外文单词按音节转行，漏排连接号，每处计 0.1 个差错。

（4）数学符号、科学符号、乐谱符号等符号差错，每处计 0.5 个差错。

（5）图序、表序、公式序、参考文献序等标注差错，每处计 0.1 个差错。

4．格式差错

（1）不符合版式要求的另版、另段、另行、接排、空行、空格及需要空行、空格而未空行等．每处计 0.1 个个差错。

（2）字体错、字号错或字体字号同时错，每处计 0.1 个差错；同一面内的同一差错不重复计算。一期最多计 1 个差错。

（3）同一篇文章中几个同级标题的位置、转行格式、字体字号不统一，计 0.1 个差错；需要空格而未空格，每处计 0.1 个差错。

（4）阿拉伯数字、外文缩写词拆开转行，外文单词未按音节转行，每处计 0.1 个差错。

（5）图、表的位置错，每处计 0.5 个差错；图、表的内容与说明文字不符，每处计 1 个差错。

（6）页眉单双页位置互错，每处计 0.1 个差错，一期最多计 1 个差错。

（7）目次页中文章标题、页码、作者信息等与正文不一致，每处计 1 个差错；同类差错重复出现，一期最多计 3 个差错。

（8）参考文献著录项中的格式错误，每处计 0.1 个差错，一期最多计 1 个差错。

5．其他差错

（1）学术论文编写不符合国家和行业相关标准，每处计 0.5 个差错，一期最多计 2 个差错。

（2）除图表、公式、符号需特殊处理等情况外，非广告正文主体字号小于 6 号（不包括 6 号），一期计 2 个差错。

附件3

报纸出版形式差错数计算方法

一、报纸出版形式基本要求

报纸应当在一版报头位置刊登报纸名称，报纸名称应当大明显于一版所有其他文字。外文报纸应当同时刊登中文名称，少数民族文字报纸应当同时刊登汉语名称。报纸出版增期、号外应当在一版报头注明"增期""号外"字样。

报纸应当在固定位置刊登出版日期、总期号、版数、国内统一连续出版物号（CN）、主要责任单位（主管单位、主办单位、出版单位）、出版单位地址及联系方式、印刷单位名称及地址、发行信息（包括发行方式、发行单位、邮发代号等）、定价（号外应当注明"免费赠阅"字样）等。报纸应当在各版面报眉位置标明版序，版序应当位置固定，排序清楚，便于查找。

报纸刊登广告应当在明显位置注明"广告"字样，不得以新闻形式刊登广告。

二、报纸出版形式差错计算方法

1．报纸名称

（1）未在一版报头位置刊登报纸名称，计4个差错。

（2）刊登的报纸名称不是经国家新闻出版主管部门批准的名称，计4个差错。

（3）一版报头位置刊登的报纸名称未大于并明显于一版所有其他文字，计4个差错。

（4）外文报纸未刊登中文名称或外文名称与中文名称明显不一致，计2个差错。

（5）少数民族文字报纸未刊登汉语名称或少数民族文字名称与汉语名称明显不一致，计2个差错。

2．国内统一连续出版物号

（1）未刊登国内统一连续出版物号，计4个差错。

（2）刊登的国内统一连续出版物号不是经国家新闻出版主管部门批准的国内统一连续出版物号，计4个差错，

（3）刊登的国内统一连续出版物号不符合《中国标准连续出版物号》国

家标准，计 2 个差错。

3．主要责任单位

（1）未刊登主管单位、主办单位、出版单位，计 2 个差错。

（2）以合办、协办、承办等名义刊登非责任单位信息，计 2 个差错。

（3）未刊登出版单位地址及联系方式，计 1 个差错。

（4）刊登的主管单位、主办单位、出版单位不是经国家新闻出版主管部门批准的单位，计 4 个差错。

4．印刷、发行信息

未刊登印刷单位名称及地址、未刊登发行信息，计 1 个差错。

5．版权信息

（1）刊登非广告作品未注明作品名称、作者姓名等信息，每处计 1 个差错，一期最多计 2 个差错。

（2）刊登转载作品未注明作品名称、作者姓名、转载出处等信息，每处计 0.5 个差错，一期最多计 2 个差错。

6．出版标识

（1）未在固定位置刊登报纸出版日期、总期号、版数，每项计 2 个差错。

（2）未按批准的刊期出版，计 2 个差错。

（3）未在报眉固定位置标明版序，计 2 个差错。版序漏失或编排混乱影响查阅，计 1 个差错。

（4）出版增期未在一版报头注明"增期"字样，计 2 个差错。

（5）出版号外未在一版报头注明"号外"字样，计 2 个差错。

（6）专版、专刊的刊头字样比报纸名称更明显，计 2 个差错。

（7）刊登广告未注明"广告"字样，每处计 1 个差错，一期最多计 2 个差错。

7．定价

（1）未在固定位置刊登报纸定价，计 1 个差错。

（2）出版号外未注明"免费赠阅"字样，计 1 个差错。

8．开版

（1）同一种报纸以不同开版出版，计 2 个差错。

（2）增期的开版与主报不一致，计 2 个差错。

9．标识性文字

标识性文字使用夸大事实的宣传用语，如"世界排名第 × 名""全球发行量最大""中国唯一""获奖最多"等，每处计1个差错，一期最多计2个差错。

10. 装订形式

不符合散页形式要求，计1个差错。

附件4

期刊出版形式差错数计算方法

一、期刊出版形式基本要求

期刊应当在封一明显位置刊登期刊名称和年、月、期、卷等顺序编号。期刊增刊应当注明"增刊"字样，期刊合订本应当注明"合订本"字样。外文期刊应当同时刊登中文刊名，少数民族文字期刊应当同时刊登汉语刊名，

期刊应当在封四或版权页上刊登期刊名称、主要责任单位（主管单位、主办单位、出版单位）、印刷单位、发行信息（包括发行方式、发行单位、邮发代号等）、出版日期、总编辑（主编）姓名、定价（或"免费赠阅"字样）、国内统一连续出版物号（GN）等。领取国际标准连续出版物号（ISSN）的期刊应当同时刊登国际标准连续出版物号，期刊增刊应当刊登增刊备案号。公开发行的期刊应当在封一或封四刊登期刊条码。

期刊刊登广告应当在明显位置注明"广告"字样，不得以新闻形式刊登广告。

二、期刊出版形式差错计算方法

1. 期刊名称

（1）未在封一明显位置刊登期刊名称，计6个差错。

（2）刊登的期刊名称不是经国家新闻出版主管部门批准的名称，计6个差错。

（3）封一刊登的期刊名称未大于并明显于其他标识性文字，计6个差错。

（4）外文期刊未刊登中文刊名或外文刊名与中文刊名明显不一致，计2个差错。

（5）少数民族文字期刊未刊登汉语刊名或少数民族文字刊名与汉语刊名明显不一致，计2个差错。

（6）期刊名称在封一（含书脊）、版权页、封四等处未保持一致，计2个差错。

2．国内统一连续出版物号和国际标准连续出版物号

（1）未刊登国内统一连续出版物号，计6个差错。

（2）刊登的国内统一连续出版物号不是经国家新闻出版主管部门批准的国内统一连续出版物号，计6个差错。

（3）刊登的国内统一连续出版物号不符合《中国标准连续出版物号》国家标准，计2个差错。

（4）已领取国际标准连续出版物号但未刊登，或刊登的国际标准连续出版物号与期刊名称不对应，计2个差错。

3．主要责任单位

（1）未刊登主管单位、主办单位、出版单位，计2个差错。

（2）以合办、协办、承办等名义刊登非责任单位信息，计2个差错。

（3）未刊登出版单位地址及联系方式，计1个差错。

（4）刊登的主管单位、主办单位、出版单位不是经国家新闻出版主管部门批准的单位，计6个差错。

4．期刊条码

期刊条码有下列情况的，每处计1个差错。

（1）未刊登条码。

（2）条码制作形式不符合要求，不能通过相关设备识读。

（3）条码信息与期刊名称、国内统一连续出版物号、国际标准连续出版物号、刊期及出版年份、月份不一致。

5．印刷、发行信息

未刊登印刷单位、发行信息，计1个差错。

6．总编辑（主编）姓名

未刊登总编辑（主编）姓名，计1个差错。

7．版权信息

（1）刊登非广告作品未注明作品名称、作者姓名等信息，每处计1个差错，一期最多计2个差错。

（2）刊登转载作品未注明作品名称、作者姓名、转载出处等信息，每处计0.5个差错，一期最多计2个差错。

8．出版标识

出版标识有下列情况的，每处计1个差错，一期最多计2个差错。

（1）未在封一明显位置刊登年、月、期、卷等顺序编号。

（2）未按批准的刊期出版。

（3）封一和版权页等处的年、月、期号标识有省略。

（4）采用卷号和（或）总期号标识的期刊，其卷号和（或）总期号随意更改、未连续编排或使用总期号、卷号代替年、月、期号。

（5）同一期刊每年出版的各期分别独立设置编号体系交叉出版。

（6）出版增刊未注明"增刊"字样、未刊登增刊备案号。

（7）出版合订本未注明"合订本"字样。

（8）刊登广告未注明"广告"字样。

9．定价

未在固定位置刊登期刊定价（或注明"免费赠阅"字样），计 1 个差错。

10．版权页

（1）未在期刊正文之前或封四上设立版权页，计 2 个差错。

（2）版权页刊登的项目（除期刊名称外）未与封一或封四保持一致，每处计 1 个差错，一期最多计 3 个差错。

11．标识性文字

标识性文字使用夸大事实的宣传用语，如"世界排名第 × 名""全球发行量最大""中国唯一""获奖最多"等，每处计 1 个差错，一期最多计 2 个差错。

使用文字作品支付报酬办法

中 华 人 民 共 和 国 国 家 版 权 局
中华人民共和国国家发展和改革委员会 令

《使用文字作品支付报酬办法》已经 2014 年 8 月 21 日国家版权局局务会议通过，并经国家发展和改革委员会同意，现予公布，自 2014 年 11 月 1 日起施行。

国家版权局　局长　蔡赴朝

国家发展和改革委员会　主任　徐绍史

2014 年 9 月 23 日

第一条　为保护文字作品著作权人的著作权，规范使用文字作品的行为，促进文字作品的创作与传播，根据《中华人民共和国著作权法》及相关行政法规，制定本办法。

第二条　除法律、行政法规另有规定外，使用文字作品支付报酬由当事人约定；当事人没有约定或者约定不明的，适用本办法。

第三条　以纸介质出版方式使用文字作品支付报酬可以选择版税、基本稿酬加印数稿酬或者一次性付酬等方式。

版税，是指使用者以图书定价 × 实际销售数或者印数 × 版税率的方式向著作权人支付的报酬。

基本稿酬，是指使用者按作品的字数，以千字为单位向著作权人支付的报酬。

印数稿酬，是指使用者根据图书的印数，以千册为单位按基本稿酬的一定比例向著作权人支付的报酬。

一次性付酬，是指使用者根据作品的质量、篇幅、作者的知名度、影响力以及使用方式、使用范围和授权期限等因素，一次性向著作权人支付的报酬。

第四条　版税率标准和计算方法：

（一）原创作品：3% ～ 10%

（二）演绎作品：1% ～ 7%

采用版税方式支付报酬的，著作权人可以与使用者在合同中约定，在交付作品时或者签订合同时由使用者向著作权人预付首次实际印数或者最低保底发行数的版税。

首次出版发行数不足千册的，按千册支付版税，但在下次结算版税时对已经支付版税部分不再重复支付。

第五条　基本稿酬标准和计算方法：

（一）原创作品：每千字 80 ～ 300 元，注释部分参照该标准执行。

（二）演绎作品：

1．改编：每千字 20 ～ 100 元

2．汇编：每千字 10 ～ 20 元

3．翻译：每千字 50 ～ 200 元

支付基本稿酬以千字为单位，不足千字部分按千字计算。

支付报酬的字数按实有正文计算，即以排印的版面每行字数乘以全部实有的行数计算。占行题目或者末尾排不足一行的，按一行计算。

诗词每十行按一千字计算，作品不足十行的按十行计算。

辞书类作品按双栏排版的版面折合的字数计算。

第六条　印数稿酬标准和计算方法：

每印一千册，按基本稿酬的1%支付。不足一千册的，按一千册计算。

作品重印时只支付印数稿酬，不再支付基本稿酬。

采用基本稿酬加印数稿酬的付酬方式的，著作权人可以与使用者在合同中约定，在交付作品时由使用者支付基本稿酬的30%～50%。除非合同另有约定，作品一经使用，使用者应当在6个月内付清全部报酬。作品重印的，应在重印后6个月内付清印数稿酬。

第七条　一次性付酬的，可以参照本办法第五条规定的基本稿酬标准及其计算方法。

第八条　使用演绎作品，除合同另有约定或者原作品已进入公有领域外，使用者还应当取得原作品著作权人的许可并支付报酬。

第九条　使用者未与著作权人签订书面合同，或者签订了书面合同但未约定付酬方式和标准，与著作权人发生争议的，应当按本办法第四条、第五条规定的付酬标准的上限分别计算报酬，以较高者向著作权人支付，并不得以出版物抵作报酬。

第十条　著作权人许可使用者通过转授权方式在境外出版作品，但对支付报酬没有约定或约定不明的，使用者应当将所得报酬扣除合理成本后的70%支付给著作权人。

第十一条　报刊刊载作品只适用一次性付酬方式。

第十二条　报刊刊载未发表的作品，除合同另有约定外，应当自刊载后1个月内按每千字不低于100元的标准向著作权人支付报酬。

报刊刊载未发表的作品，不足五百字的按千字作半计算；超过五百字不足千字的按千字计算。

第十三条　报刊依照《中华人民共和国著作权法》的相关规定转载、摘编其他报刊已发表的作品，应当自报刊出版之日起2个月内，按每千字100元的付酬标准向著作权人支付报酬，不足五百字的按千字作半计算，超过五百字不足千字的按千字计算。

报刊出版者未按前款规定向著作权人支付报酬的，应当将报酬连同邮资以及转载、摘编作品的有关情况送交中国文字著作权协会代为收转。中国文字著作权协会收到相关报酬后，应当按相关规定及时向著作权人转付，并编制报酬收转记录。

报刊出版者按前款规定将相关报酬转交给中国文字著作权协会后，对著作权人不再承担支付报酬的义务。

第十四条 以纸介质出版方式之外的其他方式使用文字作品，除合同另有约定外，使用者应当参照本办法规定的付酬标准和付酬方式付酬。

在数字或者网络环境下使用文字作品，除合同另有约定外，使用者可以参照本办法规定的付酬标准和付酬方式付酬。

第十五条 教科书法定许可使用文字作品适用《教科书法定许可使用作品支付报酬办法》。

第十六条 本办法由国家版权局会同国家发展和改革委员会负责解释。

第十七条 本办法自 2014 年 11 月 1 日起施行。国家版权局 1999 年 4 月 5 日发布的《出版文字作品报酬规定》同时废止。

关于加强养生保健类出版物管理的通知

各省、自治区、直辖市新闻出版局，新疆生产建设兵团新闻出版局，解放军总政治部宣传部新闻出版局，中央和国家机关各部委、各民主党派、各人民团体出版单位主管部门，中国出版集团公司：

近年来，随着经济的发展和人民生活水平的提高，养生保健问题日益成为人们关注的热点，出版界出版的一批养生保健类出版物，一定程度满足了读者的需求。但在已出版的这类出版物中，有的编校质量低劣，有的违反科学常识，甚至危害群众健康。为了加强养生保健类出版物的管理，保护人民群众的健康，促进出版物市场健康有序发展，根据《出版管理条例》、《音像制品管理条例》、《图书出版管理规定》、《图书质量管理规定》等相关法规，现就管理要求通知如下：

一、出版养生保健类出版物实行资质准入制度。养生保健类出版物是指涉及运用中西医知识和方法预防疾病以及养生强体的科普和生活类出版物。凡出版养生保健类出版物的出版社必须具备相应的编辑出版力量，设立专业的编辑室，室内编辑人员不少于五名。编辑人员须具有正规医学院校本科以上学历，获得图书编辑专业资格中级以上上岗证书，其中具有高级职称的编辑人员不少于二名。出版单位设立编辑室一个月内须将编辑人员的情况通过主管部门报总署出版管理司备案。不具备上述编辑出版资质或设立编辑室后未履行备案手续的出版单位一律不得出版养生保健类出版物。

二、出版养生保健类出版物要严格执行选题论证制度、稿件"三审"责任制度和"三校一读"制度。负责"三审"的专业编辑必须以对人民、对社会高度负责的态度，把社会效益放在首要位置，加强对作者专业背景的审核，从专业的角度对出版物的科学价值和出版价值进行全面审查，把好知识关、学术关、文字关，确保出版物的内容质量和编校质量。

三、各出版单位主管部门要按照上述要求和规定，对所属出版单位自2008年1月以来已经出版的养生保健类出版物和正在安排的此类选题进行全面清理，并于11月20日前将所属出版单位的养生保健类出版物的检查结果报总署出版管理司。

1. 要组织有关方面的专家集中审读已经出版的养生保健类出版物，凡内容质量和编校质量不合格的，一律停止发行，不得重印。对违反科学常识和危害百姓健康的养生保健类出版物，要求相关出版单位切实承担责任，及时采取有效措施，消除不良影响。

2. 要加强养生保健类出版物的选题管理，凡不具有出版资质或设立编辑室后未履行备案手续的出版单位，已经安排的养生保健类选题一律撤销，在制品要停止出版、印制。

四、新闻出版总署出版产品质量监督检测中心定期对养生保健类出版物进行检测，对不合格的养生保健类出版物采取曝光、停售、召回等措施。对不具备出版资质的出版单位擅自出版养生保健类出版物的，总署将依照《出版管理条例》等相关法规，给予警示或停业整顿等行政处罚；构成犯罪的，要依法追究刑事责任。

养生保健类出版物关系广大人民群众的健康，各出版单位必须把人民的利益放在首位，正确处理社会效益和经济效益的关系，努力推出一批面向大众，内容科学、语言通俗易懂，社会效益和经济效益俱佳的医学科普读物，用优秀的养生保健类出版物占领市场，满足大众读者的需求。

关于印发《中医药工作国家秘密范围的规定》的通知

各省、自治区、直辖市卫生计生委、中医药管理局、保密局,新疆生产建设兵团卫生局、保密局,国家中医药管理局局机关各部门、局各直属单位:

现将《中医药工作国家秘密范围的规定》印发给你们,请结合实际,认真遵照执行。

附件:中医药工作国家秘密目录

国家中医药管理局

国家保密局

2015 年 5 月 21 日

中医药工作国家秘密范围的规定

(国中医药办发〔2015〕15 号)

第一条 根据《中华人民共和国保守国家秘密法》有关规定,制定本规定。

第二条 中医药工作国家秘密范围包括:

(一)机密级

1. 泄露后会对国家中药储备工作和科技发展造成严重损害的;

2. 泄露后会对中医药行业竞争力造成严重损害的。

(二)秘密级

1. 泄露后会对中医药资源和科研管理造成损害的;

2. 泄露后会对中医药工作对外合作造成损害的。

第三条 中医药工作中涉及其他部门或者行业的国家秘密,应当按照相关国家秘密范围的规定定密。

第四条 本规定由国家中医药管理局和国家保密局负责解释。

第五条 本规定自印发之日起施行。1990 年 5 月 17 日国家中医药管理局、国家保密局印发的《中医药行业中国家秘密及其密级具体范围的规定》(国中医药办〔1990〕第 15 号),1992 年 7 月 6 日国家中医药管理局印发的《关于〈中医药行业国家秘密及其密级具体范围的规定〉的说明》(国中医药办〔1992〕17 号）同时废止。

中医药工作国家秘密目录

序号	国家秘密事项名称	密级	保密期限	知悉范围
1	国家军需、战备、重大疫情以及应急用中药的储备总体布局、实际储备量及相关情况	机密	20 年	有关部门领导及相关工作人员
2	涉及国家重点高技术或特殊用途的中医药科研项目计划和具体实施情况	机密	公布前	有关部门领导及相关工作人员
3	涉危动植物中药材人工合成品的配方、用量、生产工艺及相关技术	机密	20 年	有关部门领导及相关工作人员
4	涉及国家重点中医药科研的中长期规划、年度计划	秘密	公布前	有关部门领导及相关工作人员
5	传统中成药的特殊生产工艺和中药饮片炮制的关键技术	秘密	长期	有关部门领导及相关工作人员
6	特殊渠道获取的涉及中医药的有关资源及成果在国内使用情况	秘密	长期	有关部门领导及相关工作人员
7	中医药涉外合作项目的内部考虑、谈判对策及底线等	秘密	10 年	有关部门领导及相关工作人员

国家中医药管理局图书审读办法

（国中医药发〔2010〕20号）

第一章　总　则

第一条　为加强对国家中医药管理局主管出版社所出版图书的监督管理，切实提高中医药图书质量，使之更好地为中医药事业发展服务，根据国务院颁布的《出版管理条例》、新闻出版总署颁布的《图书质量管理规定》等相关法规、规章，制定本办法。

第二条　本办法适用于国家中医药管理局主管出版社所出版图书的审读工作。

第三条　国家中医药管理局新闻办公室具体负责审读工作。

第二章　审读组织

第四条　国家中医药管理局新闻办公室直接或委托有关机构具体负责图书审读工作的组织与实施。

第五条　图书审读组织机构根据审读工作的需要，聘请医药卫生、编辑出版、图书管理等方面的专家组成审读专家组，承担审读工作任务。

第六条　审读专家应当具备以下条件：

（一）熟悉国家有关新闻出版特别是医药卫生图书出版工作的方针政策、法律法规以及标准规范。

（二）从事多年图书出版工作，有较丰富的实践经验；相关理论功底扎实，学科知识面宽，有较强的鉴别、判断、分析等综合能力。

（三）具有编辑出版或相关领域高级专业技术职务。

（四）坚持原则，客观公正，实事求是。

（五）有较高审读水平，能按时完成审读任务。

第七条　图书出版单位应当对本社出版的每一本图书进行自查，发现问题及时向主管单位报告。

第三章　审读内容

第八条　审读的具体内容包括政治标准、学术水平、编辑规范、出版质量四个方面，应当符合以下要求：

（一）出版社是否坚持正确的舆论导向和出版方向；是否坚持办社宗旨。

（二）图书是否存在《出版管理条例》和其他法律、行政法规以及国家规定的禁止内容。

（三）图书涉及国家重大改革、军事、民族、宗教、外交、保密等内容是否符合有关规定。

（四）图书是否存在色情淫秽、凶杀暴力、迷信愚昧等有悖于社会主义道德风尚、格调低俗的内容。

（五）图书涉及重大革命和重大历史题材的内容，是否按有关规定履行重大选题备案程序，办理有关审批手续。

（六）图书在思想、文化、科学、艺术等内容和形式方面有无一定的学术、文化积累或实用价值，有无突破性进展。

（七）图书使用语言文字是否符合国家通用语言文字法的规定；材料是

否准确；逻辑是否严密；是否存在原则性错误或技术性差错；编校质量是否合格。

（八）图书的装帧设计是否美观；排版是否规范；印刷是否清晰；装订质量是否合格；图书定价是否合理。

（九）涉及医药卫生专业图书是否符合医药卫生科学依据，作者是否具备医药卫生科学的基本常识和专业训练。

第四章　审读程序及要求

第九条　审读分为集中审读和专项审读。集中审读是每年相对固定的时间里对上一年度出版的图书进行审读；专项审读是在重大选题的图书出版前组织专家进行审读。

第十条　集中审读由出版社按下列要求报送样书及有关资料：

（一）主管部门选定的样书。

（二）出版社填写的《国家中医药管理局图书审读申报表》。

（三）出版社的自我阅评报告。

（四）图书出版许可证复印件（含当年有关审批机关批复变更项目的文件复印件）。

第十一条　专项审读按照下列程序：

（一）出版单位在图书正式出版前，将定稿的清样一式三份送审读组织机构。

（二）审读组织机构及时将样稿送达专项审读专家。

（三）审读专家及时审阅，提交审读报告。如发现重大问题，及时报主管单位。

第十二条　由审读组织机构将样书分送给审读专家，每种图书全文审读或审读字数不少于5万字。审读专家按照要求进行审读，将发现的问题直接标注在图书上，并认真填写《国家中医药管理局图书编校质量检查记录表》，经过计算差错率，给出合格或不合格结论。

第十三条　图书审读工作必须确保客观公正。对每部图书的审读，需要交由两位或两位以上专家，独立提出审读意见。如对内容有争议、涉及重大问题或其他不能轻易定性的问题，还应通过论证会、座谈会等方式，得出最终审读意见。

第十四条　专家审读意见应当包括如下内容：

（一）对所审图书的总体评价、认为存在的问题。

（二）产生问题的原因分析。

（三）相关建议。

第十五条　审读组织机构综合专家审读意见，反馈给图书出版单位。图书出版单位在获知审读意见后，如存在疑问或持有异议，可以在 15 个工作日内向审读组织机构提出陈述或申辩。

第十六条　审读组织机构在收到出版社的陈述或申辩后，应当在 15 个工作日内予以答复。

第五章　审读结果

第十七条　按照新闻出版总署的要求，由国家中医药管理局新闻办公室将审读报告汇总后报新闻出版总署。

第十八条　对于审读中发现的易产生不良社会影响的重大内容问题，应当严格遵守重大事项请示报告制度，由国家中医药管理局新闻办公室在报告局领导的同时，及时报告新闻出版总署。

第十九条　审读结果将记录在案，作为对出版社年度核验的重要依据。

第二十条　出版社应当认真研究审读结果，制定措施，改进工作，并在 30 个工作日内将所制定的改进措施报主管单位备案。

第六章　审读经费

第二十一条　审读工作经费由国家中医药管理局按照相关规定予以保障。

第二十二条　审读工作经费专款专用，不得挪作他用。

第七章　附　则

第二十三条　本办法由国家中医药管理局负责解释。

第二十四条　本办法自发布之日起施行。1996 年发布的《中医药图书审核审读办法（试行）》同时废止。

（2010 年 4 月 22 日）

中医药局关于印发《中医药临床研究
伦理审查管理规范》的通知

国中医药科技发〔2010〕40号

各省、自治区、直辖市卫生厅局、中医药管理局，新疆生产建设兵团卫生局，局各直属单位，北京中医药大学：

为引导和规范我国涉及人的中医药临床研究伦理审查工作，推动中医药临床研究健康发展，更好地维护人民健康，我局组织制定了《中医药临床研究伦理审查管理规范》。现印发给你们，请遵照执行。

二〇一〇年九月八日

中医药临床研究伦理审查管理规范

第一章　总　则

第一条　为规范中医药临床研究伦理审查工作，尊重和保护参加中医药临床研究受试者的权益与安全，依据《中华人民共和国科学技术进步法》、《中华人民共和国中医药条例》、《医疗机构管理条例》有关规定，制定本管理规范。

第二条　涉及人的中医药临床研究伦理审查工作按照本管理规范执行。

第二章　伦理委员会

第三条　国家和省级中医药管理部门负责建立本行政区域内的伦理专家委员会。伦理专家委员会受管理部门委托开展如下工作：针对重大伦理问题进行研究讨论并提出政策咨询意见；对重大科研项目进行伦理审查；对辖区内机构伦理委员会工作进行指导、监督；开展伦理培训和学术交流。

第四条　开展中医药临床研究的医疗卫生机构、科研院所、高等院校等，负责设立本机构的伦理委员会，为伦理委员会工作提供必要的保障条件。伦理委员会应当在本行政区域中医药管理部门备案。

第五条　伦理委员会的组成和工作应当符合独立、胜任、多元和透明的原则。伦理委员会的审查决定不受研究者、申办者及其主管部门的影响。

第六条 伦理委员会应当由 5 名以上委员组成，包括医药专业（含中医临床专业）、非医药专业、法律专业以及外单位人员，并且应有不同性别的委员。伦理委员会委员可通过招聘或推荐等方式产生。

第七条 伦理委员会委员应当同意公开其姓名、职业和隶属关系，承诺对有关审查项目、受试者信息等保密，遵守利益冲突管理规定。

第八条 伦理委员会应当规定项目审查会议所需的法定到会人数。法定到会的人数应超过委员的半数，并且不得少于 5 人，包括医药专业、非医药专业的委员，本单位、非本单位的委员，以及不同性别的委员。

第九条 根据工作需要，伦理委员会可以聘请独立顾问。独立顾问就研究方案中的一些专门问题向伦理委员会提供咨询意见，但不具有表决权。

第十条 伦理委员会应当建立上岗培训和继续教育机制，培训内容包括相关法律法规、研究伦理基本原则、伦理指南以及标准操作规程等。

第十一条 伦理委员会应当制定工作制度、岗位职责与标准操作规程，伦理委员会工作制度应明确其隶属机构、组织构架、工作职能；标准操作规程应涵盖伦理审查工作的各个环节，明确工作流程、责任人、操作细则等。

第十二条 伦理委员会负责对本机构所承担实施的中医药临床研究项目进行伦理审查；也可以受委托对其他机构提交的中医药临床研究项目进行伦理审查。

第十三条 伦理委员会对中医药临床研究项目进行审查可以行使以下权力：批准／不批准一项中医药临床研究；对批准的中医药临床研究进行跟踪审查；终止或暂停已经批准的中医药临床研究。

第三章 伦理审查

第十四条 需要进行伦理审查的研究项目应当向伦理委员会提交下列材料：

（一）临床研究方案（注明版本号和日期）；

（二）知情同意书（注明版本号和日期）；

（三）招募受试者材料（如有）；

（四）病例报告表／调查问卷；

（五）研究者手册（如有）；

（六）主要研究者履历；

（七）其他伦理委员会对本研究项目的重要决定等。

第十五条 伦理审查以遵循现行法律法规为前提，审查研究方案的科学性和伦理性，主要审查内容和要求包括：

（一）研究的设计与实施

（1）研究符合公认的科学原理，基于中医药长期的临床使用经验，必要时有充分的实验室研究和动物实验证据，并考虑中药多成分混合物的特点。

（2）研究设计与研究目的相符。研究对照应选择已被证明的最佳干预措施，如果没有已被证明有效的干预措施，或出于令人信服的、科学合理的方法学理由，使用安慰剂对照或不予治疗不会使受试者遭受任何严重或不可逆的伤害时，可以考虑使用安慰剂对照。

（3）研究人员具有相应的资格与经验，并有充分的时间开展临床研究，具有与研究相适应的条件与设备。

（二）试验的风险与受益：风险应在可能的范围内最小化，研究对受试者的风险相对于预期受益来说是合理的；对受试者健康的考虑应优先于科学和社会的利益。

（1）对受试者有直接受益前景的研究，预期受益与风险应当至少与目前可获得的替代治疗的受益与风险相当；试验风险相对于受试者预期的受益而言必须是合理的。

（2）对受试者没有直接受益前景的研究，风险相对于社会预期受益而言，必须是合理的。

（三）受试者的招募：研究的负担和受益在研究目标疾病人群中公平分配，受试者人群相对于研究目标疾病人群具有代表性。

（四）知情同意书告知的信息主要包括：

（1）说明是临床研究，而非临床医疗。包括研究目的、应遵循的研究步骤（包括所有侵入性操作）、研究持续时间以及可供受试者选择的其他治疗方法等。

（2）预期的受试者风险与受益，当受试者没有直接受益时，应告知受试者。

（3）参加研究是否获得报酬和承担费用情况。

（4）能识别受试者身份有关记录的保密程度，说明研究主管部门、伦理委员会可以按规定查阅受试者研究记录。

（5）如发生与研究相关的损害，受试者可以获得的医疗和相应赔偿。

（6）受试者参加研究是自愿的，受试者可以拒绝参加或在任何时候以任何理由退出研究，不会遭到歧视和报复，其应享有的权益不会受到影响。

（7）当存在有关研究和受试者权利的问题，以及发生试验相关伤害时，联系人及联系方式。

（五）知情同意的过程：知情同意应当符合完全告知、充分理解、自主选择的原则。知情同意书语言和表述符合受试者理解水平。对如何获得知情同意有详细的描述，包括明确规定由谁负责获取知情同意以及签署知情同意书。

（六）受试者的医疗和保护：研究者的资格和经验与研究要求相适应；在研究过程中和研究结束后，应向受试者提供相应的医疗保障。如发生与研究相关的损害时，受试者可以获得治疗和相应的赔偿。

（七）隐私和保密：保护受试者个人信息和隐私的措施恰当；有可以查阅受试者个人信息（包括病历记录、生物学标本）人员的规定。

（八）涉及弱势群体的研究：唯有以该弱势人群作为受试者，研究才能很好地进行。研究是针对该弱势群体特有的疾病或健康问题；当研究对弱势群体受试者不提供直接受益可能时，研究风险一般不得大于最小风险，除非伦理委员会同意风险程度可略有增加。

当受试者不能给予充分知情同意时，要获得其法定代理人的知情同意，如有可能还应同时获得受试者本人的同意。

（九）涉及特殊疾病人群、特定地区人群或族群的研究：考虑研究对特殊疾病人群或特定地区人群或族群造成的影响，该研究应有利于当地的发展，如加强当地的医疗保健服务，提升研究能力以及应对公共卫生需求的能力等。

第十六条　批准中医药临床研究必须至少符合以下原则：

（一）对预期的试验风险采取了相应的风险控制管理措施；

（二）受试者的风险相对于预期受益而言是合理的；

（三）受试者的选择是公平和公正的；

（四）知情同意告知信息充分，获取知情同意的过程符合规定；

（五）如有需要，研究方案应有数据和安全监查计划，以保证受试者的安全；

（六）受试者的隐私得到保护；

（七）涉及弱势群体的研究具有相应的特殊保护措施。

第十七条　伦理委员会的审查方式有会议审查、紧急会议审查、快速审查。

会议审查应提前向委员递送审查文件，为委员预审留有充足时间。

第十八条　伦理委员会应当在对研究方案进行充分讨论后，以投票表决的方式做出审查决定。

做出审查决定应当符合以下条件：审查材料齐全、充分讨论、符合法定到会人数、避免利益冲突。

第十九条　伦理审查决定可以是：同意、作必要的修正后同意、作必要的修正后重审、不同意、终止或暂停已批准的研究。

第二十条　伦理审查会议应当有书面会议记录。伦理审查决定应当以书面形式及时传达给申请人。

（一）对于"作必要的修正后同意"和"作必要的修正后重审"的研究项目，应通过审查确认研究者已经按伦理审查意见做出修改或澄清后，方可发出同意批件。

（二）对于"不同意"和"终止或暂停已批准的研究"，伦理审查决定文件应当明确阐述理由。如果申请人对审查决定有不同意见，可以向伦理委员会提出申诉。

第二十一条　对于所有批准的临床研究项目，伦理委员会应当进行跟踪审查，从批准研究开始直到研究结束。

跟踪审查包括：复审、修正案审查、年度/定期跟踪审查、严重不良事件审查、违背方案审查、提前终止研究审查、结题审查。必要时，伦理委员会可以开展实地访查。

第二十二条　快速审查适用于不大于最小风险的研究项目。快速审查由一至两名委员负责审查。如果两名委员的意见不一致或审查为否定性意见，应转入会议审查。快速审查同意的研究项目应在下一次伦理审查会议上通报。

第二十三条　多中心临床研究的伦理审查应以审查的一致性和及时性为基本原则。多中心临床研究可建立协作审查的工作程序。各中心的伦理委员会均有权批准、不批准或中止在其机构进行的研究。

第二十四条　国际多中心临床研究，除申办国伦理委员会审查外，研究实施国伦理委员会也应进行审查。

第二十五条　伦理审查项目应独立建档，保存研究者提交的审查文件、审查记录、审查决定文件、跟踪审查记录等。项目审查文件档案保存至临床研究结束后 5 年。

第四章　监督管理

第二十六条　国家和省级中医药管理部门负责对伦理委员会的审查工作进行监督管理。包括：开展涉及人的中医药临床研究机构是否按要求设立伦理委员会；伦理委员会是否按照伦理审查原则实施伦理审查；伦理审查内容和程序是否符合有关法规和指南要求。

第二十七条　任何个人或者单位均有权利和义务向有关伦理委员会或中医药管理部门反映中医药临床研究中违反伦理的行为；也可以向有关管理部门反映伦理委员会工作中出现违反法律法规规定的问题。

第二十八条　伦理委员会没有依据本规范及其他相关法律法规开展审查工作，各级中医药管理部门应予以相应的处理，包括：公开批评、提出警告、责令整改等；情节严重者，取消该伦理委员会的备案。

中医药临床研究中如发生违反伦理规范的行为，所属机构以及中医药管理部门均有权给予相应的处理，包括公开批评、中止项目实施、取消相关资格等；触犯国家法律的，移交司法机关处理。

第五章　附　　则

第二十九条　本规范由国家中医药管理局负责解释。

第三十条　本规范自发布之日起施行。

附录三 相关摘录及资料

常见中药名称错误

表1 常见的字形相近的中药名称错误

正	误	正	误
枸杞子	构杞子	瓜蒌	瓜萎
罂粟壳	罂栗壳	紫菀	紫苑
淡豆豉	淡豆鼓	连翘	连翅
密蒙花	蜜蒙花	薄荷	蒲荷
浙贝母	浙贝母	茵陈	菌陈
柴胡	紫胡	茯苓	茯芩
藁本	蒿本	儿茶	几茶
黄芩	黄苓	蕲蛇	靳蛇
山奈	山柰	防己	防已
覆盆子	复盆子	麝香	射香
白鲜皮	白藓皮	蟾酥	蟾苏
旋覆花	旋复花	篇蓄	扁蓄
半边莲	半边连	豆蔻	豆叩
半枝莲	半枝连	贯众	贯仲
灯心草	灯芯草	辛夷	辛荑
菟丝子	兔丝子	僵蚕	姜蚕
板蓝根	板兰根	蜂蜜	蜂密
鸦胆子	鸭胆子	钩藤	勾藤
山慈菇	山慈姑	蜂蜡	蜂腊

正	误	正	误
穿心莲	穿心连	荜茇	荜拔
莲子心	莲子芯	石韦	石苇
海金沙	海金砂	白蔹	白敛
番泻叶	潘泻叶	硫黄	硫磺
淫羊藿	淫羊霍	白薇	白微
乌梢蛇	乌稍蛇	藿香	霍香

《中华人民共和国药典》2015年版（一部）药材名称与饮片名称对照

表1　中药材名称与中药饮片名称对照表（按笔画排序）

药材名称	饮片名称
一画	
一枝黄花	一枝黄花
二画	
丁公藤	丁公藤
丁香	丁香
八角茴香	八角茴香
人工牛黄	人工牛黄
人参	人参片
人参叶	人参叶
儿茶	儿茶
九里香	九里香
九香虫	九香虫、炒九香虫
刀豆	刀豆
三画	
三七	三七粉
三白草	三白草
三棱	三棱、醋三棱
三颗针	三颗针
干姜	干姜、姜炭、炮姜
干漆	干漆
土木香	土木香
土贝母	土贝母
土荆皮	土荆皮
土茯苓	土茯苓
土鳖虫（䗪虫）	土鳖虫（䗪虫）

药材名称	饮片名称
大叶紫珠	大叶紫珠
大血藤	大血藤
大豆黄卷	大豆黄卷
大皂角	大皂角
大青叶	大青叶
大青盐	大青盐
大枣	大枣
大黄	大黄、酒大黄、熟大黄、大黄炭
大蒜	大蒜
大蓟	大蓟、大蓟炭
大腹皮	大腹皮、大腹毛
山麦冬	山麦冬
山豆根	山豆根
山茱萸	山萸肉、酒萸肉
山药	山药、山药片、麸炒山药
山柰	山柰
山香圆叶	山香圆叶
山银花	山银花
山楂	净山楂、炒山楂、焦山楂
山楂叶	山楂叶
山慈菇	山慈菇
千年健	千年健
千里光	千里光
千金子	千金子、千金子霜
川木香	川木香、煨川木香
川木通	川木通
川贝母	川贝母
川牛膝	川牛膝、酒川牛膝
川乌	生川乌、制川乌

续表

药材名称	饮片名称
川芎	川芎
川射干	川射干
川楝子	川楝子、炒川楝子
广东紫珠	广东紫珠
广枣	广枣
广金钱草	广金钱草
广藿香	广藿香
女贞子	女贞子、酒女贞子
小叶莲	小叶莲
小驳骨	小驳骨
小茴香	小茴香、盐小茴香
小通草	小通草
小蓟	小蓟、小蓟炭
飞扬草	飞扬草
马齿苋	马齿苋
马勃	马勃
马钱子	生马钱子、制马钱子、马钱子粉
马兜铃	马兜铃、蜜马兜铃
马鞭草	马鞭草
四画	
王不留行	王不留行、炒王不留行
天山雪莲	天山雪莲
天仙子	天仙子
天仙藤	天仙藤
天冬	天冬
天花粉	天花粉
天竺黄	天竺黄
天南星	生天南星、制天南星
天麻	天麻

药材名称	饮片名称
天葵子	天葵子
天然冰片（右旋龙脑）	天然冰片（右旋龙脑）
云芝	云芝
木瓜	木瓜
木芙蓉叶	木芙蓉叶
木香	木香、煨木香
木贼	木贼
木通	木通
木棉花	木棉花
木蝴蝶	木蝴蝶
木鳖子	木鳖子仁、木鳖子霜
五加皮	五加皮
五味子	五味子、醋五味子
五倍子	五倍子
太子参	太子参
车前子	车前子、盐车前子
车前草	车前草
瓦松	瓦松
瓦楞子	瓦楞子、煅瓦楞子
牛黄	牛黄
牛蒡子	牛蒡子、炒牛蒡子
牛膝	牛膝、酒牛膝
毛诃子	毛诃子
升麻	升麻
片姜黄	片姜黄
化橘红	化橘红
月季花	月季花
丹参	丹参、酒丹参
乌药	乌药

药材名称	饮片名称
乌梢蛇	乌梢蛇、乌梢蛇肉、酒乌梢蛇
乌梅	乌梅、乌梅肉、乌梅炭
火麻仁	火麻仁、炒火麻仁
巴豆	生巴豆、巴豆霜
巴戟天	巴戟天、巴戟肉、盐巴戟天、制巴戟天
水飞蓟	水飞蓟
水牛角	水牛角
水红花子	水红花子
水蛭	水蛭、烫水蛭
五画	
玉竹	玉竹
功劳木	功劳木
甘松	甘松
甘草	甘草片、炙甘草
甘遂	生甘遂、醋甘遂
艾片（左旋龙脑）	艾片（左旋龙脑）
艾叶	艾叶、醋艾炭
石韦	石韦
石吊兰	石吊兰
石决明	石决明、煅石决明
石菖蒲	石菖蒲
石斛	干石斛、鲜石斛
石榴皮	石榴皮、石榴皮炭
石膏	生石膏、煅石膏
布渣叶	布渣叶
龙胆	龙胆、坚龙胆
龙眼肉	龙眼肉
龙脷叶	龙脷叶
平贝母	平贝母

药材名称	饮片名称
北刘寄奴	北刘寄奴
北豆根	北豆根
北沙参	北沙参
四季青	四季青
生姜	生姜、姜皮
仙茅	仙茅
仙鹤草	仙鹤草
白及	白及
白术	白术、麸炒白术
白头翁	白头翁
白芍	白芍、炒白芍、酒白芍
白芷	白芷
白附子	生白附子、制白附子
白茅根	白茅根、茅根炭
白矾	白矾、枯矾
白果	白果仁、炒白果仁
白屈菜	白屈菜
白前	白前、蜜白前
白扁豆	白扁豆、炒白扁豆
白蔹	白蔹
白鲜皮	白鲜皮
白薇	白薇
瓜子金	瓜子金
瓜蒌	瓜蒌
瓜蒌子	瓜蒌子、炒瓜蒌子
瓜蒌皮	瓜蒌皮
冬瓜皮	冬瓜皮
冬虫夏草	冬虫夏草
冬凌草	冬凌草

药材名称	饮片名称
冬葵果	冬葵果
玄明粉	玄明粉
玄参	玄参
半边莲	半边莲
半枝莲	半枝莲
半夏	生半夏、法半夏、姜半夏、清半夏
母丁香	母丁香
丝瓜络	丝瓜络
六画	
老鹳草	老鹳草
地龙	地龙
地枫皮	地枫皮
地肤子	地肤子
地骨皮	地骨皮
地黄	鲜地黄、生地黄、熟地黄
地榆	地榆、地榆炭
地锦草	地锦草
芒硝	芒硝
亚乎奴（锡生藤）	亚乎奴（锡生藤）
亚麻子	亚麻子
西瓜霜	西瓜霜
西红花	西红花
西青果	西青果
西河柳	西河柳
西洋参	西洋参
百合	百合、蜜百合
百部	百部、蜜百部
当归	当归、酒当归
当药	当药

药材名称	饮片名称
虫白蜡	虫白蜡
肉苁蓉	肉苁蓉片、管花肉苁蓉片、酒苁蓉
肉豆蔻	肉豆蔻、麸煨肉豆蔻
肉桂	肉桂
朱砂	朱砂粉
朱砂根	朱砂根
竹节参	竹节参
竹茹	竹茹、姜竹茹
延胡索（元胡）	延胡索、醋延胡索
华山参	华山参
自然铜	自然铜、煅自然铜
伊贝母	伊贝母
血余炭	血余炭
血竭	血竭
全蝎	全蝎
合欢皮	合欢皮
合欢花	合欢花
决明子	决明子、炒决明子
冰片（合成龙脑）	冰片（合成龙脑）
关黄柏	关黄柏、盐关黄柏、关黄柏炭
灯心草	灯心草、灯心炭
灯盏细辛（灯盏花）	灯盏细辛（灯盏花）
安息香	安息香
防己	防己
防风	防风
红大戟	红大戟
红花	红花
红花龙胆	红花龙胆
红芪	红芪、炙红芪

续表

药材名称	饮片名称
红豆蔻	红豆蔻
红参	红参片
红粉	红粉
红景天	红景天
七画	
麦冬	麦冬
麦芽	麦芽、炒麦芽、焦麦芽
远志	远志、制远志
赤小豆	赤小豆
赤石脂	赤石脂、煅赤石脂
赤芍	赤芍
芫花	芫花、醋芫花
花椒	花椒、炒花椒
花蕊石	花蕊石、煅花蕊石
芥子	芥子、炒芥子
苍术	苍术、麸炒苍术
苍耳子	苍耳子、炒苍耳子
芡实	芡实、麸炒芡实
芦荟	卢荟
芦根	鲜芦根、芦根
苏木	苏木
苏合香	苏合香
杜仲	杜仲、盐杜仲
杜仲叶	杜仲叶
杠板归	杠板归
巫山浮羊藿	巫山淫羊藿、炙巫山淫羊藿
豆蔻	豆蔻
两头尖	两头尖
两面针	两面针

药材名称	饮片名称
连钱草	连钱草
连翘	连翘
吴茱萸	吴茱萸、制吴茱萸
牡丹皮	牡丹皮
牡荆叶	牡荆叶
牡蛎	牡蛎、煅牡蛎
体外培育牛黄	体外培育牛黄
何首乌	何首乌、制何首乌
伸筋草	伸筋草
皂角刺	皂角刺
皂矾（绿矾）	皂矾、煅皂矾
佛手	佛手
余甘子	余甘子
谷芽	谷芽、炒谷芽、焦谷芽
谷精草	谷精草
龟甲	龟甲、醋龟甲
龟甲胶	龟甲胶
辛夷	辛夷
羌活	羌活
沙苑子	沙苑子、盐沙苑子
沙棘	沙棘
沉香	沉香
没药	醋没药
诃子	诃子、诃子肉
补骨脂	补骨脂、盐补骨脂
灵芝	灵芝
阿胶	阿胶、阿胶珠
阿魏	阿魏
陈皮	陈皮

续表

药材名称	饮片名称
附子	附片（黑顺片、白附片）、淡附片、炮附片
忍冬藤	忍冬藤
鸡内金	鸡内金、炒鸡内金、醋鸡内金
鸡血藤	鸡血藤
鸡骨草	鸡骨草
鸡冠花	鸡冠花、鸡冠花炭
八画	
青风藤	青风藤
青叶胆	青叶胆
青皮	青皮、醋青皮
青果	青果
青葙子	青葙子
青蒿	青蒿
青礞石	青礞石、煅青礞石
青黛	青黛
玫瑰花	玫瑰花
苦木	苦木
苦玄参	苦玄参
苦地丁	苦地丁
苦杏仁	苦杏仁、燀苦杏仁、炒苦杏仁
苦参	苦参
苦楝皮	苦楝皮
苘麻子	苘麻子
枇杷叶	枇杷叶、蜜枇杷叶
板蓝根	板蓝根
松花粉	松花粉
枫香脂	枫香脂
刺五加	刺五加

续表

药材名称	饮片名称
郁李仁	郁李仁
郁金	郁金
虎杖	虎杖
昆布	昆布
明党参	明党参
岩白菜	岩白菜
罗布麻叶	罗布麻叶
罗汉果	罗汉果
知母	知母、盐知母
垂盆草	垂盆草
委陵菜	委陵菜
使君子	使君子、使君子仁、炒使君子仁
侧柏叶	侧柏叶、侧柏炭
佩兰	佩兰
金龙胆草	金龙胆草
金果榄	金果榄
金沸草	条叶旋覆花
金荞麦	金荞麦
金钱白花蛇	金钱白花蛇
金钱草	金钱草
金铁锁	金铁锁
金银花	金银花
金樱子	金樱子肉
金礞石	金礞石、煅金礞石
乳香	醋乳香
肿节风	肿节风
鱼腥草	鲜鱼腥草、干鱼腥草
狗脊	狗脊、烫狗脊
京大戟	京大戟、醋京大戟

续表

药材名称	饮片名称
闹羊花	闹羊花
卷柏	卷柏、卷柏炭
炉甘石	炉甘石、煅炉甘石
油松节	油松节
泽兰	泽兰
泽泻	泽泻、盐泽泻
降香	降香
细辛	细辛
贯叶金丝桃	贯叶金丝桃
九画	
珍珠	珍珠、珍珠粉
珍珠母	珍珠母、煅珍珠母
荆芥	荆芥、荆芥炭
荆芥穗	荆芥穗、荆芥穗炭
茜草	茜草、茜草炭
荜茇	荜茇
荜澄茄	荜澄茄
草乌	生草乌、制草乌
草乌叶	草乌叶
草豆蔻	草豆蔻
草果	草果仁、姜草果仁
茵陈	茵陈
茯苓	茯苓
茯苓皮	茯苓皮
茺蔚子	炒茺蔚子
胡芦巴	胡芦巴、盐胡芦巴
胡黄连	胡黄连
胡椒	胡椒
荔枝核	荔枝核、盐荔枝核

药材名称	饮片名称
南五味子	南五味子、醋南五味子
南沙参	南沙参
南板蓝根	南板蓝根
南鹤虱	南鹤虱
枳壳	枳壳、麸炒枳壳
枳实	枳实、麸炒枳实
柏子仁	柏子仁、柏子仁霜
栀子	栀子、炒栀子、焦栀子
枸杞子	枸杞子
枸骨叶	枸骨叶
柿蒂	柿蒂
威灵仙	威灵仙
厚朴	厚朴、姜厚朴
厚朴花	厚朴花
砂仁	砂仁
牵牛子	牵牛子、炒牵牛子
轻粉	轻粉
鸦胆子	鸦胆子
韭菜子	韭菜子、盐韭菜子
哈蟆油	哈蟆油
骨碎补	骨碎补、烫骨碎补
钟乳石	钟乳石、煅钟乳石
钩藤	钩藤
香加皮	香加皮
香附	香附、醋香附
香橼	香橼
香薷	香薷
重楼	重楼
禹州漏芦	禹州漏芦

续表

药材名称	饮片名称
禹余粮	禹余粮、煅禹余粮
胆南星	胆南星
胖大海	胖大海
独一味	独一味
独活	独活
急性子	急性子
姜黄	姜黄
前胡	前胡、蜜前胡
首乌藤	首乌藤
洪连	洪连
洋金花	洋金花
穿山龙	穿山龙
穿山甲	穿山甲、炮山甲、醋山甲
穿心莲	穿心莲
络石藤	络石藤
十画	
秦艽	秦艽
秦皮	秦皮
珠子参	珠子参
莱菔子	莱菔子、炒莱菔子
莲子	莲子
莲子心	莲子心
莲房	莲房炭
莲须	莲须
莪术	莪术、醋莪术
荷叶	荷叶、荷叶炭
桂枝	桂枝
桔梗	桔梗

药材名称	饮片名称
桃仁	桃仁、燀桃仁、燀山桃仁、炒桃仁、炒山桃仁
桃枝	桃枝
核桃仁	核桃仁
夏天无	夏天无
夏枯草	夏枯草
柴胡	北柴胡、醋北柴胡、南柴胡、醋南柴胡
党参	党参片、米炒党参
鸭跖草	鸭跖草
铁皮石斛	铁皮石斛
积雪草	积雪草
臭灵丹草	臭灵丹草
射干	射干
徐长卿	徐长卿
狼毒	生狼毒、醋狼毒
凌霄花	凌霄花
高山辣根菜	高山辣根菜
高良姜	高良姜
拳参	拳参
粉萆薢	粉萆薢
粉葛	粉葛
益母草	鲜益母草、干益母草
益智	益智仁、盐益智仁
浙贝母	浙贝母
娑罗子	娑罗子
海马	海马
海风藤	海风藤
海龙	海龙
海金沙	海金沙

药材名称	饮片名称
海螵蛸	海螵蛸
海藻	海藻
浮萍	浮萍
通关藤	通关藤
通草	通草
预知子	预知子
桑叶	桑叶
桑白皮	桑白皮、蜜桑白皮
桑枝	桑枝、炒桑枝
桑寄生	桑寄生
桑椹	桑椹
桑螵蛸	桑螵蛸
十一画	
黄山药	黄山药
黄芩	黄芩片、酒黄芩
黄芪	黄芪、炙黄芪
黄连	黄连片、酒黄连、姜黄连、萸黄连
黄柏	黄柏、盐黄柏、黄柏炭
黄蜀葵花	黄蜀葵花
黄精	黄精、酒黄精
黄藤	黄藤
菥蓂	菥蓂
菝葜	菝葜
菟丝子	菟丝子、盐菟丝子
菊苣	菊苣
菊花	菊花
梅花	梅花
救必应	救必应
常山	常山、炒常山

药材名称	饮片名称
野马追	野马追
野木瓜	野木瓜
野菊花	野菊花
蛇床子	蛇床子
蛇蜕	蛇蜕、酒蛇蜕
银杏叶	银杏叶
银柴胡	银柴胡
甜瓜子	甜瓜子
猪牙皂	猪牙皂
猪苓	猪苓
猪胆粉	猪胆粉
猫爪草	猫爪草
麻黄	麻黄、蜜麻黄
麻黄根	麻黄根
鹿角	鹿角
鹿角胶	鹿角胶
鹿角霜	鹿角霜
鹿茸	鹿茸片、鹿茸粉
鹿衔草	鹿衔草
商陆	生商陆、醋商陆
旋覆花	旋覆花、蜜旋覆花
羚羊角	羚羊角镑片、羚羊角粉
断血流	断血流
淫羊藿	淫羊藿、炙淫羊藿
淡竹叶	淡竹叶
淡豆豉	淡豆豉
密蒙花	密蒙花
续断	续断片、酒续断、盐续断
绵马贯众	绵马贯众、绵马贯众炭

续表

药材名称	饮片名称
绵萆薢	绵萆薢
十二画	
斑蝥	生斑蝥、米斑蝥、南方大斑蝥、黄黑小斑蝥
款冬花	款冬花、蜜款冬花
葛根	葛根
葶苈子	葶苈子、炒葶苈子、南葶苈子
萹蓄	萹蓄
楮实子	楮实子
棕榈	棕榈、棕榈炭
硫黄	硫黄、制硫黄
雄黄	雄黄粉
紫石英	紫石英、煅紫石英
紫花地丁	紫花地丁
紫花前胡	紫花前胡
紫苏子	紫苏子、炒紫苏子
紫苏叶	紫苏叶
紫苏梗	紫苏梗
紫草	新疆紫草、内蒙紫草、新疆紫草切片、内蒙紫草切片
紫珠叶	紫珠叶
紫萁贯众	紫萁贯众
紫菀	紫菀、蜜紫菀
蛤壳	蛤壳、煅蛤壳
蛤蚧	蛤蚧、酒蛤蚧
黑芝麻	黑芝麻、炒黑芝麻
黑豆	黑豆
黑种草子	黑种草子
锁阳	锁阳

药材名称	饮片名称
筋骨草	筋骨草
鹅不食草	鹅不食草
番泻叶	番泻叶
湖北贝母	湖北贝母
滑石	滑石
滑石粉	滑石粉
十三画	
蓍草	蓍草
蓝布正	蓝布正
蓖麻子	蓖麻子
蒺藜	蒺藜、炒蒺藜
蒲公英	蒲公英
蒲黄	生蒲黄、蒲黄炭
椿皮	椿皮、麸炒椿皮
槐花	槐花、炒槐花、槐花炭
槐角	槐角、蜜槐角
雷丸	雷丸
路路通	路路通
蜈蚣	蜈蚣
蜂房	蜂房
蜂胶	酒制蜂胶
蜂蜡	蜂蜡
蜂蜜	蜂蜜
锦灯笼	锦灯笼
矮地茶	矮地茶
满山红	满山红
滇鸡血藤	滇鸡血藤
十四画	
蔓荆子	蔓荆子、炒蔓荆子

药材名称	饮片名称
蓼大青叶	蓼大青叶
榧子	榧子
榼藤子	榼藤子
槟榔	槟榔、炒槟榔、焦槟榔
酸枣仁	酸枣仁、炒酸枣仁
磁石	磁石、煅磁石
豨莶草	豨莶草、酒豨莶草
蜘蛛香	蜘蛛香
蝉蜕	蝉蜕
罂粟壳	罂粟壳、蜜罂粟壳
辣椒	辣椒
漏芦	漏芦
十五画	
赭石	赭石、煅赭石
蕤仁	蕤仁
蕲蛇	蕲蛇、蕲蛇肉、酒蕲蛇
槲寄生	槲寄生
暴马子皮	暴马子皮
墨旱莲	墨旱莲
稻芽	稻芽、炒稻芽、焦稻芽
僵蚕	僵蚕、炒僵蚕
鹤虱	鹤虱
十六画	
薤白	薤白
薏苡仁	薏苡仁、麸炒薏苡仁
薄荷	薄荷
颠茄草	颠茄草
橘红	橘红
橘核	橘核、盐橘核

药材名称	饮片名称
十七画	
藏菖蒲	藏菖蒲
藁本	藁本片、辽藁本片
檀香	檀香
翼首草	翼首草
十八画	
藕节	藕节、藕节炭
覆盆子	覆盆子
瞿麦	瞿麦
翻白草	翻白草
十九画	
蟾酥	蟾酥粉
鳖甲	鳖甲、醋鳖甲
二十一画	
麝香	麝香

表2 中药材名称与中药饮片名称对照表（按汉语拼音排序）

药材名称	饮片名称
A	
阿魏	阿魏
矮地茶	矮地茶
艾片（左旋龙脑）	艾片（左旋龙脑）
艾叶	艾叶、醋艾炭
安息香	安息香
B	
八角茴香	八角茴香
巴豆	生巴豆、巴豆霜
巴戟天	巴戟天、巴戟肉、盐巴戟天、制巴戟天

续表

药材名称	饮片名称
菝葜	菝葜
白扁豆	白扁豆、炒白扁豆
白矾	白矾、枯矾
白附子	生白附子、制白附子
白果	白果仁、炒白果仁
白及	白及
白蔹	白蔹
白茅根	白茅根、茅根炭
白前	白前、蜜白前
白屈菜	白屈菜
白芍	白芍、炒白芍、酒白芍
白头翁	白头翁
白薇	白薇
白鲜皮	白鲜皮
白芷	白芷
白术	白术、麸炒白术
百部	百部、蜜百部
百合	百合、蜜百合
柏子仁	柏子仁、柏子仁霜
斑蝥	生斑蝥、米斑蝥、南方大斑蝥、黄黑小斑蝥
板蓝根	板蓝根
半边莲	半边莲
半夏	生半夏、法半夏、姜半夏、清半夏
半枝莲	半枝莲
暴马子皮	暴马子皮
北豆根	北豆根
北刘寄奴	北刘寄奴
北沙参	北沙参

药材名称	饮片名称
荜茇	荜茇
荜澄茄	荜澄茄
蓖麻子	蓖麻子
萹蓄	萹蓄
鳖甲	鳖甲、醋鳖甲
槟榔	槟榔、炒槟榔、焦槟榔
冰片（合成龙脑）	冰片（合成龙脑）
薄荷	薄荷
补骨脂	补骨脂、盐补骨
布渣叶	布渣叶
C	
苍耳子	苍耳子、炒苍耳子
苍术	苍术、麸炒苍术
草豆蔻	草豆蔻
草果	草果仁、姜草果仁
草乌	生草乌、制草乌
草乌叶	草乌叶
侧柏叶	侧柏叶、侧柏炭
柴胡	北柴胡、醋北柴胡、南柴胡、醋南柴胡
蝉蜕	蝉蜕
蟾酥	蟾酥粉
常山	常山、炒常山
车前草	车前草
车前子	车前子、盐车前子
沉香	沉香
陈皮	陈皮
赤芍	赤芍
赤石脂	赤石脂、煅赤石脂

续表

药材名称	饮片名称
赤小豆	赤小豆
茺蔚子	炒茺蔚子
虫白蜡	虫白蜡
重楼	重楼
臭灵丹草	臭灵丹草
楮实子	楮实子
川贝母	川贝母
川楝子	川楝子、炒川楝子
川木通	川木通
川木香	川木香、煨川木香
川牛膝	川牛膝、酒川牛膝
川射干	川射干
川乌	生川乌、制川乌
川芎	川芎
穿山甲	穿山甲、炮山甲、醋山甲
穿山龙	穿山龙
穿心莲	穿心莲
垂盆草	垂盆草
椿皮	椿皮、麸炒椿皮
磁石	磁石、煅磁石
刺五加	刺五加
D	
大豆黄卷	大豆黄卷
大腹皮	大腹皮、大腹毛
大黄	大黄、酒大黄、熟大黄、大黄炭
大蓟	大蓟、大蓟炭
大青盐	大青盐
大青叶	大青叶

药材名称	饮片名称
大蒜	大蒜
大血藤	大血藤
大叶紫珠	大叶紫珠
大枣	大枣
大皂角	大皂角
丹参	丹参、酒丹参
胆南星	胆南星
淡豆豉	淡豆豉
淡竹叶	淡竹叶
当归	当归、酒当归
当药	当药
党参	党参片、米炒党参
刀豆	刀豆
稻芽	稻芽、炒稻芽、焦稻芽
灯心草	灯心草、灯心炭
灯盏细辛（灯盏花）	灯盏细辛（灯盏花）
地枫皮	地枫皮
地肤子	地肤子
地骨皮	地骨皮
地黄	鲜地黄、生地黄、熟地黄
地锦草	地锦草
地龙	地龙
地榆	地榆、地榆炭
滇鸡血藤	滇鸡血藤
颠茄草	颠茄草
丁公藤	丁公藤
丁香	丁香
冬虫夏草	冬虫夏草

续表

药材名称	饮片名称
冬瓜皮	冬瓜皮
冬葵果	冬葵果
冬凌草	冬凌草
豆蔻	豆蔻
独活	独活
独一味	独一味
杜仲	杜仲、盐杜仲
杜仲叶	杜仲叶
断血流	断血流
E	
阿胶	阿胶、阿胶珠
莪术	莪术、醋莪术
鹅不食草	鹅不食草
儿茶	儿茶
F	
番泻叶	番泻叶
翻白草	翻白草
防风	防风
防己	防己
飞扬草	飞扬草
榧子	榧子
粉萆薢	粉萆薢
粉葛	粉葛
枫香脂	枫香脂
蜂房	蜂房
蜂胶	酒制蜂胶
蜂蜡	蜂蜡
蜂蜜	蜂蜜

续表

药材名称	饮片名称
佛手	佛手
茯苓	茯苓
茯苓皮	茯苓皮
浮萍	浮萍
附子	附片（黑顺片、白附片）、淡附片、炮附片
覆盆子	覆盆子
G	
干姜	干姜、姜炭、炮姜
干漆	干漆
甘草	甘草片、炙甘草
甘松	甘松
甘遂	生甘遂、醋甘遂
杠板归	杠板归
高良姜	高良姜
高山辣根菜	高山辣根菜
藁本	藁本片、辽藁本片
葛根	葛根
蛤蚧	蛤蚧、酒蛤蚧
蛤壳	蛤壳、煅蛤壳
功劳木	功劳木
钩藤	钩藤
狗脊	狗脊、烫狗脊
枸骨叶	枸骨叶
枸杞子	枸杞子
谷精草	谷精草
谷芽	谷芽、炒谷芽、焦谷芽
骨碎补	骨碎补、烫骨碎补
瓜蒌	瓜蒌

续表

药材名称	饮片名称
瓜蒌皮	瓜蒌皮
瓜蒌子	瓜蒌子、炒瓜蒌子
瓜子金	瓜子金
关黄柏	关黄柏、盐关黄柏、关黄柏炭
贯叶金丝桃	贯叶金丝桃
广东紫珠	广东紫珠
广藿香	广藿香
广金钱草	广金钱草
广枣	广枣
龟甲	龟甲、醋龟甲
龟甲胶	龟甲胶
桂枝	桂枝
H	
哈蟆油	哈蟆油
海风藤	海风藤
海金沙	海金沙
海龙	海龙
海马	海马
海螵蛸	海螵蛸
海藻	海藻
诃子	诃子、诃子肉
合欢花	合欢花
合欢皮	合欢皮
何首乌	何首乌、制何首乌
荷叶	荷叶、荷叶炭
核桃仁	核桃仁
鹤虱	鹤虱
黑豆	黑豆

药材名称	饮片名称
黑芝麻	黑芝麻、炒黑芝麻
黑种草子	黑种草子
红大戟	红大戟
红豆蔻	红豆蔻
红粉	红粉
红花	红花
红花龙胆	红花龙胆
红景天	红景天
红芪	红芪、炙红芪
红参	红参片
洪连	洪连
厚朴	厚朴、姜厚朴
厚朴花	厚朴花
胡黄连	胡黄连
胡椒	胡椒
胡芦巴	胡芦巴、盐胡芦巴
湖北贝母	湖北贝母
槲寄生	槲寄生
虎杖	虎杖
花椒	花椒、炒花椒
花蕊石	花蕊石、煅花蕊石
华山参	华山参
滑石	滑石
滑石粉	滑石粉
化橘红	化橘红
槐花	槐花、炒槐花、槐花炭
槐角	槐角、蜜槐角

药材名称	饮片名称
黄柏	黄柏、盐黄柏、黄柏炭
黄精	黄精、酒黄精
黄连	黄连片、酒黄连、姜黄连、萸黄连
黄芪	黄芪、炙黄芪
黄芩	黄芩片、酒黄芩
黄山药	黄山药
黄蜀葵花	黄蜀葵花
黄藤	黄藤
火麻仁	火麻仁、炒火麻仁
J	
鸡骨草	鸡骨草
鸡冠花	鸡冠花、鸡冠花炭
鸡内金	鸡内金、炒鸡内金、醋鸡内金
鸡血藤	鸡血藤
积雪草	积雪草
急性子	急性子
蒺藜	蒺藜、炒蒺藜
姜黄	姜黄
僵蚕	僵蚕、炒僵蚕
桔梗	桔梗
降香	降香
芥子	芥子、炒芥子
金沸草	条叶旋覆花
金果榄	金果榄
金龙胆草	金龙胆草
金礞石	金礞石、煅金礞石
金钱白花蛇	金钱白花蛇

续表

药材名称	饮片名称
金钱草	金钱草
金荞麦	金荞麦
金铁锁	金铁锁
金银花	金银花
金樱子	金樱子肉
筋骨草	筋骨草
锦灯笼	锦灯笼
京大戟	京大戟、醋京大戟
荆芥	荆芥、荆芥炭
荆芥穗	荆芥穗、荆芥穗炭
九里香	九里香
九香虫	九香虫、炒九香虫
韭菜子	韭菜子、盐韭菜子
救必应	救必应
菊花	菊花
菊苣	菊苣
橘核	橘核、盐橘核
橘红	橘红
卷柏	卷柏、卷柏炭
决明子	决明子、炒决明子
K	
榼藤子	榼藤子
苦地丁	苦地丁
苦楝皮	苦楝皮
苦木	苦木
苦参	苦参
苦杏仁	苦杏仁、燀苦杏仁、炒苦杏仁

药材名称	饮片名称
苦玄参	苦玄参
款冬花	款冬花、蜜款冬花
昆布	昆布
L	
辣椒	辣椒
莱菔子	莱菔子、炒莱菔子
蓝布正	蓝布正
狼毒	生狼毒、醋狼毒
老鹳草	老鹳草
雷丸	雷丸
荔枝核	荔枝核、盐荔枝核
连钱草	连钱草
连翘	连翘
莲房	莲房炭
莲须	莲须
莲子	莲子
莲子心	莲子心
两面针	两面针
两头尖	两头尖
蓼大青叶	蓼大青叶
灵芝	灵芝
凌霄花	凌霄花
羚羊角	羚羊角镑片、羚羊角粉
硫黄	硫黄、制硫黄
龙胆	龙胆、坚龙胆
龙脷叶	龙脷叶
龙眼肉	龙眼肉
漏芦	漏芦

药材名称	饮片名称
芦根	鲜芦根、芦根
芦荟	芦荟
炉甘石	炉甘石、煅炉甘石
鹿角	鹿角
鹿角胶	鹿角胶
鹿角霜	鹿角霜
鹿茸	鹿茸片、鹿茸粉
鹿衔草	鹿衔草
路路通	路路通
罗布麻叶	罗布麻叶
罗汉果	罗汉果
络石藤	络石藤
M	
麻黄	麻黄、蜜麻黄
麻黄根	麻黄根
马鞭草	马鞭草
马勃	马勃
马齿苋	马齿苋
马兜铃	马兜铃、蜜马兜铃
马钱子	生马钱子、制马钱子、马钱子粉
麦冬	麦冬
麦芽	麦芽、炒麦芽、焦麦芽
满山红	满山红
蔓荆子	蔓荆子、炒蔓荆子
芒硝	芒硝
猫爪草	猫爪草
毛诃子	毛诃子
玫瑰花	玫瑰花

续表

药材名称	饮片名称
梅花	梅花
密蒙花	密蒙花
绵萆薢	绵萆薢
绵马贯众	绵马贯众、绵马贯众炭
明党参	明党参
没药	醋没药
墨旱莲	墨旱莲
母丁香	母丁香
牡丹皮	牡丹皮
牡荆叶	牡荆叶
牡蛎	牡蛎、煅牡蛎
木鳖子	木鳖子仁、木鳖子霜
木芙蓉叶	木芙蓉叶
木瓜	木瓜
木蝴蝶	木蝴蝶
木棉花	木棉花
木通	木通
木香	木香、煨木香
木贼	木贼
N	
南板蓝根	南板蓝根
南鹤虱	南鹤虱
南沙参	南沙参
南五味子	南五味子、醋南五味子
闹羊花	闹羊花
牛蒡子	牛蒡子、炒牛蒡子
牛黄	牛黄

药材名称	饮片名称
牛膝	牛膝、酒牛膝
女贞子	女贞子、酒女贞子
O	
藕节	藕节、藕节炭
P	
胖大海	胖大海
佩兰	佩兰
枇杷叶	枇杷叶、蜜枇杷叶
片姜黄	片姜黄
平贝母	平贝母
蒲公英	蒲公英
蒲黄	生蒲黄、蒲黄炭
Q	
蕲蛇	蕲蛇、蕲蛇肉、酒蕲蛇
千金子	千金子、千金子霜
千里光	千里光
千年健	千年健
牵牛子	牵牛子、炒牵牛子
前胡	前胡、蜜前胡
芡实	芡实、麸炒芡实
茜草	茜草、茜草炭
羌活	羌活
秦艽	秦艽
秦皮	秦皮
青黛	青黛
青风藤	青风藤
青果	青果

药材名称	饮片名称
青蒿	青蒿
青礞石	青礞石、煅青礞石
青皮	青皮、醋青皮
青葙子	青葙子
青叶胆	青叶胆
轻粉	轻粉
苘麻子	苘麻子
瞿麦	瞿麦
全蝎	全蝎
拳参	拳参
R	
人参	人参片
人参叶	人参叶
人工牛黄	人工牛黄
忍冬藤	忍冬藤
肉苁蓉	肉苁蓉片、管花肉苁蓉片、酒苁蓉
肉豆蔻	肉豆蔻、麸煨肉豆蔻
肉桂	肉桂
乳香	醋乳香
蕤仁	蕤仁
S	
三白草	三白草
三颗针	三颗针
三棱	三棱、醋三棱
三七	三七粉
桑白皮	桑白皮、蜜桑白皮
桑寄生	桑寄生
桑螵蛸	桑螵蛸

药材名称	饮片名称
桑椹	桑椹
桑叶	桑叶
桑枝	桑枝、炒桑枝
沙棘	沙棘
沙苑子	沙苑子、盐沙苑子
砂仁	砂仁
山慈菇	山慈菇
山豆根	山豆根
山麦冬	山麦冬
山柰	山柰
山香圆叶	山香圆叶
山药	山药、山药片、麸炒山药
山银花	山银花
山楂	净山楂、炒山楂、焦山楂
山楂叶	山楂叶
山茱萸	山萸肉、酒萸肉
商陆	生商陆、醋商陆
蛇床子	蛇床子
蛇蜕	蛇蜕、酒蛇蜕
射干	射干
麝香	麝香
伸筋草	伸筋草
升麻	升麻
生姜	生姜、姜皮
石菖蒲	石菖蒲
石吊兰	石吊兰
石膏	生石膏、煅石膏
石斛	干石斛、鲜石斛

续表

药材名称	饮片名称
石决明	石决明、煅石决明
石榴皮	石榴皮、石榴皮炭
石韦	石韦
使君子	使君子、使君子仁、炒使君子仁
蓍草	蓍草
柿蒂	柿蒂
首乌藤	首乌藤
水飞蓟	水飞蓟
水红花子	水红花子
水牛角	水牛角
水蛭	水蛭、烫水蛭
丝瓜络	丝瓜络
四季青	四季青
松花粉	松花粉
苏合香	苏合香
苏木	苏木
酸枣仁	酸枣仁、炒酸枣仁
娑罗子	娑罗子
锁阳	锁阳
T	
太子参	太子参
檀香	檀香
桃仁	桃仁、燀桃仁、燀山桃仁、炒桃仁、炒山桃仁
桃枝	桃枝
体外培育牛黄	体外培育牛黄
天冬	天冬
天花粉	天花粉
天葵子	天葵子

药材名称	饮片名称
天麻	天麻
天南星	生天南星、制天南星
天然冰片（右旋龙脑）	天然冰片（右旋龙脑）
天山雪莲	天山雪莲
天仙藤	天仙藤
天仙子	天仙子
天竺黄	天竺黄
甜瓜子	甜瓜子
铁皮石斛	铁皮石斛
葶苈子	葶苈子、炒葶苈子、南葶苈子
通草	通草
通关藤	通关藤
土贝母	土贝母
土鳖虫（䗪虫）	土鳖虫（䗪虫）
土茯苓	土茯苓
土荆皮	土荆皮
土木香	土木香
菟丝子	菟丝子、盐菟丝子
W	
瓦楞子	瓦楞子、煅瓦楞子
瓦松	瓦松
王不留行	王不留行、炒王不留行
威灵仙	威灵仙
委陵菜	委陵菜
乌梅	乌梅、乌梅肉、乌梅炭
乌梢蛇	乌梢蛇、乌梢蛇肉、酒乌梢蛇
乌药	乌药
巫山淫羊藿	巫山淫羊藿、炙巫山淫羊藿

药材名称	饮片名称
吴茱萸	吴茱萸、制吴茱萸
蜈蚣	蜈蚣
五倍子	五倍子
五加皮	五加皮
五味子	五味子、醋五味子
X	
西瓜霜	西瓜霜
西河柳	西河柳
西红花	西红花
西青果	西青果
西洋参	西洋参
菥蓂	菥蓂
豨莶草	豨莶草、酒豨莶草
细辛	细辛
夏枯草	夏枯草
夏天无	夏天无
仙鹤草	仙鹤草
仙茅	仙茅
香附	香附、醋香附
香加皮	香加皮
香薷	香薷
香橼	香橼
小驳骨	小驳骨
小茴香	小茴香、盐小茴香
小蓟	小蓟、小蓟炭
小通草	小通草
小叶莲	小叶莲
薤白	薤白

药材名称	饮片名称
辛夷	辛夷
雄黄	雄黄粉
徐长卿	徐长卿
续断	续断片、酒续断、盐续断
玄参	玄参
玄明粉	玄明粉
旋覆花	旋覆花、蜜旋覆花
血竭	血竭
血余炭	血余炭
Y	
鸦胆子	鸦胆子
鸭跖草	鸭跖草
亚乎奴（锡生藤）	亚乎奴（锡生藤）
亚麻子	亚麻子
延胡索（元胡）	延胡索、醋延胡索
岩白菜	岩白菜
洋金花	洋金花
野菊花	野菊花
野马追	野马追
野木瓜	野木瓜
一枝黄花	一枝黄花
伊贝母	伊贝母
益母草	鲜益母草、干益母草
益智	益智仁、盐益智仁
薏苡仁	薏苡仁、麸炒薏苡仁
翼首草	翼首草
茵陈	茵陈
银柴胡	银柴胡

药材名称	饮片名称
银杏叶	银杏叶
淫羊藿	淫羊藿、炙淫羊藿
罂粟壳	罂粟壳、蜜罂粟壳
油松节	油松节
余甘子	余甘子
鱼腥草	鲜鱼腥草、干鱼腥草
禹余粮	禹余粮、煅禹余粮
禹州漏芦	禹州漏芦
玉竹	玉竹
郁金	郁金
郁李仁	郁李仁
预知子	预知子
芫花	芫花、醋芫花
远志	远志、制远志
月季花	月季花
云芝	云芝
Z	
藏菖蒲	藏菖蒲
皂矾（绿矾）	皂矾、煅皂矾
皂角刺	皂角刺
泽兰	泽兰
泽泻	泽泻、盐泽泻
赭石	赭石、煅赭石
浙贝母	浙贝母
珍珠	珍珠、珍珠粉
珍珠母	珍珠母、煅珍珠母
知母	知母、盐知母

续表

药材名称	饮片名称
栀子	栀子、炒栀子、焦栀子
蜘蛛香	蜘蛛香
枳壳	枳壳、麸炒枳壳
枳实	枳实、麸炒积实
钟乳石	钟乳石、煅钟乳石
肿节风	肿节风
朱砂	朱砂粉
朱砂根	朱砂根
珠子参	珠子参
猪胆粉	猪胆粉
猪苓	猪苓
猪牙皂	猪牙皂
竹节参	竹节参
竹茹	竹茹、姜竹茹
紫草	新疆紫草、内蒙紫草、新疆紫草切片、内蒙紫草切片
紫花地丁	紫花地丁
紫花前胡	紫花前胡
紫萁贯众	紫萁贯众
紫石英	紫石英、煅紫石英
紫苏梗	紫苏梗
紫苏叶	紫苏叶
紫苏子	紫苏子、炒紫苏子
紫苑	紫菀、蜜紫菀
紫珠叶	紫珠叶
自然铜	自然铜、煅自然铜
棕榈	棕榈、棕榈炭

国医大师名录

首届"国医大师"名单

（共30名，按姓氏笔画排序）

2008 年 10 月由人力资源和社会保障部、原卫生部、国家中医药管理局联合启动了首届"国医大师"的评选活动。2009 年 5 月发布了《关于表彰首届"国医大师"的决定》，表彰了首批 30 位国医大师。

1．王玉川，男，汉族，1923 年 9 月出生，2016 年 4 月逝世。北京中医药大学主任医师、教授，1943 年 3 月起从事中医临床工作，为"首都国医名师"。

2．王绵之，男，汉族，1923 年 10 月出生，2009 年 7 月逝世。北京中医药大学主任医师、教授，1942 年 1 月起从事中医临床工作，为全国老中医药专家学术经验继承工作指导老师、"首都国医名师"，国家级非物质文化遗产传统医药项目代表性传承人。

3．方和谦，男，汉族，1923 年 12 月出生，2009 年 12 月逝世。首都医科大学附属北京朝阳医院主任医师、教授，1948 年 8 月起从事中医临床工作，全国老中医药专家学术经验继承工作指导老师、"首都国医名师"。

4．邓铁涛，男，汉族，1916 年 11 月出生，2019 年 1 月逝世。广州中医药大学主任医师、教授，1938 年 9 月起从事中医临床工作，为全国老中医药专家学术经验继承工作指导老师、广东省名老中医，国家级非物质文化遗产传统医药项目代表性传承人。

5．朱良春，男，汉族，1917 年 8 月出生，2015 年 12 月逝世。南通市中医院主任医师、教授，1939 年 1 月起从事中医临床工作，为全国老中医药专家学术经验继承工作指导老师、江苏省名中医。

6．任继学，男，汉族，1926 年 1 月出生，2010 年 2 月逝世。长春中医药大学附属医院主任医师，1945 年 4 月起从事中医临床工作，为全国老中医药专家学术经验继承工作指导老师、吉林省名老中医。

7．苏荣扎布，男，蒙古族，1929年12月出生，2014年8月逝世。内蒙古医学院主任医师、教授，1949年5月起从事蒙医临床工作，全国老中医药专家学术经验继承工作指导老师、自治区名蒙医。

8．李玉奇，男，汉族，1917年8月出生，2011年2月逝世。辽宁中医药大学附属医院主任医师，1939年3月起从事中医临床工作，为全国老中医药专家学术经验继承工作指导老师。

9．李济仁，男，汉族，1931年1月出生，2021年3月逝世。皖南医学院附属弋矶山医院主任医师、教授，1948年11月起从事中医临床工作，为全国老中医药专家学术经验继承工作指导老师、安徽省名老中医。

10．李振华，男，汉族，1924年11月出生，2017年5月逝世。河南中医学院主任医师、教授，1943年3月起从事中医临床工作，为全国老中医药专家学术经验继承工作指导老师。

11．李辅仁，男，汉族，1919年6月出生，卫生部北京医院主任医师，1941年起从事中医临床工作，为全国老中医药专家学术经验继承工作指导老师、"首都国医名师"。

12．吴咸中，男，满族，1925年8月出生，天津医科大学、天津市南开医院主任医师、教授，中国工程院院士，1951年起即用中医药治疗常见病症，全国老中医药专家学术经验继承工作指导老师。

13．何任，男，汉族，1921年1月出生，2012年逝世。浙江中医药大学主任医师、教授，1941年1月起从事中医临床工作，为全国老中医药专家学术经验继承工作指导老师、浙江省名中医。

14．张琪，男，汉族，1922年12月出生，2019年11月逝世。黑龙江省中医研究院主任医师，1942年1月起从事中医临床工作，为全国老中医药专家学术经验继承工作指导老师、黑龙江省名老中医。

15．张灿玾，男，汉族，1928年7月出生，2017年9月逝世。山东中医药大学主任医师、教授，1949年1月起从事中医临床工作，为山东省名中医药专家。

16．张学文，男，汉族，1935年10月出生，陕西中医学院主任医师、教授，1953年5月起从事中医临床工作，为全国老中医药专家学术经验继承工作指导老师。

17．张镜人，男，汉族，1923年6月出生，2009年6月去世。上海市第一人民医院主任医师、教授，1942年6月起从事中医临床工作，全国老中医药专家学术经验继承工作指导老师、上海市名中医。

18．陆广莘，男，汉族，1927年1月出生，2014年9月逝世。中国中医科学院主任医师，1948年10月起从事中医临床工作，为全国老中医药专家学术经验继承工作指导老师。

19．周仲瑛，男，汉族，1928年6月出生，南京中医药大学主任医师、教授，1948年1月起从事中医临床工作，为全国老中医药专家学术经验继承工作指导老师，国家级非物质文化遗产传统医药项目代表性传承人、江苏省名中医。

20．贺普仁，男，汉族，1926年5月出生，2015年8月逝世。首都医科大学附属北京中医医院主任医师、教授，1948年起从事中医临床工作，全国老中医药专家学术经验继承工作指导老师、"首都国医名师"，国家级非物质文化遗产传统医药项目代表性传承人。

21．班秀文，男，壮族，1920年1月出生，2014年4月逝世。广西中医学院主任医师、教授，1940年9月起从事中医临床工作，为全国老中医药专家学术经验继承工作指导老师。

22．徐景藩，男，汉族，1928年1月出生，2015年3月逝世。江苏省中医院主任医师、教授，1946年6月起从事中医临床工作，为全国老中医药专家学术经验继承工作指导老师、江苏省名中医。

23．郭子光，男，汉族，1932年12月出生，2015年5月逝世。成都中医药大学主任医师、教授，1951年4月起从事中医临床工作，为全国老中医药专家学术经验继承工作指导老师。

24．唐由之，男，汉族，1926年7月出生，中国中医科学院主任医师、研究员，1946年起从事中医临床工作，为全国老中医药专家学术经验继承工作指导老师、"首都国医名师"。

25．程莘农，男，汉族，1921年8月出生，2015年5月逝世。中国中医科学院主任医师、教授，中国工程院院士，1939年2月起从事中医临床工作，为全国老中医药专家学术经验继承工作指导老师、"首都国医名师"。

26．强巴赤列，男，藏族，1929出生，2011年2月逝世。西藏自治区藏医院主任医师，1947年起从事藏医临床工作，为全国老中医药专家学术经验继承工作指导老师、自治区名藏医。

27．裘沛然，男，汉族，1913年1月出生，2010年5月逝世。上海中医药大学主任医师、教授，1934年9月起从事中医临床工作，为全国老中医药专家学术经验继承工作指导老师、上海市名中医。

28．路志正，男，汉族，1920年12月出生，中国中医科学院主任医师，1939年2月起从事中医临床工作，为全国老中医药专家学术经验继承工作指导老师、"首都国医名师"，国家级非物质文化遗产传统医药项目代表性传承人。

29．颜正华，男，汉族，1920年2月，北京中医药大学主任医师、教授，1940年7月起从事中医临床工作，为全国老中医药专家学术经验继承工作指导老师、"首都国医名师"，国家级非物质文化遗产传统医药项目代表性传承人。

30．颜德馨，男，汉族，1920年11月出生，2017年4月逝世。同济大学附属第十人民医院主任医师，1939年8月起从事中医临床工作，为全国老中医药专家学术经验继承工作指导老师、上海市名中医，国家级非物质文化遗产传统医药项目代表性传承人。

第二批"国医大师"名单

（共30名，按姓氏笔画排序）

与首届相比，本届当选的国医大师呈现以下几个特点。地域分布更加广泛，覆盖22个省（区、市），增加了8个省份。平均年龄有所下降，首届国医大师平均年龄为85岁，本届平均年龄80岁，江苏干祖望教授年龄最大102岁，西藏占堆教授最年轻68岁。当选者能有更多的精力和时间，保证临床、科研、教学和传承等工作的开展。从事专业更为广泛合理，不仅有内科、外科、针灸等专业，还增加中药专家和维医专家。四川的刘敏如教授成为第一位女国医大师。

根据《人力资源社会保障部 国家卫生计生委 国家中医药局关于评选第二届国医大师的通知》（人社部函〔2013〕217号）精神，经逐级推荐和评审，并经第二届"国医大师"评选表彰工作领导小组审核，拟授予干祖望等30人"国医大师"荣誉称号并进行表彰，现予以公示。（注：未表彰）

1．干祖望，男，汉族，农工党员，1912年9月生，2015年7月逝世。南京中医药大学附属医院主任中医师、教授。1930年2月起从事中医临床工作，全国老中医药专家学术经验继承工作指导老师。

2．王琦，男，汉族，中共党员，1943 年 2 月生，北京中医药大学主任医师、终身教授、研究员。1961 年 9 月起从事中医临床工作，全国老中医药专家学术经验继承工作指导老师。

3．巴黑·玉素甫，男，维吾尔族，中共党员，2014 年逝世。新疆维吾尔自治区维吾尔医医院主任医师。1956 年 1 月起从事维吾尔医临床工作，全国老中医药专家学术经验继承工作指导老师，新疆维吾尔自治区名中医民族医。

4．石仰山，男，汉族，中共党员，1931 年 3 月生，2015 年 12 月逝世。上海市黄浦区中心医院名誉院长，主任医师。1950 年 1 月起从事中医临床工作，上海市名中医。

5．石学敏，男，汉族，中共党员，1938 年 6 月生，中国工程院院士，天津中医药大学第一附属医院名誉院长，主任医师、教授。1962 年 7 月起从事中医临床工作，全国老中医药专家学术经验继承工作指导老师，天津市名中医。

6．占堆，男，藏族，中共党员，1946 年 5 月生，西藏自治区藏医院名誉院长，主任医师。1959 年 3 月起从事藏医临床工作，西藏自治区名藏医。

7．阮士怡，男，汉族，中共党员，1917 年 2 月生，2020 年 2 月逝世。天津中医药大学第一附属医院主任医师、教授。1955 年 7 月起从事中医临床工作，全国老中医药专家学术经验继承工作指导老师，天津市名中医。

8．孙光荣，男，汉族，1941 年 11 月生，北京中医药大学远程教育学院原副院长，主任医师、研究员。1958 年 7 月起从事中医临床工作，全国老中医药专家学术经验继承工作指导老师。

9．刘志明，男，汉族，1927 年 10 月生，中国中医科学院广安门医院主任医师。1940 年 9 月起从事中医临床工作，全国老中医药专家学术经验继承工作指导老师，首都国医名师。

10．刘尚义，男，汉族，中共党员，1942 年 12 月生，贵阳中医学院、贵阳中医学院第一附属医院主任医师、教授。1962 年 1 月起从事中医临床工作，全国老中医药专家学术经验继承工作指导老师，贵州省名中医。

11．刘祖贻，男，汉族，中共党员，1937 年 7 月生，湖南省中医药研究院研究员。1955 年 1 月起从事中医临床工作，全国老中医药专家学术经验继承工作指导老师，湖南省名中医。

12．刘柏龄，男，汉族，中共党员，1927 年 6 月生，长春中医药大学终身教授、主任医师。1948 年 1 月起从事中医临床工作，全国老中医药专家学术经验继承工作指导老师，吉林省名中医。

13．吉格木德，男，蒙古族，中共党员，1939 年 12 月生，内蒙古医科大学教授、主任医师。1956 年 3 月起从事蒙医临床工作，全国老中医药专家学术经验继承工作指导老师，内蒙古自治区名蒙医。

14．刘敏如，女，汉族，农工党员、中共党员，1933 年 5 月生，成都中医药大学教授。1956 年 9 月起从事中医临床工作，四川省名中医。

15．吕景山，男，汉族，中共党员，1934 年 11 月生，山西中医学院第三中医院（山西省针灸研究所）教授、主任医师。1962 年 7 月起从事中医临床工作，全国老中医药专家学术经验继承工作指导老师，山西名医。

16．张大宁，男，汉族，农工党员，1944 年 9 月生，天津市中医药研究院名誉院长，天津市中医肾病研究所所长，主任医师、教授。1959 年 6 月起从事中医临床工作，全国老中医药专家学术经验继承工作指导老师，天津市名中医。

17．李士懋，男，汉族，1936 年 7 月生，2015 年 10 月 25 日逝世。河北中医学院教授、主任医师。1962 年 11 月起从事中医临床工作，全国老中医药专家学术经验继承工作指导老师，河北省名中医。

18．李今庸，男，汉族，1925 年 9 月生，湖北中医药大学教授。1947 年 12 月起从事中医临床工作，全国老中医药专家学术经验继承工作指导老师，湖北中医大师。

19．陈可冀，男，汉族，中共党员，1930 年 10 月生，中国科学院院士，中国中医科学院主任医师、首席研究员、终身研究员。1956 年 4 月起从事中医临床工作，全国老中医药专家学术经验继承工作指导老师。

20．金世元，男，汉族，中共党员，1926 年 12 月生，北京卫生职业学院主任药师。1940 年 2 月起从事中医药工作，全国老中医药专家学术经验继承工作指导老师，首都国医名师。

21．郑新，男，汉族，中共党员，1925 年 5 月生，2021 年 2 月逝世。重庆市中医院主任医师。1961 年 8 月起从事中医临床工作，全国老中医药专家学术经验继承工作指导老师。

22．尚德俊，男，汉族，中共党员，1932 年 3 月生，2020 年 2 月逝世。山东中医药大学教授，山东省中医院外科主任、主任医师。1959 年 8 月起从事中医临床工作，全国老中医药专家学术经验继承工作指导老师，山东省名中医药专家。

23．洪广祥，男，汉族，中共党员，1938 年 12 月生，2014 年 11 月逝世。江西中医药大学教授、主任医师。1956 年 8 月起从事中医临床工作，全国老中医药专家学术经验继承工作指导老师，江西省名中医。

24．段富津，男，汉族，中共党员，1930 年 12 月生，2019 年 5 月逝世。黑龙江中医药大学教授。1950 年 1 月起从事中医临床工作，全国老中医药专家学术经验继承工作指导老师，黑龙江省名老中医。

25．徐经世，男，汉族，中共党员，1933 年 1 月生，安徽中医药大学第一附属医院主任医师、教授。1952 年 1 月起从事中医临床工作，全国老中医药专家学术经验继承工作指导老师，安徽省国医名师。

26．郭诚杰，男，汉族，中共党员，1921 年 12 月生，2019 年 4 月逝世。陕西中医学院教授、主任医师。1949 年 9 月起从事中医临床工作，全国老中医药专家学术经验继承工作指导老师，陕西省名老中医。

27．唐祖宣，男，汉族，中共党员，1943 年 7 月生，河南省邓州市中医院院长，主任医师。1958 年 3 月起从事中医临床工作，全国老中医药专家学术经验继承工作指导老师。

28．夏桂成，男，汉族，中共党员，1931 年 7 月生，江苏省中医院主任中医师、教授。1949 年 10 月起从事中医临床工作，全国老中医药专家学术经验继承工作指导老师，江苏省名中医。

29．晁恩祥，男，汉族，中共党员，1935 年 7 月生，中日友好医院主任医师、教授。1962 年 10 月起从事中医临床工作，全国老中医药专家学术经验继承工作指导老师，首都国医名师。

30．褚国维，男，汉族，中共党员，1937 年 11 月生，广州中医药大学首席教授、主任医师。1963 年 8 月起从事中医临床工作，全国老中医药专家学术经验继承工作指导老师，广东省名中医。

第三批"国医大师"名单

（30 名，按姓氏笔画排序）

根据《人力资源社会保障部、国家卫生和计划生育委员会、国家中医药管理局关于评选国医大师、全国名中医的通知》（人社部函〔2016〕282 号）精神，经逐级推荐和评审，并经国医大师、全国名中医评选表彰工作领导小组审核，授予王世民等 30 人国医大师荣誉称号、丁书文等 100 人全国名中医荣誉称号。

1．王世民，男，汉族，中共党员，1935 年 7 月生，山西中医学院主任医师。1962 年 11 月起从事中医临床工作，山西省名老中医。

2．王烈，男，汉族，中共党员，1930 年 10 月生，长春中医药大学附属医院主任医师、教授。1961 年 5 月起从事中医临床工作，全国老中医药专家学术经验继承工作指导老师，吉林省名中医。

3．韦贵康，男，汉族，中共党员，1938 年 10 月生，广西中医药大学教授。1964 年 9 月起从事中医临床工作，全国老中医药专家学术经验继承工作指导老师，广西名老中医。

4．卢芳，男，汉族，中共党员，1939 年 6 月生，哈尔滨市中医医院主任医师。1961 年 8 月起从事中医临床工作，全国老中医药专家学术经验继承工作指导老师，黑龙江省名中医。

5．包金山，男，蒙古族，中共党员，1939 年 6 月生，内蒙古民族大学附属医院主任医师。1963 年 7 月起从事蒙医临床工作，全国老中医药专家学术经验继承工作指导老师，内蒙古自治区名蒙医。

6．尼玛，男，藏族，1933 年 12 月生，青海省藏医院主任医师。1954 年 1 月起从事藏医临床工作，全国老中医药专家学术经验继承工作指导老师，青海省名医。

7．吕仁和，男，汉族，中共党员，1934 年 9 月生，北京中医药大学东直门医院主任医师、教授。1962 年 10 月起从事中医临床工作，全国老中医药专家学术经验继承工作指导老师，首都国医名师。

8．朱南孙，女，汉族，中共党员，1921 年 1 月生，上海中医药大学附属岳阳中西医结合医院主任医师。1942 年 8 月起从事中医临床工作，全国老中医药专家学术经验继承工作指导老师，上海市名中医。

9．伍炳彩，男，汉族，中共党员，1940 年 8 月生，江西中医药大学主任医师、教授。1966 年 7 月起从事中医临床工作，全国老中医药专家学术经验继承工作指导老师，江西省名中医。

10．刘嘉湘，男，汉族，中共党员，1934 年 6 月生，上海中医药大学附属龙华医院主任医师、教授。1962 年 8 月起从事中医临床工作，全国老中医药专家学术经验继承工作指导老师，上海市名中医。

11．许润三，男，汉族，中共党员，1926年10月生，中日友好医院主任医师。1949年7月起从事中医临床工作，全国老中医药专家学术经验继承工作指导老师，首都国医名师。

12．李业甫，男，回族，中共党员，1934年12月生，安徽省中西医结合医院主任医师、教授。1959年7月起从事中医临床工作，全国老中医药专家学术经验继承工作指导老师，安徽省国医名师。

13．李佃贵，男，汉族，中共党员，1950年7月生，河北省中医院主任医师、教授。1965年7月起从事中医临床工作，全国老中医药专家学术经验继承工作指导老师，河北省名中医。

14．杨春波，男，汉族，中国国民党革命委员会党员，1934年1月生，福建中医药大学附属第二人民医院主任医师。1953年1月起从事中医临床工作，全国老中医药专家学术经验继承工作指导老师，福建省名中医。

15．邹燕勤，女，汉族，中共党员，1933年4月生，江苏省中医院主任医师、教授。1962年2月起从事中医临床工作，全国老中医药专家学术经验继承工作指导老师，江苏省国医名师。

16．沈宝藩，男，汉族，中共党员，1935年7月生，新疆维吾尔自治区中医医院主任医师、教授。1961年9月起从事中医临床工作，全国老中医药专家学术经验继承工作指导老师，新疆维吾尔自治区中医民族医名医。

17．张志远，男，汉族，无党派人士，1920年7月生，2017年11月逝世。山东中医药大学教授。1944年1月起从事中医临床工作，山东名老中医。

18．张磊，男，汉族，中共党员，1928年10月生，河南中医药大学第三附属医院主任医师。1947年1月起从事中医临床工作，全国老中医药专家学术经验继承工作指导老师，河南中医事业终身成就奖获得者。

19．张震，男，汉族，中共党员，1928年11月生，云南省中医中药研究院主任医师、研究员。1959年4月起从事中医临床工作，全国老中医药专家学术经验继承工作指导老师，云南省荣誉名中医。

20．周岱翰，男，汉族，中国农工民主党党员，1941年5月生，广州中医药大学第一附属医院主任医师。1966年9月起从事中医临床工作，全国老中医药专家学术经验继承工作指导老师，广东省名中医。

21．周学文，男，汉族，中共党员，1938年1月生，2018年6月逝世。辽宁中医药大学附属医院主任医师。1965年8月起从事中医临床工作，全国老中医药专家学术经验继承工作指导老师，辽宁省名中医。

22．周信有，男，汉族，中共党员，中国民主同盟盟员，1921 年 3 月生，2018 年 3 月逝世。甘肃中医药大学教授。1941 年 11 月起从事中医临床工作。全国老中医药专家学术经验继承工作指导老师，甘肃省名中医。

23．段亚亭，男，汉族，中共党员，1928 年 3 月生，重庆市中医院主任医师。1950 年 3 月起从事中医临床工作，全国老中医药专家学术经验继承工作指导老师，重庆市名老中医。

24．柴嵩岩，女，汉族，无党派人士，1929 年 10 月生，首都医科大学附属北京中医医院主任医师。1948 年 12 月起从事中医临床工作，全国老中医药专家学术经验继承工作指导老师，首都国医名师。

25．梅国强，男，汉族，中共党员，1939 年 3 月生，湖北中医药大学主任医师、教授。1964 年 6 月起从事中医临床工作，全国老中医药专家学术经验继承工作指导老师，湖北中医大师。

26．葛琳仪，女，汉族，中共党员，1933 年 6 月生，浙江省中医院主任医师。1962 年 8 月起从事中医临床工作，全国老中医药专家学术经验继承工作指导老师，浙江省名中医。

27．雷忠义，男，汉族，中共党员，1934 年 9 月生，陕西省中医医院主任医师。1954 年 8 月起从事中医临床工作，全国老中医药专家学术经验继承工作指导老师，陕西省名老中医。

28．廖品正，女，汉族，中共党员，1938 年 10 月生，成都中医药大学教授。1964 年 8 月起从事中医临床工作，四川省名中医。

29．熊继柏，男，汉族，中共党员，1942 年 8 月生，湖南中医药大学主任医师、教授。1956 年 6 月起从事中医临床工作，全国老中医药专家学术经验继承工作指导老师，湖南省名中医。

30．薛伯寿，男，汉族，中共党员，1936 年 8 月生，中国中医科学院广安门医院主任医师。1963 年 8 月起从事中医临床工作，全国老中医药专家学术经验继承工作指导老师，首都国医名师。